AF613930

LES

GRANDS ÉCRIVAINS
DE LA FRANCE

NOUVELLES ÉDITIONS

PUBLIÉES SOUS LA DIRECTION

DE M. AD. REGNIER

Membre de l'Institut

CHARTRES. — IMPRIMERIE DURAND
Rue Fulbert, 9.

MÉMOIRES

DE

SAINT-SIMON

TOME XXXIV

MÉMOIRES
DE
SAINT-SIMON

NOUVELLE ÉDITION
COLLATIONNÉE SUR LE MANUSCRIT AUTOGRAPHE
AUGMENTÉE
DES ADDITIONS DE SAINT-SIMON AU JOURNAL DE DANGEAU
et de notes et appendices

PAR A. DE BOISLISLE
Membre de l'Institut

AVEC LA COLLABORATION DE L. LECESTRE
ET DE J. DE BOISLISLE

TOME TRENTE-QUATRIÈME

PARIS
LIBRAIRIE HACHETTE
79, BOULEVARD SAINT-GERMAIN, 79

1923
Tous droits réservés.

MÉMOIRES

DE

SAINT-SIMON

(Suite de 1718). Menaces d'Alberoni sur le refus de ses bulles de Séville. Il s'emporte contre le cardinal Albano. Manèges d'Aldrovandi pour le servir et soi-même.

Pendant[1] qu'Alberoni se disposoit à faire la guerre aux puissances temporelles de l'Europe, il ne ménageoit pas beaucoup la spirituelle du Pape, et déclaroit hautement que Leurs Majestés Catholiques avoient autant de ressentiment qu'ils avoient de mépris de la conduite misérable que la cour de Rome avoit à leur égard dans la vue de ménager les Allemands. Alberoni, sous prétexte d'excuser le Pape, disoit que le peu d'attention de Sa Sainteté pour Leurs Majestés Catholiques, et la complaisance qu'elle avoit pour leurs ennemis, procédoient des impertinences

1. Saint-Simon continue son résumé des Mémoires manuscrits du marquis de Torcy sur les affaires étrangères, qui a déjà occupé de nombreuses pages de nos précédents volumes (voyez tomes XXIX, p. 257 et 294, XXX, p. 18, 106, 209 et 322, XXXI, p. 87, XXXII, p. 1, 126 et 217, XXXIII, p. 178). Le présent volume va être entièrement consacré à la fin de cette fastidieuse et trop longue digression. Nous avons expliqué à diverses reprises pour quels motifs nous réduisons au plus strict minimum l'annotation de toute cette partie des Mémoires, qui en réalité n'est pas de Saint-Simon, mais simplement un abrégé de ceux de Torcy, quand elle n'en est pas la copie presque textuelle. Notre auteur reprend ici à la page 332 du troisième volume des Mémoires du ministre, Bibliothèque nationale, ms. Franç. 10672. — Nous sommes heureux de pouvoir utiliser à partir de maintenant l'excellente *Histoire de la Régence* que Dom H. Leclercq vient de faire paraître.

du cardinal Albane ; qu'il apprenoit même par les lettres de Vienne, que c'étoit par les conseils de ce cardinal que le comte de Gallasch avoit en dernier lieu bravé Sa Sainteté[1]. Il ajouta que le roi d'Espagne avoit dessein d'envoyer enfin à Rome quelque esprit turbulent, quelque homme de caractère à parler fortement, soit qu'il fallût dire au cardinal Albane quatre mots à l'oreille, soit qu'il convînt de découvrir au Pape le manège que son neveu, conduit par un intérêt vil et sordide, pratiquoit avec les Allemands, manège indigne qui déconcertoit absolument les serviteurs de Sa Sainteté par les fausses démarches qu'on lui faisoit faire, en sorte qu'Alberoni, se mettant à la tête de ceux qui soutenoient avec plus de zèle les intérêts du saint-siége, se plaignoit de se voir hors d'état de rien faire d'utile auprès du roi d'Espagne. Le nonce Aldrovandi, toujours attentif à ménager le premier ministre, dont la protection lui paroissoit absolument nécessaire pour l'avancement de sa fortune, ne cessoit d'exalter ses bonnes intentions, et de conseiller au Pape de profiter d'une conjoncture où les dispositions du roi d'Espagne pour l'Église étoient excellentes aussi bien que celles d'Alberoni. Le nonce représenta qu'on irritoit l'un et l'autre en refusant si longtemps les bulles de Séville[2] ; qu'il étoit cependant essentiel pour la religion d'entretenir le roi d'Espagne dans les sentiments qu'il avoit eus jusqu'alors, et de ne le pas irriter quand il y avoit lieu de craindre des divisions déplorables en Espagne ; que plusieurs évêques de ce royaume étoient attachés à la doctrine de saint Thomas ; que plusieurs de l'université d'Alcala[3] suivoient la même doctrine ; qu'ils commençoient à trouver dans la Constitution plusieurs articles contraires

1. Tome XXXIII, p. 219.
2. Tomes XXXII, p. 287, et XXXIII, p. 441.
3. Alcala-de-Hénarès, dans la Nouvelle-Castille, à six lieues de Madrid. Sa célèbre université avait été fondée en 1499 par le cardinal Ximenez. — Saint-Simon écrit ici *Acala,* évidemment par inattention.

aux leçons de cette école; que déjà quelques évêques s'excusoient de parler et d'écrire au sujet de la Constitution, sous prétexte de leur crainte de se commettre avec le tribunal du saint-office, à qui seul la publication des décrets apostoliques étoit réservée. Ce nonce, loin d'imiter celui de France, concluoit que, si Rome vouloit conserver l'Espagne, il falloit ménager non-seulement le roi d'Espagne et son ministre, mais de plus qu'il étoit nécessaire de s'accommoder à la manière de penser des évêques. Ceux dont les intentions étoient les meilleures souhaitoient d'être invités pour avoir lieu de parler, ou de la part du Pape, ou du moins de celle de son nonce. Il croyoit qu'il ne pouvoit leur refuser cette satisfaction, et que, de plus, il seroit nécessaire de leur insinuer d'éviter de poser l'infaillibilité du Pape pour principe de leurs arguments.

L'Empereur s'oppose aux bulles de Séville, accuse Alberoni de traiter avec les Turcs. Acquaviva embarrasse le Pape par une forte demande et très plausible.

Mais[1], parmi ces souplesses pour obtenir ces bulles si desirées, l'Empereur vint à la traverse et s'y opposa ouvertement. Il fit dire au Pape, par Gallasch son ambassadeur[2], qu'on avoit découvert à Vienne, par des lettres interceptées en Transylvanie, qu'Alberoni avoit entamé un traité avec Ragotzi par le prince de Cellamare, et qu'il s'agissoit de former une ligue entre le roi d'Espagne et la Porte. Gallasch déclara qu'il en avoit les preuves, et qu'il en instruiroit les cardinaux lorsque le Pape voudroit proposer Alberoni pour l'archevêché de Séville. La moindre instance faite au Pape, de la part de l'Empereur, étoit menace. Il trembloit à la voix des Allemands; le cœur lui manquoit. Le point principal de sa politique étoit de gagner du temps. Acquaviva, connois-

1. Saint-Simon saute ici trente-six pages du manuscrit de Torcy, relatives aux affaires de la constitution *Unigenitus* en France, et reprend à la page 370.

2. Celui-ci eut une audience extraordinaire du Pape le 16 mars (*Gazette*, p. 174), et il présenta des remontrances dont le texte est dans le supplément de la *Gazette de Leyde* du 26 avril.

sant parfaitement son caractère, crut à propos de profiter des apprêts de l'Espagne pour l'Italie, et de parler ferme dans un temps où tout se préparoit dans les ports d'Espagne pour faire passer des vaisseaux dans la Méditerranée. Il dit donc, après avoir insisté fortement sur les bulles de Séville, que Sa Majesté Catholique ne doutoit pas que Sa Sainteté ne voulût bien accorder aux vaisseaux espagnols les ports d'Ancône et de Cività-Vecchia[1], et regarder en cette occasion ce prince comme du même pays. Il ajouta que la proposition étoit d'autant plus juste que, lorsque les Allemands marchèrent à la conquête du royaume de Naples, Sa Sainteté leur accorda bon passage par toutes les terres de l'Église ; qu'elle devoit regarder la démarche du roi d'Espagne plutôt comme un avertissement de bienséance que comme une demande, parce qu'il n'étoit pas à croire que le Pape voulût forcer Sa Majesté Catholique à recourir aux armes pour obtenir ce qui lui étoit dû avec autant de justice. Acquaviva n'eut pas réponse sur-le-champ. Quelques jours après, ayant envoyé l'auditeur de rote, Herrera, la demander à Paulucci[2], ce cardinal lui dit que le Pape n'étoit pas encore déterminé sur cet article. L'auditeur insistant, Paulucci répliqua que Sa Sainteté n'accordoit ni ne refusoit encore, qu'elle répondroit dans le cours de la semaine, qu'il paroissoit cependant que la chose pouvoit recevoir encore quelque difficulté.

Prétendues preuves de l'accusation contre Alberoni.

Les preuves que Gallasch prétendoit avoir de la négociation entamée par le cardinal Alberoni avec la Porte ottomane consistoient en deux lettres, qu'on disoit[3] que l'ambassadeur turc aux conférences de la paix avoit

1. C'est l'auditeur de rote Herrera qui fit cette demande, Acquaviva étant indisposé (*Gazette*, p. 199). La demande pour Ancône, port de l'Adriatique, n'était qu'un leurre pour faire croire que l'escadre espagnole avait l'intention de passer dans le Levant.

2. Le secrétaire d'État du Pape.

3. Torcy écrivait : « qu'on disoit originales. »

remises à Belgrade à l'ambassadeur d'Angleterre. Les Impériaux soutenoient que, pendant qu'Alberoni traitoit directement à la Porte pour y exciter à la continuation de la guerre, l'ambassadeur d'Espagne en France avoit traité secrètement à Paris pour la même fin avec le prince Ragotzi. Ils soupçonnoient même le Régent au sujet de cette négociation secrète, et croyoient que, si Son Altesse Royale ne l'avoit pas approuvée, au moins elle ne l'ignoroit pas. Cellamare démentit hautement les bruits répandus sur ce sujet par les ministres de l'Empereur[1], faisant toutefois connoître que, quand même le fait dont ils l'accusoient seroit vrai, il n'auroit point à s'en justifier.

Secret et scélérat motif d'Alberoni pour la guerre. Conduite de Cellamare en conséquence.

La cour d'Espagne espéroit encore au commencement d'avril que la paix avec les Turcs étoit encore éloignée. D'autres motifs confirmoient encore cette cour à rejeter les propositions du traité qui se négocioit à Londres. Comme la paix ne convenoit pas aux vues d'Alberoni, et qu'il croyoit que le trouble général de l'Europe étoit nécessaire pour appuyer ceux qu'il vouloit exciter en France, rien n'ébranloit ses résolutions. Il savoit que l'Empereur envoyoit de nouvelles troupes en Italie[2]. On disoit que ce prince étoit sûr du roi de Sicile, qu'il ne dépendoit que de la cour de Vienne de conclure, quand elle voudroit, aux conditions qu'il lui plairoit d'imposer, le traité que deux Piémontois négocioient secrètement avec cette cour. Ces dispositions, le nombre d'ennemis qui s'unissoient contre l'Espagne, le peu d'espérance d'avoir des alliés utiles, l'apparence morale de succomber, étant dénuée de tout secours, enfin aucune de toutes les considérations les plus pressantes, ne pouvoient faire changer l'opposition que Sa Majesté Catholique, entraînée par son ministre, témoignoit pour le projet que la France et l'An-

1. Dangeau parle de cette affaire dans son *Journal*, tome XVII, p. 292, 19 avril.

2. Voyez la *Gazette*, p. 187, 198, 221, etc.

gleterre lui proposoient. Cellamare, suivant les ordres du roi son maître, ne perdoit aucune occasion de parler contre ce traité. Il disoit qu'il ne comprenoit pas que les ministres de France eussent pu seulement l'examiner. Il attaquoit la disposition faite de la Sicile comme une clause qui détruisoit absolument le fondement de la paix d'Utrecht. Stair, pour l'adoucir, voulut lui faire sentir l'intérêt que les Napolitains, dont les biens étoient confisqués par l'Empereur, trouveroient à la conclusion d'un traité où la restitution réciproque des confiscations seroit stipulée comme un des principaux articles; mais Cellamare étoit trop délié pour témoigner inutilement, avant que la paix fût faite, la satisfaction qu'il auroit de rentrer par cette voie dans la jouissance de ses biens. Il se plaignit au contraire plus fortement et de la négociation et du mystère que l'on faisoit au roi d'Espagne de ce qu'il se passoit dans le cours d'une affaire où ce prince avoit tant d'intérêt[1]. On commençoit à parler d'une rupture prochaine entre la France et l'Espagne. Cellamare dit qu'il n'étoit pas inquiet de ces bruits, mais qu'il voyoit avec déplaisir que le fondement de ces discours, si éloigné des sentiments du Roi et de la nation françoise, et si éloigné des intérêts de Sa Majesté, étoit la crainte excessive que le gouvernement avoit de se trouver engagé dans une guerre nouvelle ; que cette crainte étoit cause que le Régent se rendoit sourd à toutes les représentations tendantes à l'engager à prendre les armes. Il ajoutoit qu'il

1. Dangeau (p. 285) exprime ce que pensait en France le gros du public de toutes ces négociations : « On parle de beaucoup de traités différents dans l'Europe ; mais celui qui est le plus apparent est celui qui se fait à Londres entre l'Empereur, le Roi, le roi d'Angleterre et les États-Généraux. On voudrait bien y faire entrer le roi de Sicile. On croit que ce traité-là, si il s'achève, ne sera peut-être pas agréable au roi d'Espagne. M. de Nancré, qu'on a envoyé à Madrid, ... négocie fort avec le cardinal Alberoni pour le faire consentir à ce traité ; mais on ne croit pas que ce cardinal y soit disposé ; on dit même qu'il prend des mesures bien opposées à cela. »

étoit à craindre que Son Altesse Royale, agissant sur ce principe, n'offrît aux Anglois des choses aussi peu convenables à son propre honneur qu'elles seroient contraires aux intérêts de l'Espagne ; que celui de M. le duc d'Orléans étoit de ne pas s'opposer aux desseins que Sa Majesté Catholique pouvoit former contre les ennemis communs et naturels de sa maison, et de laisser à ce prince le moindre lieu de soupçonner que les sentiments de Son Altesse Royale à son égard ne fussent pas sincères.

Suivant les instructions d'Alberoni, Cellamare traitoit de pot pourri[1] le traité fait à Londres. Il se flattoit même d'avoir obligé le maréchal d'Huxelles à convenir de l'importance dont il étoit de ne pas altérer par quelque résolution imprudente, et par le desir singulier de soutenir, au préjudice du roi d'Espagne, des projets avantageux à l'Empereur, l'union qu'il étoit si nécessaire à maintenir entre les François et les Espagnols. Après cet aveu du maréchal d'Huxelles, Cellamare lui dit qu'on prétendoit que l'abbé Dubois et Chavigny, engoués tous deux de leurs négociations, travailloient à les soutenir par la violence ; que leur vue étoit d'unir le Régent au roi d'Angleterre, dont le procédé devenoit de jour en jour plus suspect au roi d'Espagne ; que cette union n'empêcheroit pas cependant que la réception favorable que Nancré avoit eue à Madrid ne fût suivie de toutes sortes de bons traitements, quoique d'ailleurs le roi d'Espagne eût lieu de juger que cet envoyé étoit chargé de propositions peu agréables à Sa Majesté Catholique. Pendant que l'ambassadeur d'Espagne s'expliquoit ainsi à celui qui devoit en rendre compte au Régent, il parloit avec moins de modération aux différents ministres que les princes d'Italie entretenoient à Paris. Il leur disoit que le roi son maître

1. « *Pot pourri* se dit figurément d'un livre ou d'un autre ouvrage d'esprit composé du ramas de plusieurs choses assemblées sans ordre, sans liaison et sans choix » (*Académie,* 1718).

détestoit la chaîne qu'on prétendoit imposer à leurs souverains ; que les propositions de la France seroient mal reçues à Madrid ; que l'espérance de la succession de Parme étoit méprisée du roi et de la reine d'Espagne ; que l'un et l'autre avoient en horreur le projet de remettre la Sicile entre les mains des Autrichiens, et que Leurs Majestés Catholiques regardoient la proposition de laisser le reste de l'Italie en l'état où elle se trouvoit lors comme pernicieuse. Il gémissoit ensuite, soit avec ces ministres, soit avec d'autres, sur ce que la France vouloit la paix à quelque prix que ce fût, parce que le Régent la croyoit nécessaire pour la validité des Renonciations. C'étoit une partie des manèges que Cellamare faisoit pour acquérir des amis au roi son maître, et pour empêcher l'exécution du traité.

L'Empereur consent à tous les points du traité de Londres.

La cour de Vienne, qui en devoit recueillir les principaux avantages, ne se pressoit pas cependant d'y souscrire et dans la fin de mars les principaux ministres de l'Empereur étoient encore partagés sur le parti que ce prince devoit prendre. Enfin, la conclusion de la paix avec les Turcs devenant [plus incertaine[1]], au commencement d'avril, l'Empereur consentit à tous les points du traité[2]. On dit même alors que l'accommodement du roi de Sicile étoit fait, et que le mariage d'une archiduchesse avec le prince de Piémont étoit une des principales conditions.

Cellamare déclare que l'Espagne n'acceptera

Le prince de Cellamare, suivant ses ordres, déclara que le roi son maître n'accepteroit jamais un tel traité ; que, tout l'avantage étant pour la maison d'Autriche, l'accep-

1. Nous prenons ces deux mots dans le texte de Torcy (p. 379), Saint-Simon les ayant omis par mégarde. — La *Gazette* (p. 195) dit en effet que les Turcs faisaient d'énormes préparatifs de guerre.

2. « Le comte de Königsegg vint, il y a quelques jours, chez M. le duc d'Orléans lui rendre compte que l'Empereur approuvoit le traité qui se projette à Londres entre l'Empereur, les rois de France et d'Angleterre et les États-Généraux ; mais il n'y a rien de signé encore » (*Dangeau*, p. 292, 20 avril ; voyez Dom Leclercq, *Histoire de la Régence*, tome I, p. 509-510).

tation de l'Empereur ne seroit pas un exemple pour Sa Majesté Catholique. Malgré ces protestations, on ne désespéra pas encore de le persuader. Comme le roi d'Espagne n'avoit pas refusé positivement, le Régent dépêcha un courrier exprès pour porter à Madrid la nouvelle du consentement de l'Empereur, espérant que, lorsque le roi d'Espagne verroit les principales puissances de l'Europe concourir également à l'exécution de ce projet, Sa Majesté Catholique surmonteroit aussi sa répugnance à l'accepter. En effet, elle n'avoit point rendu de réponse précise ; le cardinal avoit seulement amusé Nancré et le colonel Stanhope, en leur disant qu'il falloit attendre la réponse de Vienne avant que le roi d'Espagne prît sa dernière résolution[1]. Ce premier ministre se contentoit de combattre le projet de toutes ses forces, en toutes ses parties, et de se retrancher sur la juste horreur que la reine d'Espagne avoit conçue sur ce qui se proposoit à l'égard de Parme. S'il se contenoit un peu en parlant aux ministres de France et d'Angleterre, il se déchaînoit avec les autres, et furieusement, contre la paix d'Utrecht, et s'emporta même un jour jusqu'à dire à l'ambassadeur de Portugal que ce ne seroit pas le premier traité rompu aussitôt que conclu. Toutefois il affectoit de ménager Nancré ; il avoit avec lui de longues conférences tête à tête ; l'accueil que Nancré recevoit de la cour étoit très distingué. Enfin, à juger par les démarches extérieures, on pouvoit penser que cette négociation particulière étoit agréable au roi d'Espagne et à son ministre. Bien des gens même soupçonnèrent qu'il y avoit peut-être quelque intelligence secrète entre les deux cours, que celle d'Angleterre ignoroit et dont elle seroit la dupe. On s'épuisoit en raisonnements ; on jugeoit bien, par l'empressement de tant de préparatifs de guerre, que l'Espagne rejetteroit le traité ; mais on ne pouvoit se figurer qu'elle voulût faire la guerre sans alliés, et on se persuadoit qu'elle étoit assurée de la France ou

point le traité. Le Régent dépêche à Madrid. Manèges, inquiétudes, fougues, menaces d'Alberoni ; ses déclamations, son emportement contre le traité de la paix d'Utrecht.

1. Tome XXXIII, p. 286-287.

du roi de Sicile, parce que nulle autre alliance ne lui paroissoit si naturelle. Le roi de Sicile venoit encore d'envoyer depuis peu le président Lascaris[1] à Madrid, quoiqu'il y eût l'abbé del Maro pour ambassadeur ordinaire. On ne doutoit donc point de quelque liaison secrète, ou déjà prise, ou prête à prendre avec lui. Mais ces raisonnements étoient vains : l'Espagne étoit véritablement sans pas un allié. Son tout-puissant ministre déploroit inutilement l'aveuglement de toute l'Europe, de la France surtout, qui manquoit selon lui la plus belle occasion du monde, et la plus facile, de mettre des bornes à la puissance de l'Empereur, et de chasser pour toujours les Allemands d'Italie. A l'égard du roi de Sicile, quoiqu'il comptât peu sur l'envoi de Lascaris, et qu'il ne doutât point que ce prince ne traitât avec le ministre arrivé de Vienne à Turin, il avoit une telle opinion de l'infidélité de Savoie, qu'il ne doutoit pas que l'Empereur n'en fût trompé, si la France vouloit s'unir contre lui à l'Espagne. Malgré toute l'affectation de fermeté et de tout espérer de la guerre, Alberoni éprouvoit de grandes agitations intérieures sur l'incertitude des succès où il alloit se livrer. Il avouoit que, le roi d'Espagne étant seul, l'entreprise étoit fort difficile ; il disoit qu'il satisfaisoit au moins à son honneur et montroit le chemin aux autres princes ; il laissoit échapper des menaces contre ceux qui, après coup, se voudroient joindre à Sa Majesté Catholique ; il ajoutoit que la guerre n'étoit point de son goût, et qu'il en avoit de bons témoins, et se faisoit un mérite de toutes les iniquités qu'il attiroit sur soi par le seul zèle de bien servir son maître. C'étoit par ce zèle qu'il traitoit le traité de chimérique, les conditions d'impossibles, et qu'il s'étonnoit que l'abbé Dubois eût pu penser que l'Espagne donnât dans des absurdités pareilles, et pût compter sur le frivole de garanties dont on la leurroit. Il dit au colonel Stanhope

1. Ce personnage appartenait à la branche génoise de cette famille, différente de celle des Lascaris d'Urfé établie en France.

qu'il croyoit de la prudence de faire quelquefois des réflexions sur les variations du gouvernement d'Angleterre, fondées sur ses discussions[1] domestiques et sur le changement de tout le ministère et de tous ses principes, comme il étoit arrivé à l'avènement et à la mort de la reine Anne, d'où il concluoit qu'on ne pouvoit jamais compter de sa part sur rien de solide ni de durable. Il déclamoit contre la mauvaise foi de la France et de l'Angleterre, convenues de tout, selon lui, avec l'Empereur depuis longtemps, dont les offices à Vienne n'étoient que grimaces concertées; que ce projet, communiqué si tard à l'Espagne, et encore par parties, étoit si peu secret, que toute la teneur en avoit été écrite depuis longtemps de Venise et de Rome, jusque-là qu'une gazette de Florence s'en étoit moquée et s'en étoit expliquée fort nettement[2]; de là Alberoni s'exhaloit en invectives sans mesures, en menaces figurées et en d'autres plus ouvertes, pleines de vanteries, sur la bonté du gouvernement qu'il avoit établi et le grand pied où il étoit venu à bout de remettre l'Espagne; il finissoit par des avertissements très malins et menaçants pour M. le duc d'Orléans.

Fureur d'Alberoni sur les propositions de Nancré, surtout contre la cession de

Nancré s'étoit alors expliqué sur tous les points de sa commission; Alberoni appela cela avoir enfin vomi tout ce qu'il avoit apporté, digéré et non digéré après un long secret. Il s'emporta avec fureur contre l'échange de la Sicile pour la Sardaigne, le traita de scandaleux[3], de-

1. Il y a bien *discussions*, dans le manuscrit, et non *dissensions*.

2. Il y a dans les Mémoires de Torcy (p. 387): « Une gazette de Florence avoit annoncé que la France et l'Angleterre proposeroient à l'Espagne un projet chimérique et si déraisonnable que, l'Espagne ne pouvant l'accepter, le refus de cette couronne donneroit le prétexte que les autres puissances desiroient avoir de s'opposer aux entreprises de l'Espagne sous l'apparence spécieuse de ne pas allumer de nouveau le feu de la guerre. »

3. Saint-Simon écrit dans son manuscrit: *la traita de scandaleuse*, parce qu'il copie Torcy, — qui avait parlé de *proposition d'échange*, — sans s'apercevoir qu'il a modifié la phrase de son modèle.

la Sicile à l'Empereur. Il proteste que le roi d'Espagne n'acceptera jamais le traité, quoi qu'il en puisse arriver. Ses vanteries, ses imprécations. Ne laisse pas de traiter Nancré avec beaucoup de distinction et d'apparente confiance.

manda si la France, non contente d'avoir arraché cette île à l'Espagne, vouloit encore la priver du droit de reversion stipulé par le traité d'Utrecht[1], et mettre le comble à la puissance de l'Empereur en lui donnant les moyens de former une marine, la seule chose qui lui manquoit, de devenir le maître absolu de la Méditerranée, de l'Adriatique, de l'Archipel, et d'y porter quand il lui plairoit toutes les forces du Septentrion. Dans sa fureur, il traita ces projets de bestialité[2], de fous ceux qui les approuvoient, d'abandonnés de Dieu, l'abbé Dubois d'aveugle, de dupe des Anglois, de dépourvu de tout esprit de conseil, et qui entraînoit la France et le Régent dans le précipice. Il distinguoit le maréchal d'Huxelles seul des auteurs et approbateurs d'un si pernicieux conseil. Il protesta que, quoi qu'il pût arriver, le roi d'Espagne ne changeroit point de sentiment; qu'avec la fermeté qu'il avoit marquée dans les temps les plus malheureux, il ne recevroit pas des lois honteuses avec quatre-vingt mille hommes bien lestes et bien complets, des forces de mer au delà de ce que l'Espagne en avoit jamais eu, des finances réglées comme une horloge et le commerce des Indes bien disposé; qu'il mourroit l'épée à la main, s'il le falloit, plutôt que de laisser les Anglois distribuer et changer les États à leur gré, en maîtres du monde, et que, si le roi d'Espagne y périssoit, on diroit que ceux qui avoient un intérêt commun avec lui auroient contribué à sa perte[3]. Il chargea Monteleon de parler à l'abbé Dubois comme il parloit lui-même à Nancré, et de lui faire faire les mêmes réflexions, s'il en étoit capable.

Fureur, menaces

Furieux contre la France, il ne l'étoit pas moins du

1. L'article II du traité signé à Utrecht entre Philippe V et Victor-Amédée le 10 juin 1713 stipulait la reversion de la Sicile à l'Espagne en cas d'extinction de la postérité du Savoyard (Du Mont, *Corps diplomatique*, tome VIII, première partie, p. 390).

2. *Bestialidad*, en espagnol, a le même sens que *irracionalidad*.

3. Voyez l'ouvrage de Dom Leclercq, tome I, p. 511.

refus de ses bulles de Séville. Il s'en plaignit en termes très forts à Paulucci, traita l'accusation de Gallasch contre lui[1] d'impostures infâmes, sacrilèges, d'invention diabolique ; il assura que, quelque mépris que le roi d'Espagne eût pour une si noire calomnie, il s'en vengeroit, non par une autre, mais par les armes, cette voie étant la seule dont les rois doivent se servir, et laisser l'imposture aux âmes viles. Il triompha ensuite de désintéressement et de desir de tout sacrifice personnel, mais en déclarant que, l'outrage étant fait aux justes droits de la couronne d'Espagne, le roi Catholique les soutiendroit avec la dernière vigueur. Parmi tant de divers emportements, Alberoni traitoit Nancré avec tant de distinction et d'apparente confiance, que ceux qui ne voyoient que ces dehors croyoient que la négociation faisoit de grands progrès. On voyoit néanmoins les préparatifs de guerre pressés avec plus de diligence que jamais, et que les discours des gens qui pouvoient être instruits ne tendoient nullement à la paix.

et manèges d'Alberoni sur le refus de ses bulles de Séville*.

Castañeta, chef d'escadre, envoyé depuis quelque temps en Hollande, pour y acheter des vaisseaux pour l'Espagne, reçut de nouveaux ordres d'en revenir. Alberoni avoit besoin de lui pour l'exécution de ses desseins, et fatigué des difficultés qui, malgré la confiance de Beretti, retardoient toujours cette affaire, le cardinal dit qu'il n'en avoit plus besoin, et que l'Espagne avoit assez de navires pour se faire respecter dans la Méditerranée, résolue, à quelque prix que ce fût, d'assurer l'équilibre de l'Europe ou de la mettre toute en combustion. Outre les ministres impériaux, ceux d'Angleterre et de Portugal[2], quoique sans guerre, avoient traversé tant qu'ils

Alberoni, dépité sur l'achat de vaisseaux en Hollande, où Beretti se trompe de plus en plus, déclare qu'il n'en a plus que faire ; menace.

1. Ci-dessus, p. 3.

2. L'ambassadeur d'Angleterre était Whitworth ; Cadogan fut envoyé à la Haye au début de mai avec une mission extraordinaire (*Gazette*, p. 240). Celui de Portugal était le comte de Tarrouca.

* Saint-Simon a mis ici *de Ségovie*, par erreur.

avoient pu l'achat des vaisseaux. Beretti ne s'en étoit pas moins vanté, comme on l'a vu; il voulut même prendre à bon augure la nomination qui fut faite de députés pour examiner cette affaire, et dit à Castañeta, qui en jugeoit bien plus sainement, que c'étoit par le peu d'usage qu'il avoit de la forme du gouvernement d'Hollande. L'armement de cette république pour la Baltique étoit encore incertain; mais celui de l'escadre angloise pour la Méditerranée étoit public avec sa destination pour cette mer, surtout depuis les menaces de Monteleon là-dessus[1]. Les ministres d'Espagne ne savoient quel parti le Régent prendroit en cette occasion pour ou contre leur maître, ou s'il demeuroit neutre, et Beretti se plaignoit amèrement du silence de Madrid, et de se trouver en des conjonctures si difficiles sans ordres et sans instructions. Monteleon dans Londres n'en recevoit pas plus que lui à la Haye. Alberoni desiroit peut-être qu'ils fissent des fautes, et croyoit utile de conserver la liberté de désavouer les ministres d'Espagne, et les engagements qu'ils auroient pris quand il lui plairoit de le faire; il ne s'étoit encore expliqué précisément que sur l'envoi de l'escadre angloise, par le mémoire qu'il avoit fait présenter par Monteleon[2]. La cour et ses partisans affectoient de souhaiter la paix, et répandoient dans le public que l'envoi de cette escadre n'avoit d'autre objet que de faire valoir la médiation de l'Angleterre, et de procurer plus aisément par là une tranquillité générale. Ceux qui étoient opposés à la cour de tout parti favorisoient l'Espagne, pour contredire Georges et ses ministres. Les négociants étoient alarmés dans la vue de l'interdiction prochaine de leur commerce. Monteleon, parmi ces différentes dispositions, continuoit de conseiller de faire tomber sur la cour de Vienne le blâme du

Manèges sur l'escadre angloise.

Sage conduite de Monteleon.

1. Toutes les correspondances de Londres insérées dans la *Gazette* en parlent; voyez p. 214, 227, 239, etc.
2. Tome XXXIII, p. 237, 264-265 et 279.

refus des conditions du traité, en différant une réponse absolument négative, et se contentant, en attendant la réponse de Vienne, de représenter doucement les inconvénients de ces conditions. Lui même agissoit dans cet esprit auprès de l'abbé Dubois, et il interprétoit en mal tout ce que l'Empereur faisoit dire par le roi d'Angleterre, tendant au refus ou à l'acceptation.

Négociation secrète du roi de Sicile à Vienne.

On savoit qu'il y avoit à Vienne des émissaires du roi de Sicile, qui traitoient avec le prince Eugène fort secrètement, et la négociation passoit pour avancée. Schaub voulut demander quelque éclaircissement là-dessus ; mais il n'en put tirer d'autre sinon que la négociation existoit. Monteleon n'oublia rien pour rendre les Impériaux suspects à Londres et à l'abbé Dubois, quelque parti qu'ils prissent de refuser ou d'accepter. Il voyoit souvent l'abbé Dubois, même avec une sorte de confidence. Cet abbé l'assura que Georges tiendroit ferme sans se laisser amuser ni tromper par les Impériaux ; que, si l'Espagne acceptoit, l'escadre angloise seroit à la disposition du roi Catholique ; si Vienne refusoit, l'Angleterre laisseroit agir l'Espagne, et prendroit d'autres mesures de concert avec la France ; si le roi de Sicile traitoit avec l'Empereur, en ce cas l'Angleterre pourroit se joindre avec la France et l'Espagne, et les aider à ramener la Sicile sous la domination d'Espagne. Il dit que, si cette couronne avoit quelque complaisance, et qu'elle parût disposée à accepter le projet, elle retireroit de grands avantages de cette démonstration ; que la conjoncture étoit d'autant plus favorable que le ministère anglois étoit mécontent de l'Empereur, et qu'il y avoit eu de fortes paroles entre Stanhope et Pentenrieder. Monteleon étoit persuadé qu'au point où en étoient les choses, il n'y avoit de parti à prendre pour l'Espagne que de céder aux conseils absolus de la France et de l'Angleterre ; mais il n'osoit avouer ce qu'il pensoit. Il savoit que ce seroit déplaire à Alberoni, avec qui il n'étoit pas assez bien pour lui écrire d'une

Propos de l'abbé Dubois à Monteleon.

manière directement opposée aux sentiments d'un homme si porté à la vengeance, si fougueux et si totalement puissant.

Doubles manèges des Anglois sur la paix avec l'Espagne et avec l'Empereur.

Cependant les ministres d'Angleterre, connoissant l'intérêt particulier qu'ils avoient d'empêcher une guerre dont la nation commençoit à leur reprocher l'inutilité et les fâcheuses conséquences, essayoient également d'amener l'Empereur et le roi d'Espagne à la paix; mais ils négocioient différemment à l'égard de l'un et de l'autre. Ils louèrent Alberoni de la bonne foi dont il avoit parlé au colonel Stanhope, et dirent qu'elle avoit suspendu la réponse aux instances de Monteleon sur l'escadre, parce qu'il auroit été impossible de n'y pas user de termes qui ne convenoient pas entre deux puissances amies, également intéressées à entretenir entre elles la plus étroite union. Stanhope fit valoir comme une marque d'attention qu'au lieu de répondre au mémoire de Monteleon, il écrivoit directement à Alberoni, que l'escadre destinée pour la Méditerranée serviroit le roi d'Espagne, quelque parti que prît l'Empereur de refuser ou d'accepter le projet du traité. Il en exalta de nouveau les avantages et de quelle importance il seroit pour le roi d'Espagne d'avoir un pied en Italie, et de mettre actuellement garnison espagnole dans Livourne, assuré de la garantie des principales puissances de l'Europe.

Sentiment de Monteleon.

Monteleon, flatté par ces discours, étoit persuadé que le roi son maître réussiroit s'il vouloit contracter une alliance solide avec la France, l'Angleterre et la Hollande, qu'il ne tiendroit qu'à lui de stipuler de la part de ces puissances un engagement formel[1] d'empêcher à jamais les Impériaux d'exercer des vexations en Italie, et sous des prétextes mendiés d'attaquer ces princes dans leur liberté, leurs biens et leur souveraineté. Mais, pendant que Stanhope lui donnoit de si bonnes paroles et de si belles espérances, ce ministre et Sunderland assu-

1. Après *formel*, Saint-Simon avait répété par mégarde les neuf derniers mots; il les a ensuite biffés.

roient tous deux Pentenrieder que, si l'Empereur vouloit signer le traité, le roi d'Angleterre en rempliroit fidèlement les engagements, et qu'il se porteroit aux dernières extrémités contre l'Espagne.

Dangereux manèges du roi de Sicile. Le roi d'Angleterre s'oppose ouvertement à son desir d'obtenir une archiduchesse pour le prince de Piémont.

Les ministres d'Angleterre crurent apparemment devoir s'expliquer si clairement pour déterminer la cour de Vienne, parce qu'ils surent que la négociation du roi de Sicile avançoit, qu'elle étoit fortement appuyée par quelques Espagnols impériaux que ce prince avoit gagnés, et qu'ils conseilloient à l'Empereur de s'emparer de Parme et de Plaisance, pour échanger cet État contre la Sicile. Les ministres piémontois travailloient également de tous côtés pour traverser le traité de Londres, et pendant qu'ils faisoient leurs efforts à Vienne pour unir leur maître avec l'Empereur, ils se lioient eux-mêmes avec les ministres des princes d'Italie, en France et en Angleterre, pour empêcher le succès du projet concerté entre le Régent et le roi d'Angleterre. Ce prince connoissoit combien les vues du roi de Sicile étoient dangereuses, et par conséquent de quelle importance il étoit d'empêcher qu'il ne réussît à Vienne, et que par ses manèges il ne parvînt au but qu'il se proposoit, d'obtenir une archiduchesse pour le prince de Piémont[1]. Ainsi, pour l'empêcher, le roi d'Angleterre fit connoître aux ministres impériaux que, si les bruits qui couroient de ce mariage se vérifioient, il lui seroit désormais impossible d'entretenir avec l'Empereur les mêmes liaisons et la même confiance qu'il avoit eue par le passé. Il ajouta même aux ordres qu'il donna là-dessus à Saint-Saphorin des lettres pour l'Empereur et pour l'impératrice Amélie[2], mère des archiduchesses.

L'Empereur

Enfin[3] les incertitudes de la cour de Vienne cessèrent,

1. Ci-dessus, p. 8.

2. La veuve de l'empereur Joseph, Wilhelmine-Amélie de Brunswick-Hanovre.

3. Mémoires de Torcy, p. 406 et suivantes.

accepte le projet de paix.

et on apprit par un courrier qu'en reçut Pentenrieder à Londres que l'Empereur acceptoit un projet que toute l'Europe regardoit comme très avantageux à la maison d'Autriche[1]. Toutefois il s'étoit fait prier longtemps pour y consentir, et ce n'étoit qu'avec des peines infinies, au moins en apparence, qu'il s'étoit désisté de prétendre pour lui-même la succession du grand-duc de Toscane. Ceux qui négocioient de la part du roi d'Angleterre furent si contents d'avoir obtenu ce point, dont il firent un mérite particulier à Schaub, qu'ils préparoient déjà le Régent à se relâcher sur des conditions moins importantes qu'on pourroit lui demander, et, pour l'obtenir comme un effet de reconnoissance légitime, ils assuroient que Schaub avoit parfaitement bien plaidé la cause de Son Altesse Royale. La nouvelle de l'acceptation de l'Empereur causa beaucoup de joie à la cour d'Angleterre, même aux négociants, parce qu'ils se flattèrent que le roi d'Espagne ne pourroit se dispenser d'accepter, par conséquent qu'il n'y auroit point de guerre, et que le commerce deviendroit plus florissant que jamais. Au contraire les tories, et généralement tous les mécontents du gouvernement, s'élevèrent contre le projet, dans le fond parce que c'étoit l'ouvrage des ministres, mais en apparence à cause de la disposition de la Sicile en faveur de l'Empereur et de celle de la Sardaigne donnée en échange.

Les Anglois haïssent, se plaignent, demandent le rappel de Châteauneuf d'Hollande. Leur impudence

La cour d'Angleterre, après cette nouvelle, résolut de ménager la communication qu'elle devoit faire du projet à la Hollande, et de ne lui en apprendre le véritable état que par degrés; mais elle se plaignit que Châteauneuf, ambassadeur de France à la Haye, avoit dérangé ces mesures[2]. Elle l'accusoit depuis longtemps de mauvaises intentions, et d'agir suivant les principes de l'ancien gouvernement

1. Ci-dessus, p. 8.

2. Voyez à l'appendice I, p. 343, une lettre de Dubois à Nocé, du 25 avril, qui explique ce que les Anglais reprochaient à Châteauneuf à propos de la communication du traité aux Hollandais.

à l'égard du Régent, guidés par Dubois. Ils pressent et menacent l'Espagne.

de France, crime capital à l'égard des Anglois. Ainsi les ministres d'Angleterre pressèrent le Régent de rappeler au plus tôt cet ambassadeur, d'envoyer Morville le relever, nommé depuis quelque temps pour lui succéder[1], et de le faire aller directement à la Haye sans le faire passer à Londres, où on avoit dit qu'il iroit pour se mettre au fait des affaires en y recevant les instructions de l'abbé Dubois. Mais les ministres d'Angleterre jugèrent qu'il suffisoit qu'il se laissât conduire par Whitworth, envoyé d'Angleterre en Hollande, et par Cadogan, que cette cour avoit résolu d'y faire passer immédiatement après avoir reçu l'acceptation de l'Empereur[2]. Ils assuroient donc tous que tout iroit le mieux du monde, pourvu que le Régent sût bien prendre son parti, et qu'on fût en état de montrer de la vigueur aux Espagnols ; car il n'y avoit pas le moindre lieu, disoient-ils, de douter de la sincérité de la cour de Vienne. Sur ce fondement le roi d'Angleterre envoya par un courrier de nouveaux ordres à son ministre à Madrid de presser plus que jamais le roi d'Espagne de souscrire au traité, et, pour le persuader, le colonel Stanhope eut ordre de lui déclarer que le départ de l'escadre angloise ne pouvoit plus être différé, et que dans trois semaines au plus tard elle seroit en état de mettre à la voile.

L'Empereur ménage enfin les Hollandois.

Prié, commandant général des Pays-Bas pour le prince Eugène, gouverneur général, reçut des ordres très exprès de terminer au plus tôt les difficultés qui avoient jusqu'alors empêché l'exécution du traité de Barrière[3]. Prié avoit déjà reçu plusieurs ordres de même nature ; mais il sembloit que plus la cour de Vienne les réitéroit, plus il trouvoit de moyens d'embrouiller la négociation. L'Empereur vouloit alors la finir, croyant apparemment qu'il étoit bon d'engager les Hollandois à souscrire à un

1. Tome XXXIII, p. 13-14.

2. Nous avons parlé de son départ ci-dessus, p. 13, note 2.

3. On a eu déjà quelques échos de ces difficultés dans nos tomes XXX, p. 339 et 371, et XXXI, p. 137.

traité dont il ne laissoit pas de connoître les avantages, quelque peine qu'il eût montrée à consentir à plusieurs de ses conditions. Monteleon, quoique habile, avoit cru lui-même que la cour de Vienne y souscriroit difficilement; car il ne pouvoit comprendre qu'elle consentît à laisser au roi d'Espagne les moyens de rentrer en Italie. Il s'échappa même jusqu'à dire, quand il sut que l'Empereur acceptoit le projet, qu'enfin Sa Majesté Catholique remettoit le pied en Italie, et qu'elle y seroit soutenue par un bon et puissant ami. Monteleon se flattoit en effet que cette assistance ne pouvoit manquer à l'Espagne de la part de la France, et, comme il avoit jugé que la cour de Vienne en penseroit de même, il fut très surpris d'apprendre que, contre son ordinaire, elle se rendît si facile. Il attribua ce changement au peu d'espérance qu'elle avoit apparemment de conclure la paix ou la trêve avec les Turcs. Mais il se trompoit encore; car alors la conclusion de la paix étoit prochaine. Il crut aussi que l'Empereur, voyant les princes d'Italie, las de ses vexations, prêts à s'unir ensemble pour secouer le joug des Allemands, ne vouloit pas s'exposer à soutenir une guerre en Italie, pendant que celle d'Hongrie duroit encore, que d'ailleurs il avoit à craindre les mauvaises dispositions des peuples de Naples et de Milan, qui seroient vraisemblablement fomentées par le roi de Sicile, si la négociation que ce prince avoit commencée secrètement à Vienne ne finissoit pas heureusement. Or il n'y avoit pas lieu d'en espérer un bon succès. Une des conditions préliminaires que le roi de Sicile demandoit étoit celle de conserver ce royaume, et l'Empereur, de son côté, ne trouvoit rien de plus sensible et de plus avantageux pour lui que d'en faire l'acquisition. La résistance des ministres piémontois l'aigrit d'autant plus qu'il parut par leurs discours que leur maître prétendoit conserver la Sicile de concert et avec l'assistance du roi d'Espagne. A la vérité ils faisoient paroître plus de confiance en ce secours éloigné qu'ils n'en avoient en effet, connoissant parfaite-

Erreur de Monteleon.

Difficulté et conduite de la négociation du roi de Sicile à Vienne.

ment la foiblesse de l'Espagne et le peu de réalité des forces dont Alberoni faisoit valoir les seules apparences. Mais eux-mêmes les relevant se flattoient que, si l'Empereur pouvoit croire avoir besoin de leur maître, il se rendroit plus facile sur le mariage d'une archiduchesse, qu'il desiroit avec ardeur pour le prince de Piémont[1].

Énormité contre M. le duc d'Orléans des agents du roi de Sicile à Vienne, qui échouent en tout.

Soit qu'ils crussent que le Régent, par des vues particulières, traverseroit ce mariage, soit que ce fut dans leur pensée se faire un mérite à la cour de Vienne de parler contre le gouvernement de France, ils parloient avec peu de circonspection de la personne de M. le duc d'Orléans. La conclusion de leur discours étoit qu'il ne seroit pas bien difficile d'enlever le Roi des mains de Son Altesse Royale. Un de ces Piémontois, nommé Pras[2], se porta même jusqu'à dire que le projet en étoit fait, et qu'il osoit répondre de l'exécution. Le Roi n'avoit alors d'autre ministre à Vienne qu'un nommé du Bourg[3], que le comte du Luc, dont il étoit secrétaire, avoit laissé à cette cour quand il en étoit parti pour revenir en France. Pras s'imagina que du Bourg étoit opposé aux intérêts de M. le duc d'Orléans, et plein de confiance ou pressé de parler, il lui dit que le roi de Sicile avoit des liaisons très intimes avec le cardinal Alberoni, et que, par le moyen de cette union secrète, le roi d'Espagne avoit prétendu prendre des mesures avec l'Empereur pour disposer ensemble et de concert du sort de toute l'Europe. Pras fit de plus voir à du Bourg une lettre horrible contre

1. Ci-dessus, p. 8 et 17.

2. Nous n'avons aucun renseignement sur cet agent.

3. Jean-Baptiste Radiguet du Bourg était secrétaire d'ambassade à Vienne et chargé de la correspondance depuis novembre 1716. Le comte du Luc, en quittant l'ambassade en mars 1717, le laissa comme chargé d'affaires et lui remit des instructions écrites, que le maréchal d'Huxelles approuva et qui ont été insérées dans le *Recueil des instructions aux ambassadeurs de France en Autriche*, p. 191-197. Il resta en fonctions jusqu'en juillet 1725, lors de l'arrivée du duc de Richelieu comme ambassadeur.

M. le duc d'Orléans qu'il supposa lui avoir été écrite de Paris[1]. La même lettre fut communiquée à l'Empereur par l'intrigue des Piémontois, qui prétendirent que ce prince en avoit été fort ému. Ils ne réussirent cependant ni dans leurs desseins ni dans les moyens dont ils se servirent pour y parvenir. Le caractère du roi de Sicile étoit connu depuis longtemps. Il voulut à son ordinaire frapper à toutes les portes ; il les trouva toutes fermées, parce que l'expérience commune avoit appris à tout le monde à se défier également de lui. Ainsi chacun se réjouissoit de voir qu'il étoit la victime de ses manéges doubles.

Sage conduite et avis de Monteleon.

Dans ces circonstances, Monteleon, zélé pour son maître, attaché peut-être à l'Angleterre par quelque intérêt particulier[2], souhaitoit ardemment qu'il voulût demeurer uni avec le roi d'Angleterre. Il prévoyoit l'embarras où se trouveroit l'Espagne si les choses en venoient à une rupture, et connoissant qu'elle ne pouvoit soutenir seule un engagement contre les principales puissances de l'Europe, il eût conseillé, s'il l'eût osé, de faire de nécessité vertu, de ne pas mépriser le bénéfice offert, et de rendre grâces pour les offenses ; mais la crainte de déplaire au premier ministre le retenoit, et c'étoit avec peine qu'il osoit confier à ses amis ce qu'il pensoit sur l'état des affaires. Il se contentoit, lorsqu'il en rendoit compte en Espagne, de mettre dans la bouche des autres une partie de ce qu'il n'osoit représenter comme de lui[3], et, quand la nouvelle de l'acceptation de l'Empereur fut arrivée, il représenta que ce prince avoit beaucoup gagné auprès de la cour d'Angleterre en prévenant par son consentement celui qu'on attendoit, et qu'on desiroit ardemment du roi d'Espagne.

1. Voyez la correspondance de du Bourg dans les volumes *Autriche* 127 et 128 au Dépôt des affaires étrangères.

2. On verra plus loin (p. 120) qu'il était intéressé dans des affaires de commerce en Angleterre.

3. Tome XXXIII, p. 260.

La Hollande pressée d'accéder au traité, qui recule*.

La France et l'Angleterre, unies et sûres de l'Empereur, pressèrent vivement la Hollande de souscrire au traité, et d'entrer avec elles dans les mêmes liaisons; mais cette république, dont les délibérations sont ordinairement lentes, redoubloit encore de lenteur, retenue par le mauvais état de ses finances et par la mauvaise constitution de son gouvernement. L'une et l'autre de ces raisons, obstacles invincibles à la guerre, faisoient desirer ardemment la conservation de la paix. Ainsi la République désapprouvoit la précipitation de l'Angleterre, et trouvoit qu'elle avoit tort de presser l'armement destiné pour la Méditerranée. Les Hollandois, du moins ceux qui ne dépendoient pas absolument de l'Angleterre, accusoient les Anglois d'une égale imprudence en donnant à l'Empereur les moyens de se rendre insensiblement maître de toute l'Italie.

Beretti, par ordre d'Alberoni, qui voudroit jeter le Prétendant en Angleterre, tâche à lier l'Espagne avec la Suède et le Czar prêts à faire leur paix ensemble.

Beretti souffloit le feu, qu'il se flattoit, et qu'il se vantoit souvent mal à propos, d'avoir excité, et pour se faire un mérite auprès d'Alberoni, faisoit des pronostics sur les troubles qu'on verroit bientôt en Écosse, si le Prétendant, s'embarquant en Norvége, passoit dans ce royaume avec les secours du roi de Suède et du Czar, comme on supposoit que les tories et les whigs mécontents et les Jacobites le desiroient et le croyoient. Beretti avoit ordre d'Alberoni de fomenter l'exécution de ce projet, et de parler pour cet effet, soit à ceux qui seroient dans la confidence du roi de Suède, soit aux ministres du Czar à la Haye. Il s'adressa donc aux uns et aux autres. Le roi de Suède avoit en Hollande un secrétaire nommé Preiss[1]; mais ce prince se confioit principalement à un officier polonois attaché au roi Stanislas nommé Poniatowski[2]. Beretti, suivant ses ordres, lui demanda si le roi de Suède consen-

1. Nous ne savons rien sur ce Suédois.

2. On a déjà rencontré ce Polonais dans notre tome XXXII, p. 191-192.

* Il y a *reculent*, au pluriel, dans le manuscrit, par accord avec l'idée.

tiroit à recevoir quelques sommes d'argent du roi d'Espagne, et s'il donneroit en échange des armes et des provisions nécessaires pour la marine d'Espagne. La proposition ne parut pas nouvelle au Polonois. Il dit qu'elle lui avoit déjà été faite en secret à Paris par Monti; que tout ce qu'il avoit pu lui répondre étoit que, se trouvant pressé de se rendre auprès du roi de Suède, il falloit laisser l'affaire à traiter entre Beretti et Preiss. Il ajouta comme une chose très secrète, et qu'il prétendoit bien savoir, que l'amitié qui paroissoit si vive entre le roi d'Angleterre et le Régent n'étoit que masquée; que, si la paix qu'il croyoit alors prête à faire entre le roi de Suède et le Czar venoit à se conclure, la France changeroit de conduite, et qu'elle se comporteroit, à l'égard de l'Angleterre, d'autant plus différemment, que le roi d'Angleterre s'éloignoit chaque jour de plus en plus de traiter avec le roi de Suède. Beretti, content des bonnes dispositions que Poniatowski lui laissoit entrevoir, le fut encore davantage de celles de l'ambassadeur de Moscovie[1]. Ce ministre lui dit que le temps approchoit où le roi d'Espagne pouvoit tirer un grand avantage de l'intelligence étroite qu'il établiroit avec le Czar et le roi de Suède, qui de leur côté profiteroient de ces liaisons réciproques. Beretti jugeoit qu'elles étoient d'autant plus nécessaires, que, malgré l'espérance que les agents du roi de Suède lui avoient donnée que l'union entre la France et l'Angleterre ne seroit ni solide ni de durée, il voyoit au contraire les ministres françois et anglois agir entre eux d'un grand concert, et presser unanimement les États-Généraux de souscrire au projet du traité. On se flattoit même alors que le cardinal Alberoni deviendroit plus docile; on disoit qu'il commençoit à mollir. Les Anglois faisoient usage de ces avis en Hollande, et s'en servoient comme de raisons décisives pour engager la République à convenir de ce qu'ils desiroient.

1. C'était le prince Kourakine.

Sages réflexions de Cellamare; son adresse à donner de bons avis pacifiques en Espagne.

Toutefois[1] Cellamare et Monti, mieux instruits des véritables sentiments d'Alberoni, assurèrent toujours Provane, qui étoit encore à Paris de la part du roi de Sicile, que certainement le roi d'Espagne rejetteroit le projet, qu'il ne se contenteroit pas des compliments du roi d'Angleterre, ni de ses discours équivoques, pendant qu'il travailloit par des réalités à augmenter la puissance de l'Empereur. Les discours de Cellamare et de Monti étoient confirmés par les lettres qu'ils montroient d'Alberoni. Cellamare pour lui plaire s'exhaloit contre le traité en plaintes et en réflexions à peu près les mêmes qu'on a déjà vues. Mais il avoit bon esprit, et les propos qu'il tenoit ne l'empêchoient pas de connoître parfaitement que le roi d'Espagne, en rejetant le traité, exposoit sa monarchie à de grands dangers. On voyoit clairement la liaison intime du roi d'Angleterre, prince de l'Empire, avec l'Empereur, chef de l'Empire. Il étoit apparent que les Anglois lèveroient incessamment le masque de médiateurs, et que, reprenant le personnage de protecteurs de la maison d'Autriche, ils insulteroient pour lui plaire les États d'Espagne en Europe et en Amérique. Cellamare le prévoyoit; mais il auroit mal fait sa cour en Espagne, s'il eût annoncé quelque suite fâcheuse des résolutions où le premier ministre vouloit entraîner son maître. Ainsi Cellamare se contenta de mettre dans la bouche des personnes sensées, ce qu'il n'osoit dire comme son propre sentiment; encore usa-t-il de la précaution de rapporter ces réflexions comme un effet de la terreur qui s'étoit emparée de tous les esprits, ou d'une prostitution générale. C'étoit sous ces couleurs qu'il rapportoit les différents jugements qu'on faisoit du parti que prendroit le roi d'Espagne. Cellamare inclinant à la paix, parce qu'il en voyoit la nécessité, disoit que l'opinion commune étoit que Sa Majesté Catholique en accepteroit les conditions conditionnellement, c'est-à-dire qu'elle les sou-

1. Mémoires de Torcy, p. 418 et suivantes.

mettroit à la discussion des ministres assemblés, et que cependant il n'y auroit rien de conclu ni d'exécuté jusqu'à ce que toutes les parties intéressées eussent été entendues. Son idée étoit de profiter du bénéfice du temps, propre à guérir les maladies les plus dangereuses, et, pour appuyer ce sentiment, il citoit l'autorité du comte de Peterborough, qui lui avoit dit que l'Empereur étoit très éloigné de renoncer à ses droits imaginaires ; que ce prince ne consentoit au projet que parce qu'il étoit bien persuadé qu'il n'auroit pas de lieu, que le roi d'Espagne le rejetteroit, et que l'Empereur par sa docilité apparente se concilieroit l'amitié des médiateurs. Ainsi l'ambassadeur d'Espagne conseilloit à son maître de combattre ses ennemis par les mêmes armes qu'ils prétendoient employer pour l'attaquer, et de contre-miner leur artifice en affectant de faire paroître encore plus de penchant pour la paix et plus de douceur qu'ils n'en témoignoient pour s'accorder sur les conditions. Son but étoit de procurer une assemblée où les ministres de toutes les parties intéressées conviendroient des conditions d'une paix générale. C'étoit dans cette conjoncture que Cellamare jugeoit que le roi d'Espagne parviendroit à rompre le dangereux fil de cette trame mal ourdie, qui réunissoit tant de puissances contre Sa Majesté Catholique. Jusqu'alors elle n'avoit, selon lui, d'autre parti à prendre que de prolonger la négociation, et, pour y réussir, il conseilloit de demander premièrement une suspension d'armes, parce que le roi d'Espagne ne pouvoit seul, et par ses propres forces, établir et conserver l'équilibre de l'Europe, malgré l'aveuglement universel de tous les autres princes. La demande d'une suspension engageroit vraisemblablement les alliés à demander aussi au roi d'Espagne de retirer ses troupes de la Sardaigne, et de la remettre entre les mains d'un tiers pour la garder en dépôt jusqu'à la conclusion du traité de paix. En ce cas, Cellamare conseilloit à son maître d'insister sur le dédommagement de l'inexécution des traités que l'Empereur avoit faits peu d'années auparavant pour retirer ses troupes de Catalogne, sans avoir satisfait aux principales conditions de ces traités. Il prévoyoit que les prétentions réciproques sur ces matières donneroient lieu à de longues contestations, et, comme les Allemands pourroient cependant en venir aux insultes, que même ils seroient peut-être soutenus par les Anglois, l'avis de Cellamare étoit que le roi son maître, ne pouvant soutenir une guerre déclarée contre toute l'Europe, devoit s'armer assez puissamment pour tenir dans le respect ceux qui songeroient à l'attaquer pendant le cours de la négociation de paix. Comme l'Espagne avoit principalement besoin de forces maritimes, et qu'il falloit non-seulement pour les mettre sur pied, mais encore pour les faire agir et pour les commander, des officiers expérimentés et capables, dont l'Espagne manquoit absolument, Cellamare crut donner une nouvelle agréable au roi d'Espagne en lui annonçant qu'un Anglois nommé Camocke[1], autrefois chef d'escadre en Angleterre, étoit venu nouvellement lui réitérer les offres de services qu'il avoit déjà faites à Sa Majesté Catholique. Camocke assuroit positivement que, si l'escadre angloise entroit dans la Méditerranée, il enga-

1. Georges Camocke, qui semble être d'origine irlandaise, entra dans la marine vers 1682 et devint lieutenant de vaisseau en 1690; il servit sur les navires anglais pendant toute la guerre de succession d'Espagne et eut en 1702 le grade de capitaine de frégate. Après la paix, ayant eu des difficultés avec l'amirauté, il fut rayé des cadres, songea à entrer au service de Pierre-le-Grand, accepta enfin les propositions de l'Espagne en mai 1718 et reçut le grade de vice-amiral. Il commandait une partie de la flotte qui fut battue au Cap Passaro le 31 juillet 1718, se trouva bloqué dans Messine, voulut rompre le blocus et fut pris; il réussit néanmoins à se sauver et revint en Espagne. Accusé d'avoir voulu traiter avec les Anglais pour leur livrer le Prétendant, il fut arrêté et exilé à Ceuta, où il mourut vers 1722. Le marquis de Franclieu, qui le fréquenta en Espagne, parle de lui dans ses *Mémoires*, p. 187. — Saint-Simon écrit ici son nom *Camok*, et plus loin, *Cammock*, *Cammok* et *Commok*.

geroit sept ou huit capitaines de cette escadre à passer, avec leurs navires et leurs officiers, au service d'Espagne, et ce qui est plus étonnant, de semblables promesses étoient appuyées par le témoignage du lieutenant général Dillon[1], homme de mérite et de probité. Les préparatifs de guerre étoient d'autant plus nécessaires, qu'il prétendoit découvrir chaque jour de nouvelles intrigues et de nouveaux moyens que l'Empereur et le roi d'Angleterre employoient pour animer le Régent et pour l'engager à faire la guerre à l'Espagne.

Dangereuses propositions pour la France du roi de Sicile à l'Empereur. Provane les traite d'impostures, proteste contre l'abandon de la Sicile, et menace la France dans Paris.

Suivant cet ambassadeur, les ministres impériaux avoient confié à Son Altesse Royale que le roi de Sicile offroit de céder la Sicile à leur maître, à condition qu'il emploieroit ses forces à placer le roi de Sicile sur le trône d'Espagne, si le roi d'Espagne occupoit celui de France en cas d'ouverture à la succession à cette couronne. Les Impériaux, disoit-il, ajoutoient encore que, si ce projet n'avoit pas lieu, le roi de Sicile consentiroit à céder ce royaume en échange de la simple assurance des successions de Toscane et de Parme, dont il se contenteroit. Provane, que le roi de Sicile laissoit encore à Paris, traitoit de faussetés et de calomnies inventées contre l'honneur de son maître ces différents bruits de traités et de conventions entre l'Empereur et lui. Provane, au contraire, disoit que toutes les puissances de l'Europe, réunies ensemble, n'entraîneroient pas son maître à s'immoler lui-même tranquillement et volontairement; que, si elles vouloient se satisfaire, elles seroient obligées d'y employer la force; qu'alors elles auroient à faire non à un agneau, mais à un lion, qui se défendroit avec les ongles et avec les dents jusqu'au dernier moment de sa

1. Arthur, comte Dillon, d'origine irlandaise comme Camocke, alors retiré à Saint-Germain-en-Laye : tome XIV, p. 83.

2. Les mots *de Sicile* sont en interligne au-dessus des mots *d'Esp. offroit*, biffés, et en effet le texte de Torcy donnait bien cette version (p. 423), peut-être fautive.

vie. Enfin Provane disoit que, si la France réduisoit le roi de Sicile au pied du mur, il feroit peut-être des choses qu'elle n'auroit pas prévues, et qu'il pourroit contribuer encore une fois à voir les étendards de la maison d'Autriche[1] dans les provinces de Dauphiné et de Provence.

Nouvelles scélératesses du nonce Bentivoglio.

Le nonce du Pape n'étoit pas moins attentif que les ministres d'Espagne et de Sicile à ce qui regardoit le progrès de l'alliance, ni moins ardent à relever et à faire valoir tout ce qu'il croyoit contraire aux intérêts de la France et aux vues de M. le duc d'Orléans. Sur ce principe, Bentivoglio regardoit et répandoit comme une bonne nouvelle l'opposition du roi d'Espagne au projet de traité. Il assuroit en même temps comme une chose certaine que la ligue étoit faite entre le Czar et le roi de Suède; que, les forces de ces deux princes étant réunies, le roi de Suède s'embarquoit pour aller faire une descente en Angleterre et rétablir le roi Jacques sur le trône de ses pères. Tout événement capable de déranger les mesures du gouvernement lui paroissoit d'autant plus à souhaiter qu'il croyoit, et qu'il tâchoit de persuader au Pape, qu'il ne devoit rien attendre de bon pour Rome de la France, etc.[2].

Fortes démarches du Pape pour obliger le roi d'Espagne de cesser ses préparatifs de guerre contre

Le Pape étoit bien moins occupé et touché des affaires de la Constitution en France, qu'il ne l'étoit des affaires d'Espagne. Il trembloit de voir la flotte et les troupes de cette couronne venir fondre en Italie, et de la demande qu'elle lui avoit faite de ses ports pour son armée navale[3], à quoi il ne savoit que répondre. Il étoit bien plus en peine d'apaiser les Allemands, qui, sans le croire, l'accusoient d'intelligence contre eux avec l'Espagne, pour le

1. Après *Austriche*, Saint-Simon a biffé *une 2de fois*, qui était dans Torcy.
2. Saint-Simon passe ici les pages 426 et suivantes du manuscrit de Torcy, relatives aux affaires de la Constitution, et reprend à la page 448.
3. Ci-dessus, p. 4.

l'Empereur.
Autres griefs du Pape contre le roi d'Espagne.

tenir sans cesse dans la frayeur et la souplesse à leur égard, et l'obliger ainsi à n'oublier rien pour détourner l'orage qui les menaçoit en Italie, tandis que la Hongrie les occupoit encore presque tous. Le Pape tâchoit donc de toucher le roi d'Espagne par le souvenir de tant de grâces qu'il lui avoit faites, sans exiger de lui aucune satisfaction pour les offenses qu'il en avoit souffertes pendant huit ans. Sa Sainteté vouloit que Sa Majesté Catholique lui tînt compte d'avoir détourné l'Empereur de poursuivre ses prétentions par l'avoir engagé à la guerre d'Hongrie, pendant tout le cours de laquelle il lui avoit promis qu'il ne seroit point attaqué en Italie. Le Pape se plaignit amèrement de l'entreprise de Sardaigne malgré ces engagements, du mépris de ses représentations, et de l'odieux soupçon que cette conduite donnoit aux Impériaux, qui l'accusoient d'intelligence avec l'Espagne contre l'Empereur. Une vive péroraison se termina par les plus fortes menaces, si le roi d'Espagne ne cessoit tous ses préparatifs. Le bruit que fit l'Empereur à Rome de l'accusation qu'on a vu plus haut qu'il y avoit fait porter contre Alberoni sur un prétendu traité qu'il avoit fait avec la Porte[1], fut vivement renouvelé, obligea le Pape d'écrire un bref très fort au roi d'Espagne, qui néanmoins se référoit à ce que lui diroit son nonce, sur la gravité de l'affaire dont il s'agissoit, telle qu'il n'en étoit point arrivé qui approchât de celle-là, depuis les dix-huit années de son pontificat, ni dont la gloire et la conscience de Sa Majesté Catholique pussent être plus fortement intéressées. Ce bref, plein d'autres expressions véhémentes, étoit de la main du Pape, et devoit être présenté au roi d'Espagne par Aldrovandi. Ce nonce eut ordre de représenter en même temps à Sa Majesté Catholique que son honneur et sa conscience exigeoient qu'il rétablît incessamment sa réputation si horriblement attaquée, ce qu'il ne pouvoit qu'en se désistant de toute hostilité contre

1. Ci-dessus, p. 3.

l'Empereur, et tournant ses armes contre les infidèles, et de menacer, en cas de refus de déférer à cet avertissement, que Sa Sainteté ne pourroit se dispenser de prendre les résolutions que son devoir lui suggèreroit.

Ces résolutions étoient déjà méditées. Le Pape, épouvanté de la colère de l'Empereur, se persuadoit voir déjà les preuves de l'accusation que ce prince avoit fait porter par son ambassadeur à Rome contre Alberoni sur son prétendu traité avec les Turcs. Ainsi le Pape s'étoit proposé de priver le roi d'Espagne des grâces que Rome avoit accordées à lui et à ses prédécesseurs, telles que la *cruzade*, le *subsidio*[1], et les millions uniquement destinés à soutenir une guerre continuelle contre les infidèles, et que Sa Sainteté, voyant le roi d'Espagne éloigné et sans forces en Italie, ne croyoit pas en conscience laisser subsister[2] pour être employés à faire une diversion à l'Empereur, tandis qu'il étoit occupé contre les Turcs. Le Pape avoit d'autres griefs contre la cour de Madrid. Il se plaignoit inutilement du trouble que recevoit en Espagne l'exercice de la jurisdiction ecclésiastique, et il avoit représenté avec aussi peu de succès qu'il n'appartenoit pas à Sa Majesté Catholique de disposer des revenus des églises de Tarragone et de Vich, dont Alberoni s'étoit emparé, sous prétexte qu'ils étoient mal administrés pendant l'absence de ces deux évêques rebelles[3], et s'étoit mis peu en peine de satisfaire le Pape là-dessus, persuadé que la complaisance pour Rome est un mauvais moyen pour en obtenir les grâces qu'on lui demande. Il sollicitoit alors avec chaleur l'expédition de ses bulles de Séville[4].

1. Tome XXX, p. 132, il a été parlé de ces deux impôts.

2. Tel est bien le texte du manuscrit.

3. Il a été parlé de l'évêque de Vich dans le précédent volume, p. 217. L'archevêque de Tarragone était Isidore Bertran, nommé en novembre 1712; expulsé de son siège par Alberoni, il se retira à Gênes, où il mourut le 9 octobre 1719.

4. Tome XXXIII, p. 217, 243 et 246-248, et ci-dessus, p. 2.

Le Pape alléguoit qu'il ne voyoit point de raisons pour autoriser une translation si prompte à Séville de l'évêché de Malaga. Mais il ajoutoit que, étant à la tête du gouvernement d'Espagne, il passoit pour être l'auteur du bouleversement qui arrivoit à la prospérité des armes chrétiennes, et pour perturbateur public, accusé publiquement d'intelligence avec la Porte, et d'être le directeur d'une diversion qui produisoit tant d'avantages à l'ennemi commun de la chrétienneté. Feignant de vouloir bien suspendre encore son jugement sur une dénonciation si énorme, il ne pouvoit pourtant la dissimuler ni faire des grâces à celui qui étoit accusé, jusqu'à ce qu'il en eût fait voir la calomnie. Il revenoit ensuite à ce prétendu soupçon de l'Empereur, si offensant pour Sa Sainteté, de sa prétendue intelligence avec l'Espagne contre lui, coloré par le manquement horrible du roi d'Espagne à sa parole sur son armement et sa destination l'année précédente.

Menaces de l'Espagne au Pape. Souplesses et lettres de Sa Sainteté en Espagne.

Ces lamentations du Pape n'eurent pas l'effet qu'il s'en étoit promis. Acquaviva, au contraire, avoit déclaré que, puisque Sa Sainteté n'avoit aucun égard aux instances du roi d'Espagne sur les bulles de Séville, ce prince alloit faire séquestrer les revenus des églises vacantes dans ses États, et défendre à ses sujets de prendre aucune expédition en daterie. A ces menaces Paulucci, principal ministre du Pape, avoit répondu que Sa Sainteté espéroit de la droiture du roi d'Espagne qu'il se laisseroit toucher des raisons qu'elle avoit de suspendre la translation précipitée d'Alberoni de Malaga à Séville [1], et que ce prince ne voudroit pas augmenter par de nouvelles offenses l'embarras et la peine où elle se trouvoit, non-seulement

1. La *Gazette* annonce le 24 mai (p. 283) que le cardinal Acquaviva a fait le 19 de nouvelles plaintes très vives sur le retardement des bulles, et que le jour même une congrégation de cardinaux avait décidé qu'il jouirait dès maintenant des revenus de l'archevêché de Séville, quoiqu'il n'eût pas encore les bulles d'investiture.

parce qu'il avoit manqué à la parole qu'il lui avoit donnée l'année dernière, mais encore parce qu'il faisoit de nouveaux préparatifs pour continuer une guerre si pernicieuse à la religion et à la tranquillité publique. Le Pape voulut que Paulucci écrivît à Alberoni dans le même sens, et à peu près dans les mêmes termes qu'il avoit parlé à Acquaviva. On ne manqua pas de représenter à Alberoni ses devoirs comme créature du Pape, l'obligation où il étoit, par conséquent, d'employer son crédit à travailler à la cause commune de la religion, bien loin de travailler à la diversion des forces de l'Empereur, occupées contre les infidèles. Paulucci l'excita par tout ce qu'il put de plus fort et de plus touchant, l'assura que le Pape le prioit, comme bon père et comme créateur[1] (quel blasphème dans ces paroles romaines !) plein d'affection, de penser que l'unique moyen de réparer sa réputation, et de recevoir des marques de la reconnoissance de Sa Sainteté, étoit non-seulement de faire cesser ces hostilités, qui pouvoient retarder les progrès des armes impériales, mais encore d'employer contre les infidèles les mêmes forces que le roi d'Espagne prétendoit faire agir contre les princes chrétiens (difficilement vit-on jamais lettre si parfaitement inepte). Comme Alberoni avoit déjà reçu le plus grand bienfait qu'il pût attendre du saint-siége, le Pape, persuadé que l'espérance fait agir les hommes plus que la reconnoissance, jugea que le confesseur du roi d'Espagne montreroit plus d'ardeur de plaire à Sa Sainteté, et peut-être agiroit plus utilement qu'Alberoni, déjà revêtu de la pourpre. Elle voulut donc que le cardinal Albane écrivît au P. Daubenton, et que, lui témoignant la confiance particulière qu'elle avoit en lui, il l'assurât qu'elle ne doutoit point de sa sensibilité pour ses peines, et qu'il ne fût plus en état que personne de

1. C'était le terme ordinaire employé à l'égard du pape qui avait nommé un cardinal.

faire utilement au roi d'Espagne les représentations qui regardoient sa conscience, trop exposée par le feu qu'il étoit sur le point d'allumer en Italie, au préjudice de la religion. La lettre contenoit de plus une récapitulation de ce qui étoit arrivé depuis l'année précédente. Le Pape avoit dicté les termes de la lettre ; il avoit employé, sous le nom de son neveu, les expressions les plus pathétiques pour faire voir quels étoient les devoirs du chef de l'Église en cette triste conjoncture, où la religion (c'est le nom) et l'État ecclésiastique (c'est la chose)[1] se trouvoient également en danger. Il insistoit[2] sur l'obligation d'un confesseur du roi d'Espagne, qui devoit non-seulement tirer Sa Sainteté de l'affliction où elle étoit plongée, mais de plus avertir le roi d'Espagne. Elle ne doutoit pas même que ces avis n'eussent un plein effet, puisqu'il s'agissoit de faire souvenir ce prince qu'il étoit assis sur un trône occupé avant lui par des rois à qui le saint-siège (si libéral d'étendre sa puissance par des titres vains qui ne lui coûtent rien)[3] avoit accordé le titre de Catholique à cause de la guerre irréconciliable qu'ils avoient faite aux ennemis du nom de Jésus-Christ (dont on ne voit ni commandement ni conseil dans l'Évangile, ni dans les apôtres, ni dans pas un endroit du Nouveau Testament ; guerre d'ailleurs uniquement faite par Ferdinand et Isabelle pour réunir à leurs couronnes toutes celles que les Maures occupoient dans le continent de l'Espagne). De ces raisons, Albane tiroit la conséquence que le Pape son oncle avoit lieu d'espérer obtenir du roi d'Espagne l'effet de l'offre que ce prince lui avoit faite l'année précédente,

1. Ces parenthèses sont de Saint-Simon, comme les précédentes.

2. Saint-Simon avait d'abord écrit : *Il insistoit sur le devoir* ; il a biffé les deux derniers mots et mis à la suite *l'obligation,* comme dans le texte de Torcy ; mais il a ajouté, avant *insistoit* un *l'* inutile, que nous supprimons.

3. Cette parenthèse et la suivante sont encore des réflexions de Saint-Simon, et ne viennent pas du manuscrit de Torcy.

c'est-à-dire une suspension de guerre contre les chrétiens. Enfin, c'étoit le moyen que le cardinal neveu proposoit pour détruire totalement les écrits que les ennemis du roi d'Espagne avoient imprimés au désavantage de ce prince et de la nation espagnole. Comme les menaces étoient jointes aux représentations, le Pape, craignant de nouveaux engagements, voulut que son nonce à Madrid usât de beaucoup de prudence et de circonspection. Il souhaitoit que le roi d'Espagne, frappé de la crainte de voir les grâces que ses prédécesseurs avoient reçues du saint-siège révoquées, prévînt en le satisfaisant les effets du ressentiment qu'il vouloit lui faire appréhender, et comme il doutoit si les moyens qu'il employoit pour faire agir Alberoni et Aubenton seroient suffisants, il y employoit encore le crédit que le duc de Parme avoit sur l'esprit de la reine d'Espagne et sur celui d'Alberoni.

On commençoit à regarder en Italie ce prince comme l'auteur de la guerre que l'Espagne méditoit. Les Allemands de plus lui imputoient à crime d'avoir contribué à la promotion d'Alberoni. Ils menaçoient de s'en venger bientôt et facilement sur ses États, en sorte que, ayant intérêt de détourner l'orage qu'il voyoit prêt à retomber sur lui, il paroissoit un agent très propre pour désarmer par sa persuasion le roi d'Espagne, prêt à commencer une guerre qui ne pouvoit être que fatale à l'Italie. Ses représentations lui valurent vingt-cinq mille pistoles, que le roi d'Espagne lui fit toucher pour mettre ses places en état de défense, et le besoin que le Pape crut avoir du P. Daubenton valut à son neveu le gratis des bulles d'une abbaye que le Régent lui avoit donnée en considération de son oncle[1].

1. La *Notice historique et généalogique sur la famille Daubenton* publiée par A. Albrier dans la *Revue historique et nobiliaire*, 1874, p. 182-184, n'indique pas de neveu du P. Daubenton qui fût dans les ordres, pas plus qu'elle ne mentionne un frère, ecclésiastique aussi, dont Saint-Simon parlera dans la suite des *Mémoires*, tome XIX de

Fortes démarches de l'Espagne sur les bulles de Séville. Manège d'Aldrovandi.

Mais il eût fallu des moyens plus puissants pour adoucir le roi d'Espagne, ou plutôt son premier ministre, personnellement irrité du refus de ses bulles de Séville. Alberoni voulut intéresser la nation espagnole dans sa cause particulière, et pour faire voir que c'étoit une affaire d'État, il la fit renvoyer au conseil de Castille avec ordre d'en dire son sentiment. Ceux qui le composoient profitèrent d'une occasion de signaler sans risque leur zèle pour le maintien des droits de la couronne d'Espagne, donnèrent leurs vœux[1], et la consulte[2] formée sur leurs avis, très forte contre les prétentions de la cour de Rome, fut rendue publique, et fut accompagnée d'une consultation signée de plusieurs docteurs en théologie et en droit canon. Alberoni, comme revêtu de ces armes, fit dépêcher un courrier à Rome pour intimer au Pape un temps fatal[3] pour l'expédition des bulles de Séville, menaçant Sa Sainteté que, si elle différoit au delà de ce terme de les faire expédier, le roi d'Espagne emploieroit les moyens que le conseil de Castille lui avoit suggérés pour ranger la cour de Rome à son devoir[4]. Aldrovandi fut effrayé ou feignit de l'être de la réponse du conseil de Castille. Il représenta donc au Pape l'embarras où il se trouvoit, voyant augmenter un feu que Sa Sainteté avoit intérêt d'éteindre, surtout dans une conjoncture où elle vouloit

1873, p. 103-104. Saint-Simon prend cette mention du neveu dans Torcy. — La *Gallia christiana*, tome IX, col. 956, mentionne un Daubenton qui reçut l'abbaye de Notre-Dame de Vertus, au diocèse de Châlons, en octobre 1723; mais ce n'est pas évidemment celui qui nous intéresse. Il est possible aussi que ce neveu fût le fils d'une sœur du confesseur et ne portât pas le nom de Daubenton.

1. On a vu dans le tome XIV, p. 440, que le conseil de Castille n'a que voix consultative et que c'est le roi qui décide tout. Il a été parlé du *voto* espagnol dans le tome VIII, p. 189.

2. C'était ainsi qu'on appelait le résultat des délibérations du conseil.

3. Fatal signifie ici « qui porte avec soi une destinée inévitable », premier sens donné par l'Académie.

4. Voyez la *Gazette de Leyde*, n° 46, lettre de Rome.

par ses offices et par sa médiation, tâcher de prévenir la guerre entre les princes chrétiens. Il prévoyoit qu'une rupture, même une simple froideur entre les cours de Rome et de Madrid, l'empêcheroit bientôt de traiter avec le ministre du roi d'Espagne; qu'il demeureroit sans action, hors d'état d'exécuter les ordres du Pape, et par conséquent de faire valoir ses services. Cette situation lui paroissoit d'autant plus fâcheuse, que vers la fin du mois d'avril, où on étoit pour lors, on croyoit voir quelque disposition à un accommodement entre l'Empereur et le roi d'Espagne.

Étrange caractère du roi de Sicile. Entretien curieux entre le secrétaire de son ambassade et Alberoni.

L'opinion publique étoit fondée sur les traitements distingués et les marques de confiance que Nancré recevoit d'Alberoni, et, comme l'Empereur avoit accepté le traité[1], on jugeoit que le roi d'Espagne ne voudroit pas s'engager à soutenir seul la guerre contre la France et contre les autres puissances principales de l'Europe. Toutefois les préparatifs de guerre n'étoient point ralentis. L'Espagne pressoit son armement avec plus de chaleur que jamais : elle devoit avoir vingt navires de guerre, outre les brûlots et les galiotes à bombes[2]; mais les apprêts par mer et les forces par terre n'approchoient pas des forces que le roi d'Espagne pouvoit prévoir qu'il auroit à combattre; car, en effet, il n'avoit point d'alliés, et c'étoit sans fondement que le public s'étoit figuré un traité entre Sa Majesté Catholique et le roi de Sicile. Elle soupçonnoit au contraire le roi de Sicile d'être d'accord avec l'Empereur, et croyoit que la condition principale de leur engagement étoit celle du mariage du prince de Piémont avec une archiduchesse. Il y avoit alors trois ministres piémontois à Madrid : l'abbé del Maro étoit ambassadeur ordinaire; le roi son maître, peu content de lui et se défiant du compte qu'il lui rendoit, avoit envoyé Lascaris,

1. Ci-dessus, p. 8 et 18.

2. Voyez les suppléments à la *Gazette de Leyde*, 5 avril, 3, 10 et 31 mai.

soit pour découvrir les véritables sentiments d'Alberoni, soit pour faire avec lui un traité secret; enfin ce prince, soupçonneux et toujours en garde contre ses propres ministres, les faisoit épier l'un et l'autre par le secrétaire de l'ambassade, nommé Corderi[1], et donnoit directement à ce dernier des ordres et des instructions dont la connoissance étoit cachée à Lascaris comme à del Maro. Immédiatement après l'arrivée de Lascaris à Madrid, Corderi fut chargé d'en aller donner part à Alberoni. Ce premier ministre répondit qu'il étoit très aise que cette voie lui fût ouverte pour donner au roi de Sicile des preuves effectives d'une confiance très sincère, et pour le persuader de l'attachement naturel qu'il avoit pour la personne et pour les intérêts de ce prince; il ajouta que, comme ils ne pouvoient être séparés dans la conjoncture présente des intérêts de la couronne d'Espagne, il se feroit un devoir d'en user à l'égard de Lascaris avec autant d'ouverture et de confiance que les obligations de son ministère le lui pourroient permettre. Les deux agents du roi de Sicile conçurent une merveilleuse espérance d'une si favorable réponse. Peu de jours après, le secrétaire Corderi retourna chez Alberoni; il avoit à l'instruire des intentions de son maître sur la mission de Lascaris. Le cardinal avoit demandé quelles étoient ses instructions, afin de pouvoir traiter avec lui sur les affaires courantes, et Corderi, ayant reçu les ordres du roi de Sicile sur cette question, lui dit[2] que ce prince répondoit que, pour fixer les instructions qu'il donneroit à son ministre, il étoit nécessaire en premier lieu qu'il fût lui-même éclairci sur la diversité des sentiments entre la cour d'Espagne et les cours de France et d'Angleterre; en second lieu, qu'il sût en détail quels étoient les projets de guerre du roi d'Espagne, et surtout quels moyens Sa Majesté Catho-

1. Saint-Simon écrit tantôt *Corderi*, et tantôt *Carderi*; mais cette dernière forme doit être fautive : car Torcy emploie toujours la première.
2. *Luy dit* est en interligne, au-dessus de *répondit*, biffé.

lique avoit d'en assurer le succès. Il ajoutoit que jusqu'alors le cardinal ne lui avoit communiqué que des idées vagues et générales, en sorte que ce prince étoit demeuré non seulement dans sa première obscurité, mais tombé dans une autre plus grande encore qu'auparavant, voyant la France et l'Angleterre plus déterminées que jamais à procurer l'acceptation du projet qu'elles avoient formé pour la paix générale. Alberoni répondit à cette espèce de reproche qu'il s'étoit ouvert de reste sur les projets de l'Espagne, et soutint à Corderi qu'il lui avoit dit en détail tout ce qu'il pouvoit lui confier sur cette matière ; souriant ensuite, il fit connoître qu'il soupçonnoit les doutes du roi de Sicile, et qu'il les regardoit comme un prétexte affecté pour colorer l'accommodement que ce prince avoit fait avec l'Empereur. Corderi le nia : entre autres raisons qu'il employa pour se défendre, il allégua la nomination que le roi de Sicile venoit de faire du comte de Vernon[1] pour l'envoyer en Espagne. Le cardinal répondit qu'il n'avoit rien à répliquer sur cette nomination ; que c'étoit toutefois une démonstration extérieure assez ordinairement usitée en pareille conjoncture ; qu'il avoit d'ailleurs de bons avis et réitérés par le ministère de France, qui l'avertissoit particulièrement de se garder de s'ouvrir aux ministres du roi de Sicile. Enfin Alberoni, se laissant aller aux mouvements de son impatience naturelle, dit avec impétuosité que le roi de Sicile ne connoissoit point d'autres liens que ceux qui pouvoient convenir à ses intérêts, mais qu'un tel avantage n'étoit pas de durée ; que, si ce n'étoit pas le père, ce seroit un jour le fils qui seroit obligé de supplier à genoux le roi

1. C'est celui que nous avons vu venir comme ambassadeur en France en 1699 : tome VII, p. 225. Il s'appelait Charles-Emmanuel de Balbi, comte de Vernon et marquis de Ceva. Il revint en France pour une mission temporaire en 1719 ; mais Saint-Simon n'en parlera pas. Il mourut à Turin le 8 février 1727, à soixante-treize ans. — *Comte* est en interligne dans le manuscrit, au-dessus de *Card.*, biffé.

Catholique de le secourir et de le délivrer de la tyrannie et de l'oppression des Allemands. Corderi ne douta pas que la colère du cardinal ne fût un prétexte pour couvrir ses desseins et pour manquer de parole au roi de Sicile.

Lascaris, envoyé de Sicile, malmené par Alberoni.

Une telle conversation ne promettoit pas à Lascaris une audience plus favorable, et l'effet répondit aux apparences. Il voulut représenter au cardinal les promesses qu'il avoit faites au roi de Sicile de lui communiquer ce qui se passeroit dans les négociations de la paix. Lascaris dit que son maître ne pouvoit douter qu'elle fût fort avancée, étant informé des longues conférences que Nancré et le colonel Stanhope avoient avec le cardinal. Il répondit avec chaleur qu'il n'étoit plus obligé à ses promesses, puisque le roi de Sicile avoit peut-être déjà signé son traité avec l'Empereur, et que le roi d'Espagne en avoit des avis certains et positifs. Lascaris voulut en vain combattre et détruire une opinion si injurieuse à son maître; il soutint que ce prince n'avoit fait aucune démarche contraire aux derniers traités; qu'on ne devoit donc ajouter aucune foi à des avis qui blessoient sa réputation. Ses répliques furent inutiles; Alberoni rompit l'audience, et, se levant, dit qu'il étoit obligé de se rendre auprès du roi d'Espagne. Lascaris en tira la conséquence que la paix étoit bien avancée, et les intérêts de son maître sacrifiés[1].

Plaintes hypocrites d'Alberoni; il déclame contre le traité et tâche de circonvenir le maréchal d'Huxelles.

Soit feinte, soit vérité, Alberoni déploroit avec ses amis la situation où il se trouvoit, la plus scabreuse, disoit-il, et la plus critique qu'il fût possible. Il se plaignoit que sa fortune ne servoit qu'à lui faire passer de mauvais jours et de fâcheuses nuits; il vouloit qu'on le crût détrompé du monde, mais forcé d'y vivre pour se conformer et se soumettre aux ordres de la Providence. Il étoit bien éloigné, comme les Piémontois l'en soupçonnoient, d'entrer dans le traité de paix. C'étoit sincèrement qu'il déclamoit contre, et, quoique le détail des conditions secrètes

1. Tout ce qui précède est la copie exacte des Mémoires de Torcy, p. 461-465.

n'eût pas encore été communiqué au roi d'Espagne, Alberoni prétendoit que Nancré s'étoit expliqué assez clairement pour ne laisser aucune curiosité, pas même celle d'ouvrir et de lire les lettres qu'il écrivoit en France. Il protestoit que le roi d'Espagne perdroit plutôt quarante couronnes que de faire un pareil traité. Il disoit que, si l'Empereur possédoit une fois les royaumes de Naples et de Sicile, il seroit maître quand il voudroit du reste de l'Italie, et que si jamais les garnisons espagnoles étoient admises dans les États de Toscane et de Parme, l'Espagne sentiroit le préjudice de la sortie des troupes qu'il faudroit tirer de chez elle sans aucune utilité, parce que la supériorité des Allemands seroit telle qu'ils auroient envahi ces mêmes États avant que la nouvelle de leur entreprise fût parvenue en Espagne. Ainsi, le roi d'Espagne perdroit inutilement et ses troupes et la dépense pour les transporter. Alberoni, persuadé que le maréchal d'Huxelles n'approuvoit pas un traité dont un autre que lui avoit été le promoteur et l'agent, chargea Cellamare de lui dire que le roi d'Espagne connoissoit trop son esprit, son jugement et sa probité pour le soupçonner d'avoir parlé en cette occasion suivant sa pensée ; que, si le maréchal convenoit que la fraude et l'injustice avoient été employées de manière à forcer Sa Majesté Catholique à s'accommoder à des lois dures et barbares, il auroit raison ; mais, s'il disoit qu'un projet dont le fruit étoit d'agrandir l'Empereur et d'augmenter sa puissance au delà de ses justes bornes, étoit un moyen capable d'établir une paix solide, un tel discours répugneroit absolument au bon sens et aux lumières de tout homme sage, instruit des affaires du monde ; que, si Huxelles regardoit cet ouvrage comme un pot pourri[1], et comme une trame de l'abbé Dubois conforme à son génie et à sa personne, les gens sages le croiroient ; mais qu'ils ne se figureroient

1. Déjà dit ci-dessus, p. 7.

jamais qu'un homme dont la probité et la réputation étoient suffisamment établies pût approuver un projet préjudiciable à l'Espagne, fatal à la France, déshonorant pour le nom du Régent, en un mot scandaleux au monde entier, et capable d'exercer les galants discours qu'on ne manqueroit pas de tenir sur un si beau sujet.

Alberoni menace ; veut reculer le traité et gagner les Hollandois.

Alberoni cependant[1] proposa de former une assemblée pour examiner ce projet, regardant cet expédient comme la seule voie à prendre pour ne se pas éloigner de l'équité, et ne pas offenser la liberté des gens. Et, comme le colonel Stanhope le pressoit d'entrer dans le traité, il lui répondit seulement qu'il avoit écrit en France, et qu'il en attendoit les réponses, mais qu'il s'expliqueroit plus librement à d'autres. Sur l'injustice prétendue du projet, il disoit que les vues de ceux qui en étoient les promoteurs étoient suffisamment connues ; que le roi d'Espagne en conserveroit le souvenir, s'il étoit forcé à la dure nécessité de subir la loi qu'on lui imposoit ; qu'il attendroit un meilleur temps et des conjonctures plus favorables pour se dédommager, et pourvoir lui-même à son indemnité. Comme il voyoit les principales puissances unies pour forcer l'Espagne à souscrire aux conditions de la paix, il chercha l'appui de la Hollande, qui reculoit à entrer dans le traité. Il fit représenter à ceux qui passoient pour les meilleurs républicains qu'ils devoient par honneur et par intérêt s'éloigner de l'infamie qu'on leur proposoit ; que les Anglois depuis quelques années, se croyoient en droit comme en possession de partager le monde à leur fantaisie, d'enlever les États à leurs légitimes possesseurs, et de les distribuer à d'autres selon qu'il convenoit à leurs intérêts ; que l'exécution de ce traité exécrable ne pouvoit être que fatale à la liberté de l'Europe, dont les Hollandois sentiroient les premiers effets, parce que l'Empereur, rejoignant la Sicile à Naples, auroit bientôt

1. Mémoires de Torcy, p. 468 et suivantes.

une marine, et s'empareroit du commerce du Levant, et que les puissances les plus éloignées se ressentiroient bientôt de l'esprit de domination sans bornes de la maison d'Autriche, dès ce qu'elle se trouveroit en possession de l'Italie[1]. Il fit espérer aux Hollandois d'entrer dans les projets que leur Compagnie des Indes occidentales lui avoit fait proposer pour le commerce de l'Amérique, et tâcha d'augmenter leur[2] jalousie et leurs défiances des Anglois sur un article si intéressant.

Caractère de Beretti ; embarras des ministres d'Espagne au-dehors.

Beretti, tout occupé des intérêts du roi d'Espagne, et guères moins de se vanter et de faire valoir jusqu'à ses moindres démarches, auroit voulu qu'on lui sût gré à Madrid jusque de son inaction et de son silence. Il trouvoit qu'il ne recevoit jamais d'ordres à temps, et véritablement, ayant à répondre à un ministre difficile, qui souvent desiroit rejeter la faute de l'obscurité de ses lettres sur l'exécution de ceux qui les recevoient, Beretti, comme les autres ministres d'Espagne au dehors, étoit souvent embarrassé du parti qu'il devoit prendre autant pour plaire à sa cour que pour le bien des affaires qui lui étoient commises. Il se trouva dans cet embarras, lorsqu'à la fin d'avril l'ambassadeur de France et l'envoyé d'Angleterre allèrent ensemble communiquer aux États-Généraux le projet du traité de la Quadruple alliance[3]. Beretti n'avoit pas encore reçu des ordres suffisants pour régler sa conduite ; il jugea qu'en cette conjoncture il ne pouvoit rien faire de mieux que de gagner du temps et d'empêcher la République de prendre aucun engagement. Il demanda donc une conférence avec les députés des États, leur tint à son ordinaire force verbiages, et parut content des assurances qu'il en reçut de rapporter à leurs

La France et l'Angleterre communiquent ensemble le projet du traité aux États-Généraux ; conduite de Beretti ; son avis à Alberoni et sa jalousie contre Monteleon.

1. Tel est bien le texte du manuscrit.

2. Avant *leur*, Saint-Simon a biffé *sur ce comerce de l'A[mérique]* répété par mégarde.

3. C'est sans doute à cette communication que se réfèrent les entrevues notées par la *Gazette de Leyde*, nos 32, 34, 40, 42, 43.

maîtres ce qu'il leur avoit dit, et de leur desir de conserver les bonnes grâces de l'Espagne. Beretti les trouvoit foibles et générales ; il crut agir prudemment d'avouer à Alberoni que son inquiétude étoit extrême depuis que l'ambassadeur de France marchoit avec l'envoyé d'Angleterre. Il fit remarquer que cette cour gagnoit la supériorité dans le Parlement[1] depuis qu'on savoit que M. le duc d'Orléans concouroit avec elle ; qu'on avoit bien prévu que les Hollandois seroient invités d'entrer dans l'alliance, mais que de plus on étoit persuadé que, s'ils y résistoient, ils seroient forcés d'y souscrire. On ajoutoit, disoit-il, que le Régent feroit une ligue avec l'Empereur ; que, quoique la chose ne lui parût pas vraisemblable, que tout étoit possible. [Il] s'espaçoit contre la France et le traité, et concluoit que, en attendant qu'il reçût des ordres pour régler sa conduite, il feroit tout son possible pour empêcher la République de s'engager. Il supposa que ces ordres lui étoient d'autant plus nécessaires, qu'il avoit lieu de se défier des conseils que Monteleon lui donnoit. Cet ambassadeur étoit l'objet de sa jalousie ; car, outre que Monteleon étoit supérieur par son esprit et par son expérience, il avoit encore paru que le roi d'Espagne avoit pour lui beaucoup de goût, et, comme il étoit Espagnol, il étoit vraisemblable que ce prince lui donneroit la préférence pour les emplois sur un Italien, qui n'étoit pas né son sujet. Ainsi Beretti profitoit de toutes les occasions d'inspirer en Espagne des soupçons sur la fidélité de Monteleon : la chose n'étoit pas difficile : c'étoit faire sa cour au premier ministre de décrier Monteleon. Beretti le représenta comme entrant dans toutes les vues de l'Angleterre, jurant qu'elle n'avoit nulle intention de favoriser l'Empereur ; que, séduit par elle, il vouloit faire passer le projet de paix comme un ouvrage avantageux au roi d'Espagne, qui par là remettroit le pied en Italie,

1. C'est-à-dire : la cour d'Angleterre gagnait des voix dans le parlement britannique ; le texte de Torcy est plus clair.

et auroit des troupes dans les États de Toscane et de Parme ; que la cour de Vienne, qui en prévoyoit les conséquences et sentoit bien les avantages que l'Espagne en retireroit, n'eût jamais accepté le projet si elle n'avoit regardé comme une nécessité de prévenir en l'acceptant les liaisons qui se tramoient contre elle entre la France et l'Angleterre. Ainsi Beretti, tournant en ridicule la fausse politique de Monteleon, soutenoit qu'en suivant ses avis on faciliteroit à l'Empereur les moyens de tout envahir, dont déjà son ministre triomphoit.

Nation* angloise et la Hollande partagées pour et contre le traité.

Il paroissoit en effet en Hollande une lettre de Londres de Penterrieder, qui disoit que le projet étoit tel que l'Empereur le pouvoit jamais desirer, et que l'Angleterre enverroit vingt-six vaisseaux dans la Méditerranée malgré l'opposition de la nation angloise. En effet, bien des gens en Angleterre traversoient cette expédition, les uns du parti contraire à la cour, les autres craignant que, entrant en guerre avec l'Espagne, et la Hollande résistant à se déclarer, [elle] ne profitât pour son commerce de la neutralité qu'elle affectoit de vouloir conserver pour l'Espagne, et véritablement cette considération partageoit la Hollande. Ceux qui depuis longtemps étoient dévoués à l'Angleterre ne connoissoient que ses volontés; les républicains, au contraire, mettoient tous leurs soins à gagner du temps pour éviter que leur État se mêlât d'une affaire commencée sans sa participation par la France et l'Angleterre. Ils représentoient que les sollicitations de ces couronnes n'étoient pas une preuve de leur considération pour leur république, et qu'elles seroient certainement demeurées à leur égard dans le silence si le roi d'Espagne eût souscrit comme l'Empereur au traité.

Triste prodige de conduite de la France; conduite de Châteauneuf en Hollande.

On vit alors ce qui n'auroit pas paru vraisemblable quelques années auparavant: l'ambassadeur de France combattre, conjointement avec l'envoyé d'Angleterre, pour terrasser, de concert avec le pensionnaire d'Hollande,

* Avant ce mot, Saint-Simon a biffé *L'Angl.*

le parti républicain, et ramener aux volontés de l'Angleterre ceux qui, ne regardant que l'intérêt de leur patrie et le maintien du commerce, craignoient d'entrer en de nouveaux engagements, que la République seroit obligée de soutenir par des dépenses qu'elle étoit hors d'état de faire, et dont elle ne pouvoit attendre pour fruit que de nouveaux troubles et de nouveaux malheurs. Châteauneuf employoit cependant tout son crédit pour persuader ceux que lui-même avoit autrefois le plus exhortés à secouer le joug de la domination angloise. Il agissoit en cette occasion avec d'autant plus d'ardeur, que les ministres d'Angleterre s'étoient déclarés hautement contre lui, l'accusant d'être si prévenu des anciennes maximes de France, et des instructions que le feu Roi lui avoit données en l'envoyant en Hollande, qu'il étoit impossible que jamais ils prissent confiance en lui. Châteauneuf n'oublia donc rien pour détruire ces accusations, et y réussit en partie en forçant Withworth, envoyé d'Angleterre à la Haye, d'écrire à Stair qu'il étoit content de la vigueur et de l'habileté de l'ambassadeur de France dans la négociation présente.

Duplicité des ministres d'Angleterre à l'égard du Régent. Hauteur de Craggs à l'égard du ministre de Sicile.

Les ministres du roi d'Angleterre affectoient aussi de dire à Londres que leur maître ne pouvoit se défier de la bonne foi du Régent, et qu'ils étoient persuadés que l'union entre ces deux princes étoit parfaite ; cette confiance n'étoit qu'ostensible. Ils parlèrent avec moins de contrainte à la Pérouse. Cet envoyé s'étant plaint de la manière injuste dont le roi de Sicile étoit traité dans le projet d'alliance, Craggs[1] lui demanda si ce prince n'étoit entré dans nulle liaison pour détrôner le roi Georges. L'étonnement, les protestations ne furent pas épargnées de la part de la Pérouse ; il promit de faire voir la fausseté de ces avis si le secrétaire d'État à qui il parloit vouloit bien lui faire part de quelques circonstances. Craggs lui

1. Jacques Craggs, nouveau secrétaire d'État : tome XXXIII, p. 267.

répondit seulement qu'on avoit averti le roi Georges que le complot se tramoit à Londres, qu'il n'étoit pas impossible que l'avis fût sans réalité pour tirer quelque récompense, et ne se mit pas en peine de dissiper autrement la crainte de l'envoyé de Sicile, en sorte que ce dernier se figura que la cour de Londres cherchoit seulement un prétexte pour obliger le roi de Sicile de révoquer, à l'occasion d'un nouveau traité, la protestation que la reine de Sicile avoit fait remettre au parlement d'Angleterre pour conserver ses droits sur cette couronne[1].

Efforts du roi de Sicile pour lier avec l'Empereur et obtenir une archiduchesse pour le prince de Piémont. Conduite de la cour de Vienne.

Il y avoit[2] cependant encore une autre cause de mécontentement et de jalousie entre la cour de Londres et celle de Turin. La première craignoit les négociations du roi de Sicile à Vienne, et en traversoit le succès, et le roi de Sicile faisoit tous ses efforts pour se lier avec l'Empereur et pour obtenir l'aînée des archiduchesses pour le prince de Piémont. Il offrit à l'Empereur de le laisser maître des conditions du traité ; il avoit su gagner le comte d'Althann[3], dont la faveur auprès de l'Empereur étoit grande. Il sembloit que naturellement il devoit compter sur le prince Eugène ; toutefois ce dernier s'étoit déclaré contre la négociation des Savoyards. Quoi qu'il eût fait, cependant on le soupçonnoit d'avoir agi contre sa pensée, et bien des gens croyoient qu'il souhaitoit intérieurement que la négociation du roi de Sicile réussît. Stahrenberg[4]

1. La reine de Sicile était fille de Madame Henriette d'Angleterre, duchesse d'Orléans, fille du roi Charles Ier.

2. Mémoires de Torcy, p. 477 et suivantes.

3. Michel-Jean, comte d'Althann, échanson héréditaire de l'Empire, eut en 1708 une mission auprès du roi Auguste, fut fait par l'Archiduc grand d'Espagne et chevalier de la Toison d'or, devint en juillet 1716 directeur général des palais et bâtiments impériaux, conseiller d'État en décembre 1718, chambellan et grand écuyer de l'Empereur ; il mourut à Vienne le 16 mars 1722 à quarante ans (*Mercure* d'avril 1722, p. 168-169 ; *Gazette*, p. 163, pour 187).

4. Gondoacre-Thomas, comte de Stahrenberg : tome XXXIII, p. 181.

étoit un des ministres de l'Empereur qui s'opposoit le plus fortement à ce mariage. La cour de Vienne, lente à prendre ses résolutions, joignoit à ce penchant naturel beaucoup de politique, non-seulement à l'égard de la négociation de Savoie, mais encore à l'égard de l'alliance négociée par l'Angleterre. L'Empereur faisoit marcher l'une et l'autre du même pas, et comptoit tirer de cette lenteur un avantage considérable; car, en même temps qu'il obligeoit le roi de Sicile de lui offrir la carte blanche[1], par le desir de ce prince de prévenir par un traité particulier la conclusion de la Quadruple alliance, on en suspendoit les expéditions que Schaub devoit porter en Angleterre.

Artificieuse conduite des ministres anglois à l'égard du Régent.

Les ministres de Georges, voulant favoriser l'Empereur, aiguisoient, pour ainsi dire, le desir qu'on avoit en France de voir cette négociation incessamment finie. Ils représentoient qu'il étoit de la dernière importance de conclure sans laisser à l'Empereur le loisir de changer de sentiment. Ils assuroient que jamais la cour de Vienne n'avoit eu plus de répugnance à aucune résolution qu'à la souscription de ce traité. Ils protestèrent qu'ils ne pouvoient répondre de rien si le Régent s'arrêtoit à des bagatelles. Ils le pressèrent de conclure sans perdre de temps, le moyen le plus sûr de faire échouer la négociation de Savoie étant d'assurer la Sicile à l'Empereur, sans qu'il eût besoin du roi de Sicile. Il falloit encore, pour appuyer les représentations des Anglois, faire voir que les affaires de Georges étoient en bon état. La guerre du Nord étoit pour lui l'affaire la plus importante, parce qu'il étoit beaucoup plus sensible à ce qui regardoit ses États d'Allemagne qu'aux intérêts d'une couronne qu'intérieurement il regardoit, sinon comme usurpée, au moins comme incertaine sur sa tête, et peut-être passagère. On eut donc soin de faire savoir au Régent que le roi de Suède étoit égale-

1. Locution déjà rencontrés dasne notre tome XVI, p. 329.

ment disposé à s'accommoder avec Georges et avec le Czar, que l'animosité de la Suède tomboit principalement sur les rois de Danemark et de Prusse, mais que cette couronne étoit hors d'état de se venger, faute de marine; que le roi d'Angleterre la tiendroit encore en bride par une escadre avec laquelle l'amiral Norris[1] alloit passer dans la mer Baltique. On assuroit de plus que le Czar avoit nouvellement promis de ne faire point de paix séparée; qu'il avoit protesté qu'il n'avoit pas eu la moindre pensée de marier une de ses nièces au Prétendant[2], et que les bruits répandus sur ce sujet étoient les effets des intrigues d'Erskine, son médecin[3]. Il falloit joindre à ces insinuations des apparences de ménagement, même de partialité pour les intérêts du Régent. Les Anglois connoissoient que la persuasion étoit facile; ils croyoient aussi qu'il convenoit à leurs intérêts de préférer cette voie à d'autres plus dures; ils employèrent donc les raisons personnelles qui pouvoient le toucher, et ne cessèrent de lui représenter que le moment étoit favorable et qu'il ne devoit pas le laisser perdre. Quelquefois ils affectoient de condamner les prétentions de la cour de Vienne; ils laissèrent entendre que, si cette cour après tant de délais vouloit apporter quelque changement aux conditions du traité, le roi d'Angleterre ne le souffriroit pas. Ils savoient que ce prince, bien sûr des intentions de l'Empereur, ne s'engageoit à rien. Un jour ils assuroient que la négociation de Savoie étoit prête à échouer, et que, si les Impériaux entretenoient encore les Piémontois par des espérances vagues, ce n'étoit qu'artifice et dessein d'empêcher

1. Tome XII, p. 39.

2. Pierre-le-Grand avait deux nièces non mariées, filles du czar Ivan, son frère aîné : Anne, née en 1693, qui devint czarine en 1736 (notre tome VII, p. 363), et Prascovie, née en 1695, qui mourut sans alliance à Moscou le 19 octobre 1731.

3. Nous avons déjà rencontré ce médecin dans nos tomes XXX, p. 345, et XXXI, p. 96. Ici Saint-Simon écrit son nom *Arcskin*, comme Torcy.

que ce prince ne prît un parti de désespoir pendant que l'Empereur avoit peu de forces en Italie. Un autre jour, les Anglois faisoient entendre que la négociation de Savoie s'avançoit, et que le comte de Sinzendorf[1] étoit un des ministres qui l'appuyoit le plus fermement auprès de l'Empereur.

Manèges de Pentenrieder à Londres.

Pentenrieder, de son côté, excita, étant à Londres, de nouveaux soupçons sur cette alliance ; il se servit du secrétaire de Modène pour entamer une espèce de négociation avec la Pérouse, à qui il fit dire que, l'année précédente, pendant que le roi d'Angleterre étoit en Allemagne, le comte de Schulembourg[2] lui avoit offert, de la part du roi de Sicile, de céder cette île à l'Empereur ; que Sunderland, Stanhope, Bernstorff et l'abbé Dubois étoient également instruits de cette offre. Pentenrieder conclut que les mêmes raisons qui, l'année précédente, engageoient ce prince à cette cession subsistoient encore, et qu'il devoit être également touché des avantages qu'il envisageoit alors et des périls où il s'exposeroit s'il perdoit l'occasion de regagner l'amitié de l'Empereur. Nonobstant ces insinuations, Pentenrieder ménageoit avec soin la confiance des ministres d'Angleterre. Il étoit très content de les voir persuadés que l'union et la vigueur des puissances contractantes étoit le seul moyen de réduire l'Espagne à des sentiments plus modérés, et de l'obliger à se relâcher sur les difficultés qu'elle apportoit encore au traité.

L'Espagne voudroit au moins conserver la Sardaigne ; mal servie par la France.

Une des principales étoit la prétention du roi d'Espagne de retenir la Sardaigne. Ce prince ayant demandé au Régent de lui aider à obtenir cette condition, Dubois dit à Monteleon qu'il en avoit l'ordre exprès de Son Altesse Royale, qu'elle vouloit qu'il fît tous ses efforts pour y réussir, qu'elle en avoit même écrit au roi d'An-

1. Tome VI, p. 245.
2. La mission de Schulembourg à Hanovre en 1716 a été mentionnée dans notre tome XXX, p. 352.

gleterre, qu'il craignoit cependant que les instances qu'il feroit en exécution de ses ordres ne fussent infructueuses. Monteleon s'étendit en représentations sur l'excès de la puissance de l'Empereur. Il les avoit souvent faites aux ministres d'Angleterre ; mais ils répondoient seulement qu'ils croyoient favoriser l'Espagne en contribuant à la paix. Monteleon pensoit de même ; il le laissoit entrevoir, sans oser l'avouer. C'étoit cependant un grand démérite pour lui en Espagne, et, quand il faisoit entendre qu'il seroit très fâché si les médiateurs, perdant toute confiance pour l'Espagne, signoient enfin le traité entre eux, Alberoni faisoit passer cet aveu pour une preuve convaincante que Monteleon étoit gagné par l'Angleterre. Cette cour étoit très opposée à ce que l'Espagne exigeoit de conserver la Sardaigne. Les ministres confioient à Pentenrieder qu'ils croyoient que le dessein d'Alberoni étoit non-seulement d'embarrasser l'exécution du traité par cette proposition, mais que, de plus, il vouloit garder la Sardaigne comme un entrepôt nécessaire pour les entreprises qu'il méditoit et qu'il espéroit d'exécuter sur l'Italie, lorsque les temps et les conjonctures seroient plus favorables. Ils envoyèrent au colonel Stanhope de nouveaux ordres de renouveler ses instances auprès du du roi d'Espagne pour l'engager à faire cesser ses préparatifs pour la campagne. L'objet des Anglois, de concert avec le ministre de l'Empereur, étoit de procurer à l'escadre angloise le loisir d'arriver dans la Méditerranée avant que les Espagnols eussent le temps de commettre aucune hostilité. Ils promirent donc à Pentenrieder de concerter avec lui[1] les instructions qui seroient données au commandant de cette escadre, et comme Pentenrieder témoignoit quelque inquiétude des changements qu'on avoit faits à Vienne à quelques expressions dans les actes

L'Angleterre s'y oppose avec hauteur. Triste état de Monteleon. Les ministres anglois plus impériaux que les Impériaux mêmes

1. Ici Saint-Simon avait répété par mégarde *de concerter avec luy*, qu'il a ensuite biffé.

dressés en conséquence du traité, ils l'assurèrent que le Régent ne s'arrêteroit pas à de simples formalités, l'Empereur, en sa considération, ayant passé avec tant de générosité sur l'essentiel des points qui lui devoient paroître si durs après qu'on s'étoit si fort écarté du premier plan d'Hanovre.

Ministres espagnols protestent dans toutes les cours que l'Espagne ne consent point au traité. Effort de Beretti pour détourner les Hollandois d'y souscrire. Cris de cet ambassadeur contre la France; ses plaintes.

Les difficultés de la part de l'Empereur augmentoient à proportion des facilités que la cour d'Angleterre trouvoit en France. Les ministres d'Espagne dans les cours étrangères avoient ordre de se tenir sur leurs gardes. Ils s'avertissoient mutuellement, et déclaroient en même temps à ceux des princes d'Italie qui se trouvoient dans les mêmes cours qu'il étoit absolument faux que le roi leur maître eût accepté, comme on le publioit, le plan du traité, et que ce prince, convenant du projet général, ne se rendît difficile que sur les conditions plus ou moins avantageuses. Ils agissoient conformément à cette déclaration ; car en Hollande Beretti travailloit ouvertement à détourner les États d'acquiescer à la proposition que les ministres de France et d'Angleterre faisoient à la République d'admettre l'Empereur dans la Triple alliance conclue l'année précédente. Après avoir exagéré l'horreur de voir la France, oubliant ce qu'elle avoit fait pour placer un prince de la maison royale sur le trône d'Espagne, servir actuellement de lien entre l'Empereur et le roi d'Angleterre pour faire la guerre à ce même prince, sorti du sang de ses rois, Beretti conseilloit aux principaux ministres de la République d'éluder au moins les instances pressantes des puissances alliées s'ils ne se sentoient pas assez forts, et peut-être assez fermes, pour les rejeter ouvertement. Il proposa donc au Pensionnaire, comme un moyen de gagner du temps, de répondre que ses maîtres, avant de prendre un parti décisif, vouloient aussi faire des représentations au roi d'Espagne, et qu'ils enverroient un ministre à Madrid pour essayer de résoudre Sa Majesté Catholique de se rendre plus facile aux conditions qui lui étoient offertes[1]. Beretti croyoit que, si cet expédient réussissoit, il seroit utile aux intérêts du roi son maître d'avoir, avant que de se déterminer, un temps aussi considérable qu'il le desireroit, puisqu'il seroit maître de retarder autant qu'il lui plairoit la réponse qu'il auroit promise. Dans cette vue Beretti s'attacha principalement à faire nommer un ambassadeur pour Madrid. Il représenta que le roi son maître prendroit plus de confiance en un seul Hollandois qu'en cinq cents ministres anglois unis ensemble, et, pour ne rien omettre de ce qui pouvoit animer la jalousie des deux nations, il eut soin de rappeler le souvenir du traité que le comte de Stanhope, étant à Barcelone, avoit fait avec l'Empereur[2], et dont les conditions faisoient voir combien les Anglois étoient attentifs à profiter de toutes les occasions favorables qu'ils croyoient avoir d'obtenir quelque avantage pour leur commerce au préjudice de celui des Hollandois. On dit que, partant pour Amsterdam, il porta ce traité, comptant s'en servir comme d'une pièce excellente pour faire voir à cette puissante ville, si jalouse du commerce qui est la base de sa grandeur, ce qu'elle avoit à craindre en tout temps de la part des Anglois, ses rivaux irréconciliables. C'étoit le temps où elle donne des instructions aux députés qu'elle a coutume d'envoyer aux États de la province : ainsi Beretti regardoit comme un point capital de prévenir en faveur du roi d'Espagne une ville qui donne la règle et le mouvement à la Hollande, comme la Hollande le donne aux six autres provinces de l'Union. Malgré ces diligences, qu'il eut grand soin de faire valoir en Espagne, il avoua cependant qu'il ne pouvoit espérer rien de bon depuis que la France et l'Angleterre,

1. Les États-Généraux n'avaient pas d'envoyé à Madrid, depuis que Ripperda avait quitté cette capitale. La *Gazette de Leyde*, nos 31 et 32, signale sa présence à la Haye à la fin d'avril.

2. Cette convention, qui se trouva annulée peu après par les traités d'Utrecht, n'a pas été insérée dans les recueils de traités.

unies contre le roi d'Espagne, travailloient et réussissoient à réunir les deux partis de cette république, opposés l'un à l'autre depuis tant d'années. Il sembloit que cet ambassadeur n'eût de ressource que de se plaindre comme d'une chose qui faisoit, disoit-il, mal au cœur de voir l'ambasadeur de France aller de porte en porte avec le ministre d'Angleterre, solliciter les députés aux États-Généraux d'accepter un traité uniquement avantageux à l'Empereur, et que ce prince affectoit de regarder avec indifférence.

Fâcheuse situation de la Hollande.

Toute vigueur sembloit éteinte dans la République, parce qu'elle étoit en effet dans une situation très fâcheuse. La dernière guerre avoit épuisé ses finances. Pendant son cours, les Anglois dominants en Hollande avoient profité de la conjoncture pour usurper sur les Hollandois beaucoup d'avantages dans le commerce, qu'ils avoient conservés après la paix. La sûreté que les Provinces-Unies crurent trouver par leur Barrière en exigeant de la France et de l'Espagne de laisser les Pays-Bas à l'Empereur, les assujettissoit à dépendre des Impériaux, en sorte que cette république, dont les résolutions étoient autrefois d'un si grand poids dans les affaires de l'Europe, paroissoit réduite à suivre encore longtemps les mouvements de l'Angleterre, et à recevoir la loi d'elle et de l'Empereur. Toutefois les ministres anglois trouvoient plus de difficulté qu'ils ne se l'étoient figuré à persuader les provinces, surtout celle de Hollande, et particulièrement les villes d'Amsterdam et de Rotterdam, d'entrer dans le traité de la Quadruple alliance. Elles espéroient que, si l'Angleterre rompoit enfin avec l'Espagne, elles profiteroient de cette rupture pour faire ensuite plus avantageusement le commerce d'Espagne et des Indes. Elles craignoient en même temps de perdre ce commerce si nécessaire, si la République prenoit des liaisons, et si elle entroit dans un projet désagréable au roi Catholique. La province de Frise, et ensuite celle [de] Gueldre, moins touchées de l'intérêt du commerce, et plus accoutumées à suivre et à seconder les vues des Anglois, résolurent les premières d'entrer dans le traité.

Le roi d'Espagne rejette avec hauteur le projet de traité, communiqué enfin par Nancré, et se plaint amèrement. Conduite et avis de Cellamare; son attention aux affaires de Bretagne.

Si cette démarche[1] donna de nouvelles espérances aux ministres d'Angleterre, elle n'ébranla pas le roi d'Espagne. Le nombre des puissances prêtes à signer l'alliance augmentoit. Il se formoit, par conséquent, autant d'ennemis nouveaux prêts à se déclarer contre l'Espagne, sous prétexte qu'elle seule s'opposoit au bien commun de l'Europe, en s'opposant à la paix générale. Nonobstant le péril dont le roi Catholique paroissoit menacé, il rejeta avec hauteur le projet entier du traité, que Nancré avoit eu enfin ordre de lui confier[2]. Plusieurs conditions de ce projet furent traitées, sous le nom du roi et de la reine d'Espagne, de propositions violentes, injustes, impraticables et pernicieuses. On eut soin de répandre que Leurs Majestés Catholiques en avoient été scandalisées et irritées. Cellamare eut ordre non-seulement de s'en plaindre, mais il lui fut enjoint en termes exprès de jeter les hauts cris aussi bien sur les propositions que sur la manière artificieuse dont elles avoient été faites. Il exécuta sans peine un tel ordre, et ne se contraignit pas en déclamant contre les erreurs du gouvernement. Toutefois il crut apercevoir, au travers de tout le fiel dont les lettres de la cour d'Espagne étoient pleines, qu'elle ne s'éloigneroit pas d'avaler la pilule, si elle étoit, disoit-il, mieux dorée[3] et présentée en forme plus civile; mais, quelque parti que cette cour voulût prendre, Cellamare conseilloit de ne pas se relâcher sur les préparatifs de la guerre et de la

1. Mémoires de Torcy, p. 488 et suivantes.

2. Wiesener, *Le Régent, l'abbé Dubois et les Anglais*, tome II, p. 164-165; Dom Leclercq, tome I, p. 516.

3. Nous avons eu la locution figurée *avaler la pilule* dans le tome XVII, p. 29. « On dit figurément *dorer la pilule*, disait le *Dictionnaire de l'Académie* de 1718, lorsque, sous des apparences agréables et flatteuses, on a essayé de porter quelqu'un à quelque chose qui lui est préjudiciable. »

marine, persuadé que le moyen le plus sûr de réussir en toute négociation étoit de traiter les armes à la main.

La Sardaigne est achoppement à la paix.

On crut que le Régent étoit embarrassé du refus du roi d'Espagne, et que son Altesse Royale s'étoit flattée que la reine d'Espagne auroit engagé le roi son mari à signer un traité qui assuroit aux enfants de cette princesse la succession de deux États considérables en Italie. Il y avoit encore une voie pour satisfaire le roi Catholique, c'étoit de lui conserver la possession de la Sardaigne ; mais la chose ne pouvoit se faire qu'au préjudice du duc de Savoie à qui ce royaume étoit destiné en dédommagement de celui de Sicile. Le Régent dépêcha cependant un courrier à Londres, portant ordre à l'abbé Dubois de le proposer au roi d'Angleterre[1]. Cellamare comptoit que ce changement au traité apaiseroit le roi son maître et l'engageroit à signer. Il avertit Monteleon de travailler sous main et sans paroître à faciliter le succès de cette prétention nouvelle, sûr que, si elle ne réussissoit pas, la signature étoit inévitable. Peut-être la craignoit-il; mais, la prévoyant, il donnoit une attention très particulière à ce qui se passoit en Bretagne, et ne manquoit pas d'avertir que, les affaires s'aigrissant, les mouvements de cette province devenoient chaque jour plus considérables[2]. Le roi d'Angleterre ne goûta pas la proposition de laisser la Sardaigne à l'Espagne ; il jugea qu'un tel changement au projet de traité exciteroit non-seulement de nouvelles disputes, mais produiroit peut-être des difficultés insurmontables. L'Empereur vouloit la Sicile à quelque prix que ce fût. Georges vouloit le satisfaire, et ne trouvoit déjà que trop de peines à réduire le duc de Savoie, sans les augmenter encore en rétractant l'offre de l'équivalent proposé à ce prince pour la cession de la Sicile. Ainsi, le

1. L. Wiesener n'a pas mentionné cet incident ; Mgr Baudrillart y fait à peine allusion : tome II, p. 312; voyez ci-dessus, p. 50-51.
2. Tome XXXIII, p. 15.

courrier du Régent étant arrivé à Londres, le roi d'Angleterre tint pour la forme seulement deux conseils, comme pour délibérer sur cette proposition nouvelle. Il y fut décidé qu'il ne convenoit pas d'altérer la substance du projet accepté par l'une des parties, que ce seroit s'exposer à des disputes inutiles avec la cour de Vienne, qu'on pouvoit même regarder ces contestations comme dangereuses, après avoir eu tant de peine d'engager l'Empereur à consentir au projet. Les ministres d'Angleterre instruisirent Monteleon de cette délibération. Il avoit bien jugé que la demande de retenir la Sardaigne ne réussiroit pas; mais il n'avoit osé s'expliquer sur une proposition dont le roi son maître desiroit le succès, et que le premier ministre avoit particulièrement à cœur, parce que la Sardaigne étoit l'unique fruit de tant de dépenses qu'il avoit fait faire à l'Espagne. Il falloit, pour combattre l'opinion du prince et du ministre, faire semblant d'y acquiescer, leur en exposer toutefois les inconvénients d'une manière si palpable qu'ils reconnussent clairement par eux-mêmes ce que l'ambassadeur n'osoit dire, de peur de s'exposer à déplaire. C'est ce que Monteleon avoit souvent pratiqué; mais le succès n'avoit pas répondu à ses intentions, non plus qu'à ses ménagements. Il avertit Alberoni, en cette dernière occasion, que la Pérouse lui avoit dit, après l'arrivée d'un courrier dépêché de Turin, que le roi son maître ne se laisseroit pas dépouiller de son royaume sans faire auparavant, pour le conserver, tous les efforts que son honneur et ses droits demandoient. Monteleon, donnant cet avis au cardinal, lui laissoit en même temps espérer qu'une résolution si ferme pourroit déconcerter l'exécution d'un projet odieux au roi d'Espagne ; mais, après avoir fait entrevoir ce rayon d'espérance, il essaya de le détruire lui-même en représentant qu'il n'étoit pas permis de prendre confiance en la sincérité du roi de Sicile, non-seulement par la connoissance que tout le monde avoit du caractère de ce prince, mais encore parce que, dans le temps

Adresse de l'avis de Monteleon à Alberoni. Manège du roi de Sicile. Pentenrieder en profite.

même qu'il se récrioit si fort contre les dispositions du projet, il tenoit à Vienne un ministre caché, et sollicitoit fortement l'Empereur d'accorder la seconde archiduchesse sa nièce en mariage au prince de Piémont[1]. Monteleon pouvoit encore ajouter que Pentenrieder continuoit d'entretenir une espèce de négociation à Londres avec la Pérouse, et, soit sincérité, soit dessein de l'amuser, Pentenrieder l'assuroit que, si l'Empereur avoit voulu consentir à laisser la Sardaigne au roi d'Espagne, Sa Majesté Catholique auroit sans hésiter promis d'unir ses armes aux armes impériales pour enlever la Sicile au duc de Savoie, et la donner à l'Empereur. Pentenrieder, faisant valoir ici l'équité de son maître, et son attention aux intérêts du roi de Sicile, conclut que le mieux pour l'un et pour l'autre seroit de s'accommoder ensemble sans l'intervention de la France ni de l'Angleterre.

Bassesse du roi de Sicile pour l'Angleterre, qui le méprise et qui veut procurer la Sicile à l'Empereur.

Le roi de Sicile, attentif à ses intérêts et toujours agissant dans cette vue, ne se reposoit pas uniquement sur le succès incertain de la négociation secrète qu'il avoit entamée à Vienne. Il écrivit donc au roi d'Angleterre pour lui demander pressamment que le projet du traité lui fût communiqué, n'ayant d'autre intention que de concourir et de procurer la tranquillité publique autant qu'il seroit en son pouvoir. Il ajouta qu'il étoit persuadé que le principal fondement de ce projet étoit l'observation des traités d'Utrecht et leur garantie ; qu'il avoit d'autant plus de raison de le croire que jamais il ne s'étoit écarté de la volonté et des intentions de l'Angleterre, les ayant toujours aveuglément suivies ; qu'il protestoit aussi que cette maxime seroit toujours la règle inviolable de sa conduite. Cette lettre demeura longtemps sans réponse.

Sage avis de Monteleon.

Monteleon fit usage de la connoissance qu'il en eut pour convaincre encore le cardinal Alberoni, et du peu de fond qu'on devoit faire sur le roi de Sicile, qui agissoit si diffé-

1. Ci-dessus, p. 47, il avait dit l'aînée. Dans les deux cas il se conforme au texte de Torcy.

remment de tous côtés, et de l'opiniâtreté de la cour d'Angleterre à conserver toutes les conditions du projet sans y faire le moindre changement; et, comme il auroit desiré sur toutes choses que le roi d'Espagne fût entré dans le traité d'alliance, n'osant le dire ouvertement de peur de déplaire, il ne perdit pas cette nouvelle occasion de représenter que, si le roi son maître étoit contraint de céder à la dure nécessité du temps et des conjonctures, il étoit au moins à souhaiter que, en s'y soumettant, il le fît avec le moins de préjudice qu'il seroit possible pour le présent, et avec des dispositions favorables pour l'avenir. Monteleon étoit persuadé qu'il étoit impossible de changer dans le moment présent aucune condition d'une convention acceptée et signée par l'Empereur; que, si on pouvoit espérer quelque modification, ce ne seroit tout au plus que dans la suite, par les offices qu'on emploieroit avant son exécution, ou plus certainement encore par les offres qu'on pourroit faire et les sommes qu'on distribueroit à Vienne pour arracher le consentement de cette cour. Il regrettoit le temps qu'on avoit perdu, et soutenoit que, si les ministres d'Espagne étoient entrés dans la négociation au moment qu'elle avoit commencé avec les ministres d'Angleterre et l'abbé Dubois, le roi d'Espagne auroit peut-être obtenu ce qu'il desiroit, et fait changer en mieux les conditions du traité; mais le nuage s'étoit formé de manière qu'il n'étoit plus possible de le dissiper, et d'espérer de gagner au moins du temps, seule ressource qui auroit pu rendre meilleure la condition de l'Espagne. Il ne comptoit nullement sur l'effet des offices que le Régent avoit promis d'interposer à Londres et à Vienne, pour obtenir des modifications au traité telles que le roi d'Espagne eût lieu d'être satisfait.

Erreur de Beretti. Cadogan le

Beretti[1] s'étoit flatté que de pareils offices seroient d'un grand poids, et que la cour de Vienne, ayant tant de rai-

1. Mémoires de Torcy, p. 494 et suivantes.

désabuse. Intérêt personnel de l'abbé Dubois.

sons particulières de marquer sa considération pour le Régent, ne pourroit se dispenser de déférer à ses instances. Cadogan, nouvellement arrivé de Londres à la Haye[1], dit avec beaucoup de franchise à Beretti qu'il devoit se désabuser d'une espérance si vaine ; que, si le Régent faisoit quelque représentation, il ne la feroit que pour la forme, pour sauver un reste d'honneur, mais sans insister ; qu'il ne le pouvoit, étant totalement engagé. Cadogan, poussant plus loin la confidence (c'est-à-dire le mépris de l'Espagne livrée par la France, gouvernée et muselée par l'abbé Dubois, qui ne songeoit qu'à son chapeau, qu'il ne pouvoit obtenir que par l'autorité de l'Empereur sur le Pape et la recommandation forte du roi d'Angleterre auprès de l'Empereur), dit encore à cet ambassadeur d'Espagne que l'Angleterre n'avoit nul penchant pour le roi de Sicile, parce que le souvenir des manèges qu'il avoit faits pendant les guerres passées étoit toujours présent ; que de plus on savoit à Londres que ce prince avoit à Madrid un ministre caché, dans le même temps qu'il négocioit à Vienne.

Plaintes malignes des Piémontois.

Si les Anglois regardoient le roi de Sicile comme un prince dont la foi devoit toujours être suspecte, les Piémontois se plaignoient réciproquement du Régent et du roi d'Angleterre. Ils disoient que Son Altesse Royale, de concert avec Stair, jouoit[2] également le roi d'Espagne et le roi de Sicile ; qu'on faisoit entendre au roi d'Espagne, pour le porter à l'acceptation du traité, que le roi de Sicile étoit prêt de faire son accommodement avec l'Empereur ; qu'on disoit en même temps au roi de Sicile que le roi d'Espagne accepteroit le plan, si les demandes qu'il faisoit au préjudice de la maison de Savoie lui étoient

1. La *Gazette de Leyde* annonce son arrivée le 15 mai (n°s 39 et 40) ; il fit son entrée solennelle le 8 juin (n° 46) ; voyez aussi la *Gazette de France*, p. 252 et 287.

2. Il y a *jouoient*, au pluriel dans le manuscrit, par accord avec l'idée.

accordées. Dans cette situation, Provane, qui étoit encore à Paris sous prétexte de travailler au règlement des limites, se lia plus étroitement que jamais avec Cellamare. Il l'assura que la répugnance que son maître avoit à souscrire au projet étoit invincible, et Cellamare ne manqua pas de le fortifier dans ces sentiments. Ils étoient conformes aux intentions du roi d'Espagne ; car nouvellement encore il avoit ordonné à cet ambassadeur de déclarer qu'il trouvoit le plan injuste et détestable ; que, si jamais il y souscrivoit, ce ne seroit jamais que forcé par la violence et par la fatalité malheureuse d'être abandonné de tout le monde. Cellamare fit voir à Provane et à beaucoup d'autres les ordres qu'il avoit reçus. Il crut d'autant plus nécessaire de s'en expliquer, qu'on répandoit à Paris et à Londres que le roi d'Espagne consentoit au traité, en y changeant seulement quelques conditions. On donnoit aux nouvelles propositions que le roi d'Espagne avoit faites le nom d'acceptation limitée, et, comme le Régent avoit envoyé à Nancré de nouveaux ordres de presser le roi d'Espagne plus que jamais d'accepter le projet, son ambassadeur à Paris, incertain du succès que ces nouvelles instances pourroient avoir, croyoit dans cet intervalle être obligé de rassurer ceux qui desiroient que le roi d'Espagne voulût persister avec fermeté dans ses premières résolutions.

Cellamare déclare tant qu'il peut que l'Espagne n'acceptera point le projet de traité.

Beretti en usoit de même en Hollande. Il fit un voyage à Amsterdam, où il eut des conférences[1] avec les deux pensionnaires Buys et Bassecourt, et les bourgmestres Trepp, Pancras et Sauten[2]. Outre les raisons pour les

Beretti et Cadogan vont l'un après l'autre travailler à Amsterdam,

1. La *Gazette de Leyde*, en mai et juin, note de fréquentes conférences du marquis Beretti-Landi « avec plusieurs seigneurs de la Régence ».

2. Saint-Simon prend tous ces noms dans Torcy ; mais il estropie les derniers en *Tropp, Pautras* et *Sautin*. Nous connaissons déjà Guillaume Buys, pensionnaire d'Amsterdam (tome XXIV, p. 175) et Jean Sauten, bourgmestre de la même ville (tome XXXIII, p. 240). Bassecourt devait être d'origine française : on trouve un Bassecourt au service d'Espagne dans les Pays-Bas en 1652-1658 ; ce pouvait être un

pour mettre cette ville dans leurs intérêts contraires.

empêcher d'accéder au traité, il employa les promesses ; celles qui regardoient le commerce firent assez d'impression pour empêcher la régence de cette ville de prendre aucune résolution. Heureusement pour Beretti, l'ambassadeur de France n'avoit point reçu d'ordre depuis que le courrier que le Régent avoit dépêché à Madrid étoit de retour à Paris. Son silence favorisa les discours de l'ambassadeur d'Espagne. Les ministres d'Angleterre s'en plaignirent, et Cadogan se crut obligé d'aller à Amsterdam réparer le mal que Beretti y avoit causé[1]. Ce dernier craignoit Cadogan, persuadé que le roi d'Angleterre avoit remis entre ses mains des sommes très considérables pour gagner des suffrages en Hollande. D'ailleurs il le regardoit moins comme Anglois que comme ministre de l'Empereur, dont il avoit la patente de feld-maréchal.

Nancré rend le roi de Sicile suspect à l'Espagne.

Les nouvelles représentations que Nancré fit en Espagne ne produisirent pas plus d'impression que celles qu'il avoit faites jusqu'alors. Il y ajouta cependant de nouvelles raisons capables de rendre les intentions du roi de Sicile très suspectes. Il avertit Alberoni qu'aussitôt que ce prince avoit appris que la France et l'Angleterre offroient la Sicile à l'Empereur, il avoit dépêché à Vienne, pour l'offrir aussi, mais à condition que la complaisance qu'il témoignoit en cette occasion pour l'Empereur faciliteroit le mariage du prince de Piémont avec l'une des archiduchesses. Nancré dit de plus que l'offre n'étoit pas nouvelle ; que le même duc de Savoie qui la renouveloit aujourd'hui l'avoit déjà faite peu de temps avant la mort du feu Roi ; que d'autres difficultés avoient empêché la conclusion du traité qu'il sollicitoit à Vienne.

protestant. Adam Trepp ou Tripp était bourgmestre régent de la ville d'Amsterdam ; quant à Pancras, il occupait les mêmes fonctions, comme on le verra plus loin, p. 113, 155, etc.

1. *Gazette de Leyde*, n° 42, de la Haye, 25 mai.

Alberoni étoit persuadé que l'Empereur desiroit ardemment la Sicile, et que, depuis la paix d'Utrecht, il n'avoit pensé qu'aux moyens de l'acquérir pour s'assurer la conservation du royaume de Naples. Les forces de mer étoient les seules qui manquoient à ce prince ; ces deux royaumes entre ses mains lui donnoient moyen d'avoir des forces considérables dans la Méditerranée. Alberoni se vantoit d'avoir jugé si sainement des vues de la cour de Vienne, qu'il avoit parié, dès qu'il fut question du projet, que l'Empereur l'accepteroit. Il ne s'étonnoit pas, disoit-il, que le roi Georges eût voulu faire un tel présent à la maison d'Autriche, parce que, étant Allemand et voulant conserver l'injuste acquisition de Bremen et de Verden, il devoit, pour y réussir, acquérir par une autre injustice les bonnes grâces du chef de l'Empire. C'étoit par cette raison que le roi d'Angleterre, suivant le raisonnement (en cela très juste) d'Alberoni, travailloit à l'augmentation d'une puissance que les François et les Anglois trouvoient déjà trop grande, et qu'ils convenoient mutuellement qu'il faudroit abaisser dans son temps. Toutefois il paroissoit que la cour d'Angleterre n'avoit en vue que d'être invitée par l'Empereur de rompre avec l'Espagne. La preuve évidente de ce dessein étoit, selon le cardinal, la résolution prise à Londres d'envoyer une escadre dans la Méditerranée, le tout pour l'intérêt particulier du roi Georges. Alberoni affectoit de répandre que ces raisons secrètes et personnelles avoient beaucoup plus de part aux changements projetés dans l'Europe que les raisons d'État, et c'étoit à cette cause unique qu'il attribuoit la résolution surprenante que la France avoit prise de concourir à l'agrandissement de la maison d'Autriche. Quelque mauvaise opinion qu'il eût du duc de Savoie, il voulut paroître invincible aux nouveaux soupçons que Nancré essaya de lui inspirer des intentions et de la conduite de ce prince. Il ne les rejeta pas entièrement ; mais il dit que le duc de Savoie le faisoit

Alberoni raisonne sainement sur la Sicile et sur le roi Georges, très malignement sur le Régent, artificieusement sur le roi de Sicile ; déclame contre le traité, contre lequel il fait faire partout les déclarations les plus fortes, presse les préparatifs. Secret impénétrable sur la destination de son entreprise ; continue à bien traiter Nancré et à conférer avec lui et avec le colonel Stanhope.

assurer que la seule négociation qu'il eût à Vienne étoit bornée au mariage du prince de Piémont, et que cette cour elle-même lui avoit offert une archiduchesse, qu'il déclaroit en même temps que jamais il ne consentiroit à céder la Sicile, et qu'il prioit instamment le roi d'Espagne de s'y opposer. Le cardinal demanda l'explication d'un pareil galimatias, qui ne pouvoit servir qu'à couvrir beaucoup de tromperies et de mauvaise foi ; car, en même temps qu'on vouloit persuader au roi d'Espagne que le duc de Savoie offroit volontairement la Sicile, ce même prince conjuroit Sa Majesté Catholique de refuser son consentement à une condition si dure. On vouloit donc, disoit Alberoni, tromper le roi d'Espagne, et le traiter comme un enfant ; on lui montroit de loin une babiole[1], et, s'il ne l'acceptoit pas, on le menaçoit de lui déclarer la guerre ; mais il assuroit que ce prince étoit résolu de prendre patience, de ne céder que dans les cas d'une nécessité indispensable et de se livrer aux partis les plus extrêmes avant que d'entrer dans un projet, non-seulement imaginaire, mais dont l'exécution seroit injuste, puisque les princes à qui on désignoit, malgré eux, des successeurs déclaroient hautement qu'ils ne consentiroient jamais à laisser entrer, tant qu'ils vivroient, des garnisons espagnoles dans leurs places. Cette condition étant une de celles qu'on offroit au roi d'Espagne comme une sûreté de l'exécution du traité, elle donnoit aussi lieu à Alberoni de s'écrier que ce plan étoit un pot pourri infâme[2], qui disposoit contre toutes les règles et tyranniquement des biens et de l'État des souverains ; que les Anglois vouloient être les maîtres du monde pour le partager à leur fantaisie, et que cette malheureuse France, concourant à des maximes si impies, aidant elle-même à se forger des fers, oubliant ses maximes fondamentales,

1. « *Babiole* se dit figurément de toutes sortes de choses puériles » (*Académie*, 1718).
2. Déjà dit ci-dessus, p. 7 et 41.

rejetoit absolument les résolutions qu'elle avoit constamment suivies jusqu'alors de réprimer la barbarie allemande et l'insolence des Anglois.

Les ministres d'Espagne eurent ordre de s'expliquer à peu près dans les mêmes termes en France et en Angleterre. Beretti devoit parler de même en Hollande, et déclarer au Pensionnaire que, si le roi d'Espagne avoit à mourir, qu'il ne mourroit que l'épée à la main, et qu'il ne céderoit qu'à la dernière extrémité ; qu'enfin Sa Majesté Catholique feroit connoître que, si elle avoit reçu la loi en souscrivant au traité d'Utrecht, elle se l'étoit elle-même imposée par sa déférence respectueuse pour les conseils du Roi son grand-père. Beretti eut ordre d'ajouter que, si la république d'Hollande entroit dans un complot aussi indigne que celui qu'on avoit tramé, il dépendoit d'elle de le faire, mais qu'elle pouvoit s'assurer que jamais le roi son maître n'oublieroit une telle injure. Les ministres d'Espagne eurent en même temps soin de faire connoître que jamais le roi d'Espagne n'avoit promis de suspendre l'exécution des projets qu'il méditoit. En effet on pressoit plus que jamais l'armement de la flotte, et vers le commencement de mai, on disoit à Madrid qu'elle seroit prête à mettre à la voile le 20 du même mois[1]. Bien des gens croyoient le débarquement destiné pour Naples, persuadés que le roi d'Espagne avoit un parti puissant dans ce royaume ; d'autres assuroient que la reine d'Espagne, en particulier, souhaitoit qu'on introduisît des garnisons dans les places du Grand-Duc et du duc de Parme. Il est certain que le secret avoit été gardé très exactement, et que les agents du roi de Sicile, malgré leur activité, ne découvroient encore que ce que le public savoit du nombre et de la qualité des troupes qu'on faisoit embarquer ; mais ils ignoroient absolument

1. La correspondance de Madrid du 10 mai dans la *Gazette*, p. 245-246, laisse entendre un départ prochain de la flotte espagnole de Barcelone.

le but de l'entreprise, et se trompoient comme les autres dans leurs conjectures.

Alberoni continuoit d'avoir beaucoup d'égards pour Nancré[1]. Ils avoient souvent de longues conférences. Le colonel Stanhope étoit introduit à quelques-unes. Il en avoit aussi de particulières avec le cardinal. Les courriers dépêchés continuellement de Paris à Madrid, et de Madrid à Paris, donnoient lieu de croire que la France et l'Espagne agissoient de concert; que, si ce n'étoit pour l'exécution du traité, ce seroit pour la guerre[2]. Les ministres anglois, bien instruits de la manière dont le Régent pensoit, ne témoignoient nulle jalousie de ses négociations à Madrid; mais le colonel Stanhope étoit persuadé que ni les instances des François ni les siennes n'apporteroient de changement à la résolution que le roi d'Espagne avoit prise de faire la guerre. Il remit au cardinal une lettre qu'il avoit reçue pour lui du comte de Stanhope, son cousin, contenant de nouvelles instances pour l'acceptation du projet. Alberoni y répondit dans les termes suivants[3]:

Le colonel Stanhope pense juste sur l'opiniâtreté d'Alberoni. Réponse de ce cardinal à une lettre du comte Stanhope qui le pressoit d'accepter le traité.

« Si les prémisses que Votre Excellence établit dans sa lettre du 29 du passé étoient vrais[4], les conséquences seroient infaillibles; mais il est question que *laboramus in principiis*. Enfin le roi Catholique est malheureux, puisque, après avoir donné les dernières marques d'amitié au roi de la Grande-Bretagne, et de sa bienveillance à la nation angloise, non-seulement il ne peut tirer de l'un et de l'autre une juste reconnoissance, mais l'état même

1. Mémoires de Torcy, p. 501 et suivantes.

2. Voyez la correspondance de Nancré et du duc de Saint-Aignan dans le volume *Espagne* 269, au Dépôt des affaires étrangères.

3. Le texte qui va suivre a été évidemment copié à la poste, au passage de la lettre par la France.

4. Saint-Simon fait *prémisses* du masculin, contrairement à l'Académie. On a vu dans le tome XXXII, p. 124, qu'il a fait la même faute pour *prémices*, et cependant nous avons eu *légères prémices* dans le tome XXIX, p. 42.

d'indifférence lui sera refusé. Je me rapporte à tout ce que le marquis de Monteleon lui dira là-dessus de ma part. »

Plaintes et vanteries d'Alberoni. Forces actuelles de l'Espagne. Crédit de ce premier ministre sur Sa Majesté Catholique.

Alberoni se récrioit souvent sur l'ingratitude des Anglois ; il vouloit faire croire qu'il recevoit souvent des reproches du roi et de la reine d'Espagne, de la vivacité qu'il avoit témoignée lorsqu'il avoit été question de conclure les deux derniers traités avec le roi Georges. Il prétendoit que Leurs Majestés Catholiques lui répétoient fréquemment qu'il s'étoit laissé trop facilement séduire par les promesses des Anglois. Il se consoloit par l'espérance de faire bientôt éclater aux yeux du monde la puissance où l'Espagne s'étoit élevée depuis le peu de temps qu'il la gouvernoit. On étoit à la veille de voir dans la Méditerranée trois cents voiles sous pavillon d'Espagne, trente-trois mille hommes de débarquement, cent pièces de canon de vingt-quatre, vingt autres de campagne, vingt mille quintaux de poudre, cent mille boulets, trois cent soixante-six mille outils à remuer la terre, des bombes et des grenades à proportion. Il s'applaudissoit en songeant qu'on verroit en peu d'histoires un débarquement de trente-trois mille hommes avec un train semblable, particulièrement six mille chevaux. Il se flattoit d'être absolument maître de ces troupes, parce qu'elles avoient été payées avec profusion, et parce qu'il avoit avancé plusieurs officiers de mérite. Le trésor pour l'armée et pour la flotte montoit à un million et demi d'écus. Indépendamment de cette somme, Alberoni avoit encore fait remettre à Gênes vingt-cinq mille pistoles pour le duc de Parme[1]. Tant de dispositions faites dans un temps où l'Espagne n'avoit encore donné nulle marque de sa nouvelle puissance, étoient pour son ministre autant de sujets de croire que par son travail et par son industrie, en élevant son maître, il s'étoit lui-même mis au-dessus de ses ennemis personnels ; qu'il n'avoit rien à craindre de

1. Pour remettre ses places en état contre les Impériaux : tome XXXIII, p. 255, et ci-dessus, p. 35.

leurs traits ; qu'en vain ils s'efforçoient de le noircir, d'employer la calomnie pour le rendre odieux, soit à l'Espagne, soit au duc de Parme ; qu'ils ne réussiroient pas à détruire le crédit et la réputation que son mérite confirmé par ses grands services lui avoient acquise. Le roi et la reine d'Espagne, dont il possédoit alors la faveur et la confiance, l'entretenoient dans la bonne opinion qu'il avoit plus que personne et de ses talents et de l'étendue de son génie. Comme il étoit maître d'employer comme il vouloit le nom de Leurs Majestés Catholiques, il ne manqua pas de dire qu'elles avoient regardé avec autant d'indignité que de mépris le libelle infâme divulgué contre lui par l'ambassadeur de l'Empereur à la cour de Rome[1]. Alberoni promit de se venger du perfide ministre de la cour de Vienne, accoutumé, disoit-il, à se servir d'impostures, et de faire la guerre aux Allemands de manière que cette barbare nation s'en sentiroit longtemps. Il ne menaçoit pas moins le Pape que l'Empereur, quoique ce fût en termes plus doux. Il déploroit le peu de courage que le chef de l'Église montroit lorsqu'il s'agissoit de défendre la religion. Alberoni, plein de zèle, gémissoit de voir les Allemands profiter de la foiblesse du saint-père, et l'engager à faire chaque jour quelque demande contraire à sa conscience et à son honneur. Il laissoit entrevoir que Sa Sainteté auroit lieu de se repentir de la manière dont elle en usoit à son égard, autant que de la partialité qu'elle témoignoit pour l'Empereur. Elle suspendoit encore les bulles de Séville ; mais Alberoni, déjà pourvu de l'évêché de Malaga, jouissoit du revenu des deux églises[2]. Il se vanta qu'ils lui suffiroient pour vivre commodément à Madrid à la barbe de Pantalon[3], et pour

Alberoni menace Gallasch, les Allemands et le Pape. Vanteries de ce cardinal.

1. Ci-dessus, p. 3.

2. Le pape lui avait accordé la jouissance du revenu de Séville, quoique non nommé : ci-dessus, p. 32, note 1.

3. Ce nom du bouffon vénitien a déjà été appliqué par Saint-Simon au pape Alexandre VIII : tome XIX, p. 20.

aller en avant. Il voulut de plus faire connoître à la cour de Rome qu'il pouvoit compter sur les égards que la cour de France auroit pour lui, et qu'il n'avoit point à craindre que le Régent entreprît de le traverser. La preuve dont il se servit fut de révéler à ses amis que, le cardinal del Giudice s'étant adressé au Régent pour se justifier auprès du roi d'Espagne par l'intercession de Son Altesse Royale, non-seulement elle ne lui avoit rendu aucun office, mais même avoit envoyé les lettres toutes ouvertes de Giudice à Alberoni, sans les accompagner de la moindre ligne ni pour lui ni pour Sa Majesté Catholique.

Vaines espérances de Giudice, qui l'indisposent contre Cellamare. Bassesses de ce neveu.

Toutefois Giudice comptoit beaucoup sur les offices de M. le duc d'Orléans ; il étoit même si persuadé qu'ils réussiroient, que, attendant la réponse de Son Altesse Royale, il différoit à exécuter les ordres qu'il avoit reçus d'ôter les armes d'Espagne de dessus la porte de son palais[1]. En vain Cellamare, son neveu, le pressoit d'obéir, il attribuoit ses instances au desir lâche et bas de plaire au premier ministre. Giudice lui reprocha plusieurs fois la déférence excessive qu'il avoit pour les folies furieuses d'Alberoni, et le peu d'attention qu'il faisoit aux représentations que le Régent s'étoit chargé de faire, dont il convenoit par toutes sortes de raisons d'attendre le succès. Ces reproches renouvelèrent d'autres plaintes plus anciennes que Giudice croyoit avoir lieu de faire de son neveu, et, rappelant ce qui s'étoit passé entre eux quelques années auparavant, il compara les insinuations que Cellamare lui faisoit alors à celles que ce même neveu, si zélé pour son oncle, lui avoit faites à Bayonne pour l'engager à signer l'infâme projet d'Orry sans y changer un iota[2]. Le bruit se répandit que Giudice avoit fait des projets et pris des mesures pour retourner en

Chimères attribuées à Giudice

1. Tome XXXIII, p. 251.

2. Saint-Simon copie mot à mot les Mémoires de Torcy, p. 506. Lorsqu'il a parlé du séjour de Giudice à Bayonne en 1714 (tome XXV, p. 88-92), il n'a rien dit de cet « infâme projet d'Orry ».

qui font du bruit et du mal à Madrid. Il les désavoue et déclame contre les chimères et le gouvernement d'Alberoni.

Espagne en cas que le roi Catholique vînt à mourir, comptant beaucoup sur la tendresse du prince des Asturies pour lui, et sur la faveur dont il jouiroit auprès de lui s'il montoit sur le trône. Ces projets vrais ou faux, et les soupçons des correspondances que ce cardinal entretenoit en Espagne, causèrent la prison d'un nommé don François d'Aguilar[1], que le roi d'Espagne fit arrêter comme principal entremetteur de cette correspondance. Giudice la désavoua, et, traitant de calomnie inventée par Alberoni ce qu'on avoit faussement publié de ses dangereuses pratiques, il déclara à son neveu que, s'il ne pouvoit espérer de le guérir de la frayeur que le pouvoir d'un premier ministre lui inspiroit, et comme courtisan et comme ambassadeur, il le prioit au moins et lui conseilloit d'épargner tant de ruses inutilement employées pour attirer dans ses sentiments un oncle vieilli dans les affaires, assez instruit du mérite d'Alberoni pour mépriser sa personne et sa toute-puissance. En même temps il tournoit en ridicule les projets de l'Espagne ; il disoit que tout le monde rioit de voir que cette couronne prétendît donner la loi quand elle étoit elle-même exposée, et sur le point d'être forcée de la recevoir ; qu'il sembloit par les discours de ses ministres à Rome que le royaume de Naples fût déjà conquis, le Milanois englouti, l'infant don Carlos grand-duc de Toscane et duc de Parme et de Plaisance ; qu'il ne manquoit rien à ces progrès si rapides que la petite circonstance qu'il n'y avoit pas la moindre ombre de vérité ; qu'au lieu de ces fables, la monarchie d'Espagne étoit tellement ruinée par des dépenses capricieuses et folles, que le roi d'Espagne, trompé par les espérances dont on l'amusoit de recouvrer les domaines d'Italie, emploieroit seulement ses richesses à défendre

1. Il ne semble pas que ce personnage fût de la famille des célèbres comtes d'Aguilar dont Saint-Simon a parlé souvent (en premier lieu, tome VII, p. 313 et 315), ni de celle des Aguilar del Campo : tome IX, p. 150.

et enrichir le duc de Parme. Cellamare, très attentif à sa fortune, vouloit en même temps plaire à la cour d'Espagne et ménager son oncle. L'événement lui fit voir que l'un et l'autre ensemble étoit impossible ; mais, avant qu'il en eût fait l'expérience entière, ne pouvant rien mander à son oncle d'agréable de la part de l'Espagne, il essaya de le consoler et de l'adoucir en l'assurant que la cour de France étoit très satisfaite de la conduite qu'il tenoit à l'égard de la Constitution, etc.[1].

Fausse et basse politique du Pape.

Il est certain que le Pape connoissoit l'intérêt qu'il avoit de ménager les couronnes dans une conjoncture où il s'agissoit de donner à plusieurs États d'Italie une nouvelle face par le traité de paix qu'on proposoit de faire entre l'Empereur et le roi d'Espagne. Les droits du saint-siège étoient particulièrement intéressés dans les dispositions projetées, et le Pape prévoyoit assez qu'il auroit à souffrir s'il n'avoit pour lui les princes dont le secours et la puissance pouvoient le garantir du préjudice dont il étoit menacé. Sa Sainteté, connoissant ses intérêts, se contentoit cependant de simples paroles ; elle faisoit dire qu'elle desiroit sincèrement la paix entre l'Empereur et le roi d'Espagne ; elle avertissoit qu'une paix contraire à la justice ne pouvoit être bonne ; mais, loin de se concilier avec aucun des princes intéressés à la conclusion de ces grands différends, la seule règle de sa politique étoit de faire par pure crainte tout ce que l'Empereur exigeoit d'elle, pendant qu'elle montroit beaucoup de rigueur dans toutes les affaires qui regardoient la France et l'Espagne. Véritablement on auroit tort de condamner la fermeté que le Pape fit paroître aux instances réitérées fréquemment que le roi d'Espagne lui fit d'accorder au cardinal Alberoni les bulles de l'archevêché de Séville[2]. Sa

1. Saint-Simon saute ici les pages 508 et suivantes des Mémoires de Torcy, relatives à la Constitution ; il va reprendre sa copie à la page 549.

2. Ci-dessus, p. 31-32 et 36.

Majesté Catholique eut lieu de s'en repentir dans les suites, aussi bien que du cardinalat qu'elle avoit procuré à cet étrange sujet ; mais alors il gouvernoit la monarchie d'Espagne, et les affaires d'un tel ministre devenoient les intérêts les plus importants et du prince et de la couronne. Après cette affaire principale, sollicitée vivement par le cardinal Acquaviva, il y en avoit encore une autre où Alberoni avoit intérêt ; c'étoit celle de l'accusation que les Allemands avoient intentée contre lui auprès du Pape, fondée sur les négociations prétendues de ce premier ministre avec la Porte[1].

Cellamare se fait bassement, gratuitement et mal à propos l'apologiste d'Alberoni à Rome. Il en reçoit de justes reproches de son oncle. Esprit de la cour de Vienne.

Le prince de Cellamare, quoique dans un emploi qui ne l'engageoit nullement à prendre connoissance de ce que les Allemands faisoient à Rome, encore moins de répondre aux invectives qu'ils y publioient contre Alberoni, crut cependant faire un trait de bon courtisan, et marquer son zèle pour la gloire du premier ministre de son maître, en répondant à l'écrit imprimé et publié par les Allemands. Il le fit par une lettre qu'il écrivit à Acquaviva, et ce dernier, n'osant la rendre publique sans en avoir demandé un ordre précis au roi son maître, la fit voir au Pape, et ne lui en demanda pas le secret. Ce cardinal étoit naturellement ennemi du cardinal del Giudice, et Giudice ne douta pas un moment que, sous le faux prétexte de faire honneur à Cellamare, Acquaviva n'eût été bien aise d'avoir une pièce entre les mains capable d'irriter à jamais la cour de Vienne contre Cellamare, et d'empêcher qu'il ne fût rétabli dans ses biens, que leur situation dans le royaume de Naples soumettroit par la paix à la domination des Allemands[2]. Il en fit des reproches à son neveu, trouvant que, pour un homme sage, il avoit agi trop légèrement, et sans réflexion sur les conséquences dangereuses d'accuser si souvent et si claire-

1. Il vient déjà d'y être fait allusion, ci-dessus, p. 68.

2. Les Giudice, originaires de Naples, y possédaient notamment les terres de Giovenazzo, de Cellamare et de Terlizzi, dans la Pouille.

ment les ministres impériaux de fausseté et de supposition. Giudice ne s'étoit pas encore déclaré pour l'Empereur ; mais vraisemblablement il en avoit déjà pris la résolution, et l'écrit de Cellamare, paroissant dans une pareille conjoncture, en étoit d'autant plus désagréable à son oncle ; car il savoit que le démérite d'un seul devient à la cour de Vienne celui de toute une famille, que les Impériaux ne pardonnent jamais, et que le ressentiment et la vengeance de leur part s'étendent à toute la race tant que les générations subsistent. Giudice, mécontent du roi d'Espagne et de son gouvernement, continuoit à le décrier de toute son éloquence, en séparant toujours avec respect le roi de son premier ministre.

Forces d'Espagne en Sardaigne. Disposition de la Sicile.

Ce prince, de son côté, très éloigné d'accepter les conditions de la paix qu'on lui proposoit, se préparoit à l'exécution d'une entreprise dont, en mai 1718, l'objet étoit encore ignoré de toute l'Europe. On commençoit véritablement à soupçonner qu'elle pouvoit regarder la Sicile. Les forces espagnoles étoient grandes ; il y avoit en Sardaigne un corps de dix-sept mille hommes effectifs, dont trois mille cinq cents hommes étoient cavalerie ou dragons, outre ce qui devoit être embarqué sur la flotte qu'on attendoit d'Espagne. Les troupes du duc de Savoie en Sicile se réduisoient à huit mille, composés en partie de gens du pays mal affectionnés à leur prince, et disposés à se soulever dès que les vaisseaux d'Espagne paroîtroient à la côte. On supposoit alors qu'ils y arriveroient facilement longtemps auparavant que la flotte qu'on préparoit en Angleterre pût venir au secours du roi de Sicile.

Le roi Jacques fait proposer au roi d'Espagne un projet

Cette disposition prochaine de nouvelles guerres rendit[1] l'espérance au roi Jacques. Il ne pouvoit se flatter d'aucun secours tant que l'Europe demeureroit tranquille. L'union de la France avec la Grande-Bretagne[2] assuroit

1. Il y a *rendirent* par mégarde dans le manuscrit.

2. *Grand Bretagne* est en interligne au-dessus de *M. d'Hannovre*, biffé.

pour gagner l'escadre angloise, et tendant à son rétablissement. Le cardinal Acquaviva l'appuie en Espagne.

l'état de la maison d'Hanovre. Ce prince ne voyoit donc de ressource pour lui que de la part de l'Espagne ; car il étoit évident que l'Empereur et le roi d'Angleterre demeureroient unis inviolablement, moins pour satisfaire à leurs engagements réciproques, foible barrière pour arrêter le roi Georges, que par la raison de leurs intérêts communs. Le roi d'Espagne étant sur le point d'attaquer l'Empereur, il étoit comme impossible que l'Angleterre armant ne prît et ne voulût prendre part à la guerre. Ainsi le roi Jacques, attendant désormais son salut de l'Espagne, s'empressa de lui rendre service autant qu'il dépendoit de son pouvoir, borné dans une sphère très limitée. Un Anglois, officier de marine, dont ce prince prétendoit connoître parfaitement le courage et la fidélité, lui proposoit d'aller par son ordre à Madrid communiquer au cardinal Alberoni un projet dont le succès presque sûr seroit également avantageux aux deux rois. Camocke[1] étoit le nom de cet officier. Son plan étoit d'avoir des pouvoirs et du roi son maître et du roi d'Espagne, pour traiter secrètement, soit avec l'amiral Byng[2], commandant l'escadre angloise, soit avec d'autres officiers de cette

1. Nous avons déjà rencontré ce personnage ci-dessus, p. 27.

2. Georges Byng, né le 27 janvier 1663, entra dans la marine en 1678, devint cadet dans les troupes navales en 1681 et alla servir aux Indes comme lieutenant. Revenu en Angleterre, il se déclara ouvertement pour le roi Guillaume, qui lui donna le commandement d'un petit bateau. Il s'éleva peu à peu par son mérite et en 1701 fut adjoint comme second à l'amiral lord Pembroke. Nommé contre-amiral en 1703, il se distingua à la bataille de Malaga, passa vice-amiral en 1705 et amiral de la flotte bleue en 1708. En 1717, il avait commandé l'escadre de la Baltique ; on lui donna encore le commandement de celle qu'on envoya en 1718 dans la Méditerranée. Il détruisit la flotte espagnole au cap Passaro, et négocia avec Victor-Amédée l'échange de la Sicile contre la Sardaigne. Nommé trésorier général de la marine en 1720, conseiller privé en 1721, il reçut la pairie la même année avec les titres de baron Southill et de vicomte Torrington. Chevalier de l'ordre du Bain en 1725, premier lord de l'amirauté en 1727, il mourut le 17 janvier 1733.

escadre[1]. Il promettoit de les engager à se déclarer en faveur du roi Jacques, et, pour le servir, à se joindre à la flotte d'Espagne. Camocke demandoit, pour assurer l'effet de sa négociation, une promesse du roi d'Espagne d'ouvrir ses ports et d'y donner retraite aux navires anglois dont les capitaines s'y rendroient à dessein de joindre la flotte d'Espagne et de se déclarer en faveur de leur souverain légitime. Il desiroit, de la part de son maître, une lettre au chevalier Byng[2], écrite en termes obligeants, avec promesse, si Byng y déféroit, de cent mille livres sterling, et de le revêtir du titre de duc d'Albemarle[3]. Au refus de Byng, le négociateur demandoit le pouvoir de faire les mêmes offres à l'officier qui commanderoit sous les ordres ou au défaut de l'amiral. Il vouloit de plus une lettre circulaire à tous les capitaines de l'escadre, une déclaration en faveur des officiers et des matelots, la permission de promettre à chacun des récompenses proportionnées à son rang et à ses services, à condition cependant que ceux qui voudroient les obtenir s'expliqueroient dans le terme que cette déclaration prescriroit. La récompense étoit vingt mille livres sterling, qui seroient payées[4] par le roi d'Espagne à chaque capitaine de vaisseau de ligne qui amèneroit son navire au service de Sa Majesté Catholique et se déclareroit pour le roi Jacques ; de plus une commission d'officier général. Tout lieutenant de vaisseau qui saisiroit son capitaine refusant les offres, et amèneroit le navire dans un port d'Espagne, devoit avoir la commission de capitaine, le titre de chevalier, et cinq mille livres sterling que le roi

1. Il ne semble pas que Byng ait eu aucune attache jacobite.

2. Byng avait en effet reçu le titre de chevalier après la bataille de Malaga (*Gazette d'Amsterdam*, 1704, n° xci).

3. Ce titre était vacant depuis la mort de Keppel : tome XXXIII, p. 159-161.

4. Après ce mot, il y a dans le manuscrit les mots *à chaque capitaine*, qui vont se retrouver un peu plus loin.

d'Espagne lui payeroit. On promettoit aux subalternes un avancement proportionné à leur mérite, une médaille, et deux mille livres sterling de récompense. Quant aux matelots, outre le payement de la solde qui leur seroit due, ils auroient encore cinq livres sterling de gratification. Outre ces offres générales, Camocke demandoit une lettre particulière du roi son maître pour un capitaine nommé Scott[1], dont il vantoit fort le crédit, et, pour l'engager, il falloit lui promettre de le faire comte d'Angleterre, amiral de l'escadre bleue, et lui payer trente mille livres sterling quand il joindroit la flotte d'Espagne, ou bien quand il entreroit dans quelqu'un des ports de ce royaume[2]. Le point principal étoit le secret et la diligence. Le roi Jacques ne risquoit rien à tenter le succès des visions de Camocke ; il adressa donc au cardinal Acquaviva le projet de cet officier, le pria de le communiquer incessamment au roi d'Espagne, ce plan intéressant Sa Majesté Catholique autant que lui-même, et, comme elle pouvoit trouver que les dépenses proposées par Camocke monteroient à des sommes trop considérables, le roi Jacques offrit de les rembourser quand il seroit rétabli.

Acquaviva appuya ces vues, soit qu'elles lui parussent solides, soit qu'il voulût faire plaisir à ce prince, que la fortune persécutoit depuis qu'il étoit né. Le cardinal observa seulement que les gens attachés au roi Jacques étoient gens abattus par leurs malheurs, presque au désespoir, plus remplis de bonne volonté que de force pour exécuter ; qu'enfin ceux qui desirent voient pour l'ordinaire les choses plus faciles que les indifférents. La conjoncture étoit favorable pour faire écouter, même admettre, à la cour de Madrid toute proposition capable

1. Nous n'avons pas de renseignements sur cet officier.

2. Saint-Simon copie tout cela dans Torcy ; toutes ces conditions ne semblent mentionnées nulle part ailleurs ; le ministre a dû les prendre sur la lettre d'Acquaviva au roi d'Espagne dont il va être parlé tout à l'heure.

de faciliter au roi d'Espagne les moyens de soutenir la guerre. Ce prince, déjà embarqué bien avant, vouloit à quelque prix que ce fût persister dans l'engagement qu'il avoit pris. Toutefois il étoit seul : les puissances principales de l'Europe s'opposoient à ses desseins; Alberoni déploroit leur aveuglement; il prévoyoit que le succès de la guerre seroit au moins incertain.

Alberoni fait étaler les forces d'Espagne aux Hollandois.

Au défaut d'alliés, il falloit diminuer le nombre d'ennemis, et, quoique les neutres et les tièdes soient de la même classe, par conséquent également rejetés, le premier ministre d'Espagne aspiroit à maintenir les Hollandois dans l'inclination qu'ils témoignoient pour la neutralité. C'étoit donc en Hollande principalement qu'il faisoit publier et la résolution que le roi d'Espagne avoit prise de ne pas subir le joug des Anglois, et le détail des forces que ce prince avoit, et qu'il emploieroit à soutenir son honneur aussi bien que ses intérêts. Beretti eut ordre de déclarer à la Haye que son maître hasarderoit tout plutôt que de recevoir les conditions que l'Angleterre prétendoit lui imposer, et voir la Sicile entre les mains de l'Empereur. Quant aux forces de l'Espagne, l'ambassadeur devoit dire qu'elles se montoient, à l'égard des troupes, à quatre-vingt mille hommes; que le roi d'Espagne avoit trente navires de guerre, qu'on en construisoit encore actuellement onze dans les ports d'Espagne, chaque navire de quatre-vingts pièces de canon. Suivant ce même récit, il y avoit trentre-trois mille hommes de troupes réglées destinés pour le débarquement, au lieu où il seroit jugé à propos de le faire. Le payement de ces troupes et de l'armée navale étoit assuré pour le cours entier de l'année. Enfin on établissoit comme chose certaine que Sa Majesté Catholique n'avoit encore consommé que sept mois de son revenu des rentes générales et provinciales, et qu'elle attendoit alors le retour de soixante-treize vaisseaux qui revenoient des Indes. Avec ces belles ressources, Alberoni concluoit qu'il y auroit poltronnerie et bassesse à céder, hors un cas de nécessité absolue ; qu'il falloit auparavant éprouver toutes sortes de contretemps ; même, s'il étoit nécessaire de périr, périr les armes à la main ; et que, avant qu'être réduit à cette extrémité, le roi d'Espagne verroit et connoîtroit ses véritables amis, en sorte qu'après cette épreuve il seroit en état de prendre à leur égard des mesures certaines ; car il persistoit toujours à conclure que le projet étoit chimérique en ce qui regardoit les conditions proposées pour le roi d'Espagne, et qu'on devoit le nommer monstrueux à l'égard des avantages accordés à l'Empereur ; en sorte qu'il paroissoit clairement que la raison ni la justice n'avoient pas dirigé un tel ouvrage, et qu'il étoit seulement forgé par la passion et par l'intérêt particulier de ceux qui l'avoient imaginé. Voulant fortifier son avis par le témoignage de tous les gens sensés, il assuroit qu'il n'y en avoit aucun qui ne fût surpris de voir les principales puissances de l'Europe, comme conjurées ensemble, concourir aveuglément à l'agrandissement d'un prince qu'elles devoient craindre par toutes sortes de raisons, et tâcher, par conséquent, d'abaisser en cette occasion. Il donnoit aux bons François le premier rang parmi les gens sensés, soutenant qu'ils regardoient le projet avec horreur, et que, pénétrés de douleur de voir la conduite du gouvernement, si directement opposé aux anciennes maximes que la France avoit suivies et soutenues par de si longues guerres pour tenir en bride la puissance autrichienne[1].

Alberoni continue ses déclamations contre le traité et contre le Régent ; accuse Monteleon, qu'il hait,

Alberoni, depuis longtemps ennemi de Monteleon, l'accusoit de ne parler que par l'organe de l'abbé Dubois. La lâcheté de cet ambassadeur, disoit le cardinal, alloit jusqu'au point de dire que, considérant la fierté de l'Empereur, il étoit étonné qu'il eût accepté le projet ; enfin le le roi, la reine, ni le premier ministre d'Espagne, ne pouvoient lire ses lettres sans indignation. Alberoni, dans

1. Cette phrase est inachevée dans Saint-Simon, comme dans Torcy.

ces dispositions à l'égard de Monteleon, lui reprocha durement la tranquillité qu'il faisoit paroître en parlant du projet du traité. Il ne lui déguisa pas que Leurs Majestés Catholiques avoient parfaitement reconnu qu'il se rendoit l'organe de l'abbé Dubois, pendant que les autres ministres détestoient son plan comme abominable par les conséquences, fatal à la liberté des souverains, totalement opposé à la raison d'État, renversant tout principe d'établir un équilibre en Europe, et d'assurer le repos de l'Italie, malheureusement ensevelie sous la dure servitude d'un prince trop puissant et d'une nation insatiable : réflexion qu'un ministre né en Lombardie devoit faire encore plus naturellement que tout autre. A ces reproches il en ajouta d'autres, fondés sur la lenteur de Monteleon à faire savoir en Espagne ce qui regardait l'armement et la destination de l'escadre angloise ; car il étoit persuadé que la cour de Londres, ayant mis toute son étude à tromper le roi d'Espagne par un projet idéal que le cardinal nommoit un hircocerf[1], attendoit seulement le moment de se déclarer en faveur de l'Empereur, afin de le mettre en possession de la plus belle partie de l'Italie, et de lui donner ce nouveau moyen d'usurper les autres États de cette partie de l'Europe sans que qui que ce soit pût l'empêcher. Ainsi, disoit-il, les Anglois traitent le roi d'Espagne comme un roi de plâtre ; ils croient pouvoir lui imposer toutes sortes de lois ; ils se figurent encore que, après bien des vexations et des insultes, ils obligeront ce prince à leur rendre grâces d'avoir forgé un projet chimérique, absolument impossible dans son exécution. Les reproches d'Alberoni tomboient encore moins sur l'Angleterre que sur le Régent. Ce prince sollicitoit fortement les Hollandois d'entrer dans l'alliance. Alberoni déclara que ses instances avoient achevé entièrement d'irriter le roi et la reine d'Espagne ; qu'elles prouvoient

de lâcheté, de paresse, lui fait d'autres reproches ; en fait d'assez justes à l'Angleterre et au Régent.

1. Animal fabuleux, moitié bouc et moitié cerf.

authentiquement que la conduite du Régent n'étoit pas celle d'un médiateur, mais celle d'une partie intéressée aux avantages de l'ennemi irréconciliable des deux couronnes, celle enfin d'un prince qui récemment avoit assez fait voir le desir qu'il auroit de les anéantir, s'il en avoit le pouvoir. Et d'ailleurs, disoit-il, quelle raison pour les médiateurs de faire la guerre, parce que le prince à qui ils offrent des visions ne les accepte pas comme une proposition réelle et avantageuse? Il ajoutoit que le roi d'Espagne ne pouvoit donner ce caractère de solidité à l'offre qu'on lui faisoit de mettre des garnisons espagnoles dans Parme et dans Plaisance, parce que, si ces garnisons étoient fortes et telles que le besoin le demandoit, il seroit impossible que le pays pût fournir à leur subsistance; que, si elles étoient foibles, elles seroient sacrifiées d'un moment à l'autre, et qu'autant de soldats et d'officiers dont elles seroient composées deviendroient autant de prisonniers qui entreroient dans ces places à la discrétion des Allemands.

Le roi d'Espagne veut demander compte aux États généraux du royaume de la conduite du Régent; ne se fie point aux protestations du roi de Sicile.

Le roi d'Espagne, ayant donc bien examiné toutes choses, vouloit voir si la France lèveroit le masque, et se porteroit jusqu'au point de lui déclarer la guerre ouvertement. Cellamare eut ordre de répandre dans Paris que son maître ne recevroit la loi de personne, encore moins du Régent que de qui que ce soit; que Sa Majesté Catholique croyoit pouvoir s'adresser aux États généraux du royaume, et leur demander compte de la conduite de M. le duc d'Orléans, les choses étant réduites au point qu'elle pouvoit désormais se porter aux plus grandes extrémités. Tout expédient, tout tempérament devoit être désormais proscrit, parce que le cœur étoit ulcéré par la conduite que le Régent avoit tenue, et par ses engagements si contraires aux intérêts d'honneur[1] et [à] la réputation de Leurs Majestés Catholiques. Alberoni étoit ce-

1. Tel est bien le texte du manuscrit.

pendant embarrassé de la conclusion d'un traité entre l'Empereur et le roi de Sicile. On disoit que ces princes étoient convenus entre eux de l'échange du royaume de Naples avec les États héréditaires de la maison de Savoie. Cette nouvelle vraisemblable étoit regardée comme vraie, parce que le caractère du duc de Savoie donnoit lieu d'ajouter foi à tout ce qu'on publioit de ses négociations secrètes, quoi qu'on pût dire de contraire aux assurances que ses ministres donnoient en même temps de sa fidélité envers les princes dont il souhaitoit de ménager l'amitié. Ainsi Lascaris, qui paroissoit être son ministre de confiance à Madrid, à l'exclusion de l'abbé del Maro, son ambassadeur ordinaire, protestoit que son maître étoit libre, et qu'il n'avoit fait aucun traité avec l'Empereur; que, si jamais il entroit en quelque accommodement avec ce prince, il ne perdroit point de vue les traités qu'il avoit signés avec le roi d'Espagne; qu'ils seroient sa règle; qu'il ne prendroit aucun engagement qui leur fût contraire; et qu'enfin il ne concluroit[1] rien sans l'avoir auparavant communiqué à Sa Majesté Catholique. Mais ces protestations étoient de peu de poids, et le cardinal, persuadé que le ministre confident du roi de Sicile seroit le premier que ce prince tromperoit pour mieux tromper le roi d'Espagne, répondit seulement qu'il rendroit compte à Sa Majesté Catholique des nouvelles assurances qu'il lui donnoit de la part de son maître, qu'il pouvoit aussi lui écrire qu'elle ne concluroit rien avec l'Empereur sans la participation du roi de Sicile.

Divers faux raisonnements.

Alberoni prétendit que les avis de ces traités lui avoient été donnés comme certains par les ministres de France et d'Angleterre; mais il ajouta qu'ils étoient suspects, parce que le Régent et le roi Georges desiroient uniquement pour leurs intérêts l'embrasement de toute l'Europe, et particulièrement celui de l'Italie. Malgré les

1. Saint-Simon écrit *conclureroit*, ici et huit lignes plus loin.

déclamations continuelles et publiques, et le déchaînement d'Alberoni contre la France, on disoit sourdement qu'il y avoit une intelligence secrète entre cette couronne et celle d'Espagne. Bien des gens, à la vérité, croyoient que ces bruits étoient artificieux, qu'ils étoient répandus par le premier ministre pour mieux cacher ses entreprises et pour leur donner plus de crédit. Cette opinion paroissoit confirmée par la douceur qui régnoit dans les conférences fréquentes que le cardinal avoit avec Nancré. On n'y découvroit pas la moindre émotion ni le moindre commencement de froideur. On supposoit donc qu'il y avoit dans le projet de traité des articles secrets infiniment plus avantageux pour l'Espagne que ceux qu'on avoit laissés paroître. On ajoutoit que la France ni l'Angleterre ne s'opposoient pas au départ de la flotte espagnole. On alloit jusqu'à dire que l'escadre angloise agiroit de concert avec elle pour l'exécution du projet, dont la connoissance n'étoit pas encore livrée au public. D'autres, moins crédules et plus défiants, soupçonnoient également la foi de la cour de France et de celle d'Espagne. Ils se persuadoient que toutes deux vouloient sonder et découvrir réciproquement ce que l'autre pensoit, gagner du temps, et que ces manèges si contraires à la bonne intelligence finiroient par une rupture. Ils étoient persuadés que la cour de France étoit bien éloignée de souhaiter que le roi d'Espagne fît des conquêtes; qu'elle desiroit seulement de le voir engagé à faire la guerre en Italie, et forcé de s'épuiser pour la soutenir. Comme le roi d'Espagne avoit frété un grand nombre de bâtiments françois pour servir au transport de ses troupes, ceux qui prétendoient que le Régent verroit avec plaisir commencer la guerre en Italie regardèrent comme une preuve de leur opinion, et comme une collusion secrète, la permission tacite qu'il sembloit donner aux sujets du Roi d'employer leurs vaisseaux au service de Sa Majesté Catholique. Enfin chacun raisonnoit à sa manière, et peu de gens croyoient que l'Espagne, seule et sans certitude d'alliés, voulût entreprendre la guerre.

Malignité insultante et la plus partiale des ministres anglois pour l'Empereur sur la Sardaigne et sur les garnisons.

On eut lieu de croire[1] que le roi d'Espagne, paroissant difficile sur le projet de traité en général, avoit seulement en vue d'obtenir quelque avantage particulier; car Alberoni dit clairement au colonel Stanhope que ce prince accepterait le projet, s'il obtenoit de conserver la Sardaigne. Le colonel ayant fait savoir en Angleterre la proposition qui lui avoit été faite, les ministres anglois assurèrent Monteleon que leur maître étoit très affligé de ne pouvoir acquiescer à une demande si raisonnable. Ils se plaignirent du silence que le roi d'Espagne avoit gardé jusqu'alors sur cette prétention, et feignirent d'en être d'autant plus touchés que, selon eux, il y auroit eu moyen de satisfaire Sa Majesté Catholique, si elle eût déclaré plus tôt ses prétentions; que l'argent auroit été bien employé pour y parvenir, et que l'Angleterre auroit volontiers concouru avec la France pour assembler une somme telle qu'on eût obtenu ce que desiroit le roi d'Espagne; mais malheureusement cette conjoncture favorable étoit, disoient-ils, passée, parce que l'engagement étoit pris avec l'Empereur, qu'il étoit impossible d'y rien changer, que ce prince se trouvoit dans une telle situation qu'il rejetteroit avec hauteur toute proposition d'altérer la moindre clause[2] du traité; qu'il se voyoit, d'un côté, sûr et comme à la veille de conclure la paix avec le Turc; que, d'un autre côté, le roi de Sicile continuoit de faire des propositions avantageuses à la maison d'Autriche, et que la cour de Vienne accepteroit, si l'Angleterre lui donnoit quelque occasion de retirer sa parole: inconvénients que le roi d'Angleterre vouloit surtout éviter par affection et par tendresse pour le roi d'Espagne; car il prétendoit que Sa Majesté Catholique devoit lui savoir beaucoup de gré de ce qu'il avoit fait pour elle, et les ministres anglois feignoient de ne pouvoir comprendre l'injustice que la

1. Mémoires de Torcy, p. 566 et suivantes.

2. Le mot *clause* a été mis en interligne, au-dessus de *chose*, biffé.

cour de Madrid leur faisoit, de les accuser de partialité pour l'Empereur, quand ils servoient réellement l'Espagne, et qu'ils faisoient voir par les effets la préférence qu'ils donnoient à ses intérêts sur ceux de la maison d'Autriche.

Monteleon de plus en plus mal en Espagne.

Monteleon se vanta d'avoir essuyé des reproches de leur part, et prétendit qu'ils l'accusoient d'être auteur des soupçons injustes que le roi son maître faisoit paroître à leur égard. Mais ces accusations ne le disculpoient pas à Madrid. Alberoni avoit trop de soin de le représenter au roi et à la reine d'Espagne comme vendu aux Anglois; et, quand le cardinal n'auroit pas eu le crédit et l'autorité d'un premier ministre absolu, il auroit cependant persuadé d'autant plus aisément que la cour d'Angleterre, donnant de grandes espérances au roi d'Espagne, ne tenoit rien de ce qu'elle avoit promis quand il s'agissoit de l'exécution. C'est ainsi que les ministres anglois promirent à l'abbé Dubois qu'il seroit permis au roi d'Espagne de mettre des garnisons espagnoles dans les places des États du Grand-Duc et du duc de Parme[1]. Monteleon fit des instances pour obtenir que la déclaration d'une condition si essentielle, qui n'étoit pas comprise dans le projet, lui fût donnée par écrit. L'abbé Dubois lui promit de refuser sa signature au projet, si cette condition n'étoit auparavant bien assurée. Nonobstant les assurances et les promesses, les Anglois refusèrent de la passer, et, dans le temps qu'ils éludoient la parole donnée au roi d'Espagne, ils assuroient son ambassadeur que l'objet du roi leur maître, en armant une escadre pour la Méditerranée, étoit d'autoriser et d'employer ces vaisseaux suivant les réponses, dont il doutoit, et qu'il attendoit de la cour de Vienne. Monteleon desiroit que leurs intentions fussent droites. Il étoit de son honneur et de son intérêt que la correspondance s'établît parfaitement entre la cour d'Espagne et celle d'Angleterre, et, profitant

Friponnerie angloise de l'abbé Dubois sur les garnisons.

1. Sur cette question des garnisons, on peut voir l'ouvrage de Wiesener, tome II, p. 169 et 174.

de la disposition de son cœur, ne se contraignoit pas lorsqu'il étoit question de ménager d'autres princes au préjudice de Sa Majesté Catholique. Les ministres d'Angleterre, pressés de conserver la Sardaigne à ce prince, s'étoient excusés d'y travailler, alléguant pour prétexte que l'Empereur ne souffriroit jamais que le traité reçût la moindre altération dans les conditions dont les parties intéressées étoient convenues. La crainte d'un changement de la part de l'Empereur étoit le motif qu'ils employoient pour autoriser le refus d'une condition demandée par le roi d'Espagne, comme un moyen de lever toute difficulté, et de conclure un traité qu'on proposoit comme la décision du repos général de l'Europe.

Maligne et insultante partialité des ministres anglois pour l'Empereur sur la Sicile.

Mais en même temps qu'ils parloient ainsi à l'ambassadeur d'Espagne, Stanhope, impatient des reproches que lui faisoit le ministre de Savoie[1], répondit aux plaintes de cet envoyé que le duc de Savoie, qui se plaignoit d'être abandonné par l'Angleterre, ne savoit pas reconnoître les obligations qu'il avoit à cette couronne; qu'elle soutenoit seule les intérêts de ce prince, bien résolue de ne se pas relâcher sur un point qu'elle avoit si fort à cœur; que le projet seroit accepté par le roi d'Espagne, si le roi d'Angleterre consentoit à lui laisser la Sardaigne; mais qu'il étoit trop attentif aux intérêts du roi de Sicile pour y laisser donner quelque atteinte, nonobstant les difficultés qu'il trouvoit de tous côtés lorsqu'il étoit question de soutenir ces mêmes intérêts, et qu'actuellement sa plus grande peine à Vienne étoit de vaincre la répugnance presque insurmontable que l'Empereur montroit à renoncer[2] à ses droits sur la monarchie d'Espagne en faveur de la maison de Savoie.

Fausseté insigne d'Alberoni

Si les Anglois cherchoient à faire valoir en même temps leurs soins et leurs peines pour des princes dont

1. M. de la Pérouse.

2. Avant *renoncer*, Saint-Simon a biffé *céder*. La même correction est dans Torcy.

à l'égard de la Sardaigne, ainsi qu'il avoit fait sur les garnisons.

les intérêts étoient directement opposés, la conduite d'Alberoni n'étoit pas plus sincère que celle de la cour d'Angleterre : car il demandoit au roi Georges la conservation de la Sardaigne pour le roi d'Espagne, et, pendant qu'il insistoit sur cette condition comme sur un moyen sûr d'engager ce prince de souscrire au traité, il donnoit ordre à Cellamare de confier à Provane, qui étoit lors encore à Paris de la part du roi de Sicile, que, nonobstant la déclaration que Sa Majesté Catholique avoit faite à l'égard de la Sardaigne, elle n'avoit nulle intention d'accepter le projet, quand même cette condition lui seroit accordée ; qu'elle vouloit seulement, par une telle demande, exclure la proposition de l'échange de la Sicile[1].

Les Impériaux inquiets sur la bonne foi des ministres anglois très mal à propos.

Toutefois les ministres de l'Empereur ne se croyoient pas encore assez sûrs de la bonne foi du roi d'Angleterre pour demeurer tranquilles sur les propositions nouvelles que faisoit le roi d'Espagne, et sur les conférences secrètes et fréquentes que l'abbé Dubois avoit à Londres avec Monteleon. Pentenrieder étoit encore en cette cour de la part de l'Empereur. Il parut très inquiet de la demande faite par Sa Majesté Catholique, et de la prétention qu'elle formoit de mettre actuellement des garnisons espagnoles dans les places de Toscane et de Parme. Il étoit surtout alarmé de l'attention que le Régent donnoit à ces nouveautés, que Pentenrieder traitoit d'extravagantes, et, pour en trancher le cours, il disoit que, si elles étoient écoutées, les ennemis de la paix auroient le plaisir de la renverser et de l'étouffer dans sa naissance. Quelque inquiétude qu'il fît paroître, les ministres anglois ne lui donnoient aucun sujet de soupçonner ni leur conduite ni leurs intentions en faveur de ce prince[2]. Ils n'oublioient rien pour consommer l'ouvrage qu'ils avoient entrepris,

1. Voyez Baudrillart, *Philippe V et la cour de France*, tome II, p. 312.

2. C'est-à-dire, de l'Empereur : le texte de Torcy est plus clair.

et pour conduire à sa perfection le projet de la Quadruple alliance. Il falloit pour la rendre parfaite persuader les Hollandois d'y souscrire ; et la chose étoit encore difficile, nonobstant l'habitude que cette république avoit contractée depuis longtemps de suivre aveuglément les volontés de l'Angleterre.

Efforts de Cadogan et de Beretti pour entraîner et pour détourner les Hollandois d'entrer dans le traité. Tous deux avouent que le Régent seul en peut emporter la balance.

Cadogan, alors ambassadeur d'Angleterre en Hollande, se donnoit beaucoup de mouvements pour entraîner les États-Généraux à se conformer aux intentions de son maître. On prétendoit qu'il répandoit de l'argent que le prince, naturellement aussi ménager que l'ambassadeur, n'épargnoit pas dans une occasion où il s'agissoit de gagner les bourgmestres et les magistrats d'Amsterdam. Cadogan s'étoit marié dans cette ville[1], et les parents de sa femme[2] agissoient pour contribuer au succès de sa négociation. Beretti agissoit de son côté pour le traverser ; il parloit mal à propos, donnoit des mémoires mal composés, souvent peu sensés. Toutefois la crainte que les Hollandois avoient de s'engager dans une nouvelle guerre étoit si forte et si puissante, que Beretti avoit lieu de croire que son éloquence l'emporteroit sur la dextérité de Cadogan, sur ses libéralités, ses profusions, et sur le crédit de ses amis. Les États d'Hollande s'assembloient ; mais ils se séparoient sans décider sur le point de l'alliance, en sorte que Cadogan, reconnoissant que l'autorité de l'Angleterre étoit désormais trop foible pour déterminer les États-Généraux, se voyoit, chose nouvelle, réduit à recourir aux offices de la France. Il craignoit que le Régent ne laissât paroître quelque indécision dans

1. Vers 1703, pendant qu'il remplissait à la Haye et à Amsterdam les fonctions de quartier-maître général de l'armée de Marlborough, Guillaume Cadogan avait épousé Marguerite; Munster, fille d'un conseiller à la cour suprême de Hollande. Cette femme ne mourut que longtemps après son mari, en octobre 1749, à soixante-quinze ans.

2. Mme Cadogan était nièce de cet Adam Trepp, que nous avons rencontré ci-dessus, p. 64.

ses résolutions. Il demandoit pressamment que Son Altesse Royale ne se lassât point d'envoyer à Châteauneuf, ambassadeur du Roi en Hollande, des ordres clairs et positifs, tels qu'il convenoit de les donner, pour assurer les États-Généraux qu'il étoit incapable de changer ; car il avouoit qu'au moindre doute les affaires seroient absolument ruinées, au lieu, disoit-il, que ses soins et ses diligences avoient si bien réussi à Amsterdam que cette ville étoit prête à concourir avec les nobles et les autres villes principales de la province à la signature de l'alliance, en sorte que l'affaire seroit conclue la semaine suivante, nonobstant les représentations de Beretti et les raisonnements foibles et mal fondés dont il prétendoit les appuyer.

Ces deux ambassadeurs, directement opposés l'un à l'autre, convenoient également que le Régent seul pouvoit entraîner la balance du côté qu'il voudroit favoriser, et que les Hollandois, encore incertains du parti qu'ils prendroient, seroient déterminés par le mouvement que Son Altesse Royale leur donneroit. L'objet de Beretti étoit de gagner du temps et de maintenir autant qu'il seroit possible la Hollande neutre au milieu de tant de puissances opposées ; mais un point encore plus sensible pour lui étoit de décrier Monteleon en toutes occasions, de le rendre suspect à son maître, et d'attribuer au dévouement qu'il avoit pour les Anglois, les conseils foibles et timides de s'accommoder au temps, de céder à la nécessité, et de remettre à négocier aux conférences de la paix les conditions que le roi d'Espagne ne pouvoit se flatter d'obtenir avant le traité, telle que celle de conserver la Sardaigne. Il est certain que Monteleon, raisonnant politiquement sur la situation où les affaires étoient alors, donnoit lieu à son antagoniste de lui porter secrètement des coups qui le ruinoient à la cour de Madrid, d'autant plus sûrement, qu'en attaquant sa fidélité on étoit sûr de plaire au premier ministre. Toutefois la réputation du génie, de

Beretti appliqué à décrier Monteleon en Espagne.

l'expérience, de la capacité de Monteleon, étant mieux établie que celle de Beretti, bien des gens, surtout les princes d'Italie, ne balançoient pas à s'ouvrir à l'un plutôt qu'à l'autre, et confioient à Monteleon ce qu'ils vouloient faire savoir au roi d'Espagne.

Ouverture et plainte, avis et réflexions du Grand Duc confiées par Corsini à Monteleon pour le roi d'Espagne. Foible supériorité impériale sur les états de Toscane.

Ainsi l'envoyé du Grand-Duc[1] lui dit, de la part de son maître, que ce prince et son fils auroient desiré tous deux, pour leur honneur et pour leur satisfaction, que, avant de faire un projet pour disposer de leur succession, on leur en eût communiqué l'idée ; ils auroient eu au moins la satisfaction de faire connoître en concourant au même but leurs sentiments pour le roi d'Espagne et pour la maison de France, et de découvrir sans crainte l'inclination que les conjonctures des temps les avoient obligés de tenir cachée au fond de leur cœur. Corsini ajouta que son maître et le prince son fils, malheureusement privés de succession, ne pouvoient recevoir de consolation plus touchante pour eux que de voir l'infant don Carlos destiné, par le concours des principales puissances de l'Europe, à recueillir après eux la succession de leurs États ; qu'ils prévoyoient les avantages que cette disposition apporteroit à leurs sujets. La satisfaction qu'ils en avoient étoit cependant troublée, disoit-il, par la loi, nouvelle et dure, qu'on imposoit à l'infant de recevoir de l'Empereur l'investiture de tous les États dont la maison de Médicis étoit en possession. La liberté du domaine de Florence étoit indubitable, et depuis Côme de Médicis[2] il ne s'étoit fait aucun acte capable d'y porter le moindre préjudice. La seule démarche que ce prince, aussi bien qu'Alexandre[3],

1. Le marquis Corsini : tome XXXIII, p. 223.

2. Côme Ier de Médicis (1519-1574), créé grand-duc de Toscane par le pape Pie V en 1569.

3. Alexandre de Médicis, fils naturel de Laurent duc d'Urbin (quelques-uns disent du futur pape Clément VII), fut créé duc de Toscane par Charles-Quint en 1531, épousa en 1536 la fille naturelle de l'Empereur, et fut tué le 6 janvier 1537 par son cousin Laurent de Médicis.

son prédécesseur, eussent faite à l'égard de l'Empereur, avoit été de recevoir la confirmation impériale de l'élection que la république de Florence avoit faite de leurs personnes ; mais les Florentins prétendoient que cet acte, reçu pour d'autres fins, ne pouvoit passer pour une investiture féodale. Ainsi le prince et les sujets seroient également affligés de se voir assujettis sous une loi si déshonorante, et, comme il n'étoit ni juste ni convenable que la Toscane, gouvernée par un prince de la maison de France, devînt de pire condition qu'elle ne l'étoit sous le gouvernement des Médicis, le Grand-Duc et son fils prioient le roi d'Espagne de réfléchir sur les inconvénients qui retomberoient sur l'infant d'une disposition si contraire à son honneur et à ses intérêts. Ils représentoient en même temps ceux de l'électrice palatine douairière[1], reconnue pour héritière des États de Toscane, et le Grand-Duc disoit qu'il ne pouvoit croire que le roi d'Espagne, plein d'équité, voulût s'opposer au droit de cette princesse, et empêcher l'effet de la tendresse légitime d'un père envers une fille douée de tant de mérite et de tant de vertu. D'ailleurs, si on jugeoit par le cours de nature, elle ne devoit pas survivre à son frère, étant âgée de quatre ans plus que lui[2]. Mais, quand même elle en hériteroit, le Grand-Duc représentoit qu'il seroit de l'intérêt du roi d'Espagne d'établir le droit de succession en faveur des filles, parce qu'il arriveroit peut-être que l'infante nouvellement née[3] profiteroit un jour de la loi que Sa Majesté Catholique appuyeroit pour la succession des États de Toscane. Enfin le Grand-Duc regardoit comme un déshonneur pour lui qu'il fût stipulé dans le traité

1. Anne-Marie-Louise de Médicis, fille du grand-duc régnant Côme III : tome XXX, p. 106.

2. Elle était née en 1667 et Jean-Gaston en 1671 ; elle lui survécut près de six ans.

3. Marie-Anne-Victoire, née le 30 mars 1718, la future fiancée de Louis XV.

que le roi d'Espagne mettroit des garnisons espagnoles dans les places de Toscane. C'étoit, disoit-il, douter de sa bonne foi que d'exiger de telles précautions, lorsqu'il auroit une fois consenti aux dispositions faites pour la succession de ses États, et, s'il étoit nécessaire d'augmenter les garnisons de ses places, les moyens de les grossir ne lui manqueroient pas, sans troubler le repos de ses sujets. Monteleon, instruit de l'opposition que le roi d'Espagne et son premier ministre apportoient au projet du traité, répondit à Corsini que tout ce qu'il savoit des intentions de son maître étoit qu'il trouvoit ce projet impraticable, injuste et préjudiciable à ses intérêts, parce qu'il étoit contraire à l'équilibre, au repos et à la liberté de l'Italie.

Roideur des Anglois sur la Sardaigne, et leur fausseté sur les garnisons espagnoles.

Alberoni avoit cependant[1] laissé entendre en Angleterre que tant de répugnance et tant d'opposition de la part du roi d'Espagne seroient surmontées, s'il étoit possible de faire insérer dans le traité la condition de lui laisser la Sardaigne, et d'introduire des garnisons espagnoles dans les places du Grand-Duc et du duc de Parme. Mais la première de ces conditions ne pouvoit convenir aux vues des ministres anglois, attentifs à plaire à l'Empereur et craignant la hauteur de la cour de Vienne lorsqu'elle croyoit avoir lieu de se plaindre. Ils répondirent donc à l'égard de la Sardaigne que ni le roi leur maître ni le Régent ne pouvoient se départir du plan proposé tel qu'il avoit été accepté par l'Empereur; que la résolution étoit prise de signer le traité conformément à ce plan et sans y rien changer; que la moindre variation renverseroit absolument un projet qui avoit coûté tant de peine. Ils prétendirent que, si on faisoit à l'Empereur quelque proposition sur ce sujet, ce prince regarderoit toute négociation nouvelle comme une rupture; que, se croyant affranchi des engagements qu'il avoit pris, il seroit en

1. Mémoires de Torcy, p. 578 et suivantes.

état d'en prendre de contraires avec le roi de Sicile, de qui il obtiendroit facilement cette île, conservant lui-même ses droits et ses prétentions sur l'Espagne; que le fruit d'une telle union seroit de rendre l'Empereur et le duc de Savoie maîtres absolus en Italie, en sorte que l'Espagne, persistant à refuser le projet du traité comme contraire au repos public, attireroit sur elle-même et sur toute l'Europe le malheur que cette couronne sembloit appréhender de l'excès de puissance de la maison d'Autriche. La conclusion de ce raisonnement étoit qu'il n'y avoit de remède aux maux qu'on craignoit que de lier les mains à l'Empereur, et de profiter à cet effet du consentement qu'il y donnoit lui-même; qu'il seroit de la dernière imprudence de lui laisser la liberté de se dégager, dans une conjoncture où il étoit assuré de faire la paix avec le Turc, et maître de traiter comme il voudroit avec le roi de Sicile.

Les Anglois ajoutèrent à ces raisons un motif d'intérêt et de considération personnelle pour la reine d'Espagne et pour Alberoni. Ils firent entendre à l'un et à l'autre que l'état incertain de la santé du roi d'Espagne devoit les porter tous deux à suivre en cette occasion les conseils du roi d'Angleterre. Les ministres anglois se montrèrent plus faciles sur l'article des garnisons espagnoles. Ils déclarèrent que le roi d'Angleterre consentiroit à la demande du roi d'Espagne d'introduire ses troupes dans les places du Grand-Duc et du duc de Parme, pourvu toutefois qu'il en obtînt le consentement de ces princes. Il falloit, disoient-ils, ménager avec beaucoup d'attention une telle clause, capable de renverser le traité, si elle étoit mise en négociation avant que l'Empereur eût signé. Mais au fond, les Anglois savoient bien qu'ils ne risquoient rien en donnant cette apparence de satisfaction au roi d'Espagne, et que les deux princes dont ils exigeoient le consentement préalable ne le donneroient jamais volontairement. Ils pouvoient compter pareillement sur la disposition intérieure et véritable du roi d'Espagne, résolu de tenter les hasards d'une guerre, et d'essayer s'il pourroit profiter de la conjoncture, qu'il trouvoit si favorable, et si propre à réparer les pertes qu'il avoit faites de ses États d'Italie.

Mouvements de Beretti et de Cellamare.

Les ministres d'Espagne dans les cours étrangères ne permettoient pas de douter de ses intentions. Cellamare à Paris, et Beretti en Hollande, s'en expliquoient hautement, et déclamoient sans mesure contre le projet du traité. Tous deux se flattoient de réussir. Beretti se vantoit de suspendre par sa dextérité l'accession des États-Généraux, vivement pressés par la France et l'Angleterre. Cellamare laissoit entendre en Espagne que le Régent, touché de ses remontrances, pourroit bien faire quelque pas en arrière pour sortir des engagements où il s'étoit imprudemment jeté. Cet ambassadeur faisoit valoir à sa cour les démarches qu'il avoit faites auprès des principaux ministres de la Régence. Il prétendoit qu'ils étoient également touchés de ses représentations, nonobstant la diversité de leurs réponses; que quelques-uns, plus courtisans que sincères, défendoient le projet, mais si foiblement qu'il y avoit lieu de croire qu'ils parloient autrement quand ils se trouvoient tête à tête avec le Régent; que d'autres approuvoient les réflexions qu'il leur faisoit faire; que les François hors du ministère louoient ses raisonnements, et que la nation, en général ennemie du nom autrichien, montroit ouvertement son respect et son attachement pour le roi d'Espagne (et tout cela étoit parfaitement vrai, mais parfaitement inutile[1]).

Fourberie d'Alberoni; sa fausseté sur la Sardaigne.

Les ministres du roi de Sicile croyoient encore devoir faire cause commune avec ceux d'Espagne, et Cellamare étoit persuadé qu'il étoit du service de son maître de ne pas aliéner le seul prince qui parût disposé à résister avec Sa Majesté Catholique aux desseins de leurs ennemis communs. Alberoni vouloit ménager encore les Pié-

1. Cette parenthèse est de notre auteur et ne vient pas de Torcy.

montois; mais ses vues étoient différentes de celles de Cellamare. Il falloit tromper le duc de Savoie jusqu'à ce que le moment fût arrivé de faire éclater le véritable objet de l'armement du roi d'Espagne. Son premier ministre se contentoit de dire qu'on verroit bientôt si le duc de Savoie, demandant à s'unir avec l'Espagne, parloit sincèrement, et que le public connoîtroit pareillement, avant qu'il fût peu de jours, que Sa Majesté Catholique rejetoit totalement le projet, sans laisser entendre qu'elle consentît jamais à l'accepter, quelque offre avantageuse qu'on lui fît pour la[1] persuader; car il n'avoit tenu qu'à elle, disoit le cardinal, d'obtenir des médiateurs la condition de conserver la Sardaigne, si elle eût voulu, moyennant cette addition, souscrire aux engagements du traité. Il prétendit même que le colonel Stanhope, lui offrant depuis peu cette nouvelle condition, avoit employé toute son éloquence pour le convaincre que le roi d'Espagne devoit se contenter de l'avantage qu'on lui proposoit, et qu'il feroit bien mieux de l'accepter que d'employer inutilement ses trésors à faire armer tant de vaisseaux et transporter tant de troupes en Italie.

Fureur d'Alberoni contre Monteleon; aime les flatteurs, écarte la vérité.

Ces offres prétendues étoient bien opposées aux discours que les ministres anglois avoient tenus à Londres à Monteleon. Les réponses, les démarches et les insinuations dont ses lettres étoient remplies, toutes tendantes à porter le roi son maître à la paix, déplaisoient tellement au cardinal qu'il ne cessoit de décrier la conduite d'un ambassadeur qui depuis longtemps lui étoit odieux, peut-être parce qu'il trouvoit en lui trop de talents propres à bien servir son maître, et, non content de l'accuser souvent d'infidélité, il lui reprochoit encore son incapacité, jusqu'au point de dire que les réponses qu'il faisoit au sujet du traité étoient discours d'un homme ivre, et que le roi d'Espagne ne pouvoit avouer ce qui sortoit de la bouche

1. Il avait d'abord écrit ici *l'accepter*, qu'il a biffé à cause de la répétition.

d'un ministre assez indifférent pour traiter le projet avec tranquillité, pendant que les autres le regardoient avec scandale et avec abomination. Celui qui a tout pouvoir ne manque jamais de flatteurs et de complaisants prêts à louer toutes ses vues, applaudir à tous ses projets, et empressés d'aplanir en lui parlant les difficultés qui semblent s'opposer à l'exécution de ses desseins. Telles gens, dont l'espèce subsistera toujours dans les cours, étoient écoutés avec plaisir par Alberoni; d'autres plus sages, mais en moindre nombre, ne pénétroient pas jusqu'à lui. On écartoit avec soin ceux qui, pesant avec raison la qualité de l'engagement que le roi d'Espagne prenoit, faisoient de tristes réflexions sur le succès d'une entreprise prématurée, et pouvoient, en approchant du roi et de la reine, parler sincèrement et découvrir à Leurs Majestés Catholiques le péril où le royaume alloit être exposé. La nation, en général, étoit moins touchée de la crainte de l'avenir que de l'espérance de se remettre en honneur et en crédit par le succès de l'entreprise. Les Espagnols, jaloux de ce point d'honneur, se flattoient de chasser les Allemands d'Italie, et d'en recouvrer les États, qu'ils regardoient toujours comme dépendants de la couronne d'Espagne.

Chimères, discours, étalages d'Alberoni.

Alberoni, sans alliés, se flattoit que tous les événements seconderoient ses desseins. Il se figuroit que l'Empereur seroit obligé de faire encore une campagne en Hongrie, et, quoiqu'il n'eût pas lieu de douter du desir que les Turcs avoient de conclure la paix, il vouloit se persuader qu'ils n'avoient demandé une suspension d'armes que pour gagner du temps, résolus cependant d'attendre le succès de la descente qu'on supposoit alors que le roi de Suède feroit au premier jour dans le Mecklembourg[1]. Il espéroit que les Hollandois, quoique dépen-

1. Les correspondances adressées à cette époque de Hambourg à la *Gazette* (p. 294, 305 et 330) montrent qu'on était très incertain sur les projets du roi de Suède.

dants depuis un grand nombre d'années des volontés de l'Angleterre, secoueroient enfin le joug qu'ils s'étoient laissé imposer, et que les menaces de la France, jointes en cette occasion à celles des Anglois, n'ébranleroient pas la fermeté des bons républicains, qui gémissoient de voir la France et l'Angleterre unies pour forger des chaînes à l'Europe, et détestoient, disoit-il, le Régent, le regardant comme l'auteur des pertes que leur patrie souffriroit, si elle permettoit que la puissance de l'Empereur franchît les bornes où naturellement elle devoit être renfermée pour le bien commun de toutes les nations de l'Europe. Flatté de cette idée, Alberoni croyoit que, lorsqu'il seroit question de faire déclarer la guerre à l'Espagne au nom de la France, le Régent y penseroit plus d'une fois, nonobstant les vues secrètes qu'il attribuoit à Son Altesse Royale; car il ne feignoit pas de dire que c'étoit se tromper que de croire que le Régent et le roi d'Angleterre fissent la moindre attention à l'équilibre de l'Europe et à la sûreté de l'Italie. L'un de ces princes, disoit-il, songe à se maintenir roi, l'autre à le devenir : tous deux croient avoir besoin de l'Empereur, et tous deux sont prêts, pour leurs fins particulières, à sacrifier le tiers et le quart[1]. Non-seulement ils ne pensent pas à retirer Mantoue des mains des Allemands; mais ils concourront encore à les introduire en d'autres places d'Italie. Alberoni prétendoit le prouver par le concours de la France et de l'Angleterre, unies l'une et l'autre à procurer à l'Empereur la Sicile, unique objet de ses desirs. Il osoit enfin traiter de visionnaire l'abbé Dubois, qu'il nommoit l'instrument de toutes les mauvaises intentions du Régent. (Mais[2] c'étoit le Régent qui étoit l'instrument de toutes les mauvaises inten-

1. « *Le tiers et le quart,* façon de parler familière qui s'emploie pour dire toutes sortes de personnes indifféremment et sans choix » (*Académie,* 1718).

2. Cette longue parenthèse n'est pas dans Torcy; c'est une réflexion de Saint-Simon.

tions de l'abbé Dubois; souvent entraîné, contre ses propres lumières et contre sa volonté, par l'ascendant qu'il avoit laissé prendre sur lui à l'abbé Dubois, l'Alberoni de la France, qui pour soi n'étoit rien moins que visionnaire, et qui, *sciens et volens,* sacrifioit la France, l'Espagne, la réputation de son maître à son ambition de se faire cardinal, par les voies, que j'ai déjà expliquées, d'être tout Anglois et tout impérial.) Comme Alberoni ne pouvoit susciter assez d'opposition au succès[1] des vues du Régent, il employoit l'ascendant qu'il croyoit avoir sur l'esprit du duc de Parme pour lui persuader de protester qu'il ne recevroit jamais de garnison espagnole dans ses places.

Friponnerie d'Alberoni sur les garnisons; il fait le marquis de Ledo général de l'armée et se moque et amuse Pio.

Il n'est pas difficile d'inspirer aux petits princes la crainte de cesser d'être maîtres chez eux en admettant dans leurs places les troupes de quelque grande puissance. Celle d'Espagne devenoit formidable, si on en croyoit l'énumération qu'Alberoni faisoit de ses forces tant de terre que de mer. Il en répandoit de tous côtés un détail magnifique. Il publioit que l'armée navale du roi d'Espagne étoit composée de trente-trois navires ou frégates; que le moindre de ces vaisseaux portoit quarante-cinq pièces de canon; que la flotte étoit fournie d'argent et de vivres pour plus de cinq mois. Les troupes, selon lui, formoient trente-trois mille hommes effectifs, payés jusqu'au moment de leur embarquement, habillés de neuf et bien armés, l'artillerie en bon état, et dix-huit mille fusils de réserve prêts à distribuer aux gens de bonne volonté, s'il s'en trouvoit qui offrissent de servir le roi d'Espagne et la cause commune de l'Italie. Alberoni, satisfait de tant de grandes dispositions, dont il croyoit le succès infaillible, disoit en s'applaudissant que la flotte et l'armée de terre marchoient avec les fiocques[2]. Il avouoit cependant

1. Le manuscrit de notre auteur porte *aux succès;* mais c'est parce qu'il avait d'abord écrit *aux veues;* il a biffé le second mot, mais a laissé *aux* au pluriel par mégarde.

2. Le mot italien *fiocchi,* dont en français on faisait *fiocques* et

que Dieu étoit sur tout, et que sans son aide tous les soins deviendroient inutiles. Le marquis de Lede[1] fut nommé général de cette armée[2], et la flotte partit de Cadix pour Barcelone le 15 mai[3]. Le prince Pio, alors vice-roi de Catalogne[4], s'étoit flatté d'être chargé de l'exécution de l'entreprise dont il s'agissoit. Alberoni, pour l'en consoler, lui fit dire que Leurs Majestés Catholiques avoient besoin de garder en Espagne un homme tel que lui, dans une conjoncture si critique, et qu'il verroit par la destination qu'elles avoient faite *in petto* sur son sujet, si les choses prenoient un certain pli, l'opinion qu'elles avoient de son mérite et de ses talents. Le cardinal vouloit que Pio reçût ces assurances enveloppées comme des marques certaines de la franchise de cœur et de la sincérité dont il usoit en lui parlant.

Riche prise de contrebandiers de

Avant le départ de la flotte, on reçut à Madrid la nouvelle de la prise que Martinet, officier françois servant le roi d'Espagne dans sa marine[5], avoit faite aux Indes occi-

floques, signifie littéralement les houppes qui garnissent le chapeau d'apparat d'un cardinal ou les carrosses des princes romains en cérémonie (voyez *Dangeau*, tome II, p. 111 ; *Mémoires de Luynes*, tomes I, p. 140, et XV, p. 142; *Supplément au Corps diplomatique de Du Mont*, tome IV, p. 8 ; *Gazette* de 1738, p. 301, etc.). Marcher avec les flocques, c'est donc marcher en grand costume, et par extension, pour les troupes, sans qu'il leur manquât rien. E. Pilastre, *Lexique sommaire de la langue du duc de Saint-Simon*, s'est trompé en croyant qu'Alberoni voulait dire : s'il était cardinal. Il l'était depuis plusieurs mois.

1. Tome XXXII, p. 148.

2. C'était déjà lui qui avait fait la conquête de la Sardaigne l'année précédente.

3. La *Gazette* (p. 294) dit cependant qu'elle ne partit de Cadix que le 26 mai ; Saint-Simon prend cette date dans Torcy.

4. François-Pio de Savoie y Cortereal, dit le prince Pio : tome XXX, p. 32.

5. Jean-Baptiste Martinet, garde-marine en septembre 1689, enseigne de vaisseau (janvier 1692), aide-major en février 1704, devint lieutenant de vaisseau en novembre 1712 (*Mémoires de Sourches*, tome XIII, p. 534). Il dut passer peu après en Espagne et commandait depuis 1716 une

dentales de quelques vaisseaux de Saint-Malo[1]. Le vice-roi du Pérou[2] écrivit que le produit des vaisseaux pris montoit à deux millions huit cent mille pièces de huit[3], tant en argent comptant qu'en marchandises d'Europe et de la Chine, qu'il avoit fait mettre dans les magasins de Lima. Un tel secours venoit fort à propos pour fournir aux frais de l'expédition. Outre l'argent, le roi d'Espagne profitoit encore des vaisseaux pris. Il en choisit les trois meilleurs pour les joindre à deux autres qu'il avoit dans la mer du Sud, et pour en former ensemble une escadre destinée à empêcher la contrebande[4].

Saint-Malo dans la mer du Sud.

Ce succès, et l'espérance d'en obtenir de plus grands en Italie, ne contrebalançoient pas la peine et l'inquiétude que le dérangement de la santé du roi d'Espagne causoit à Alberoni. Il prévoyoit ce qu'il auroit à craindre si ce prince, attaqué depuis quelque temps d'une fièvre dont les médecins sembloient ignorer la cause et la nature, venoit à manquer. Il pouvoit juger que les Espagnols lui demanderoient un compte sévère de son admi-

Alberoni inquiet de la santé du roi d'Espagne.

petite escadre pour faire la chasse dans les Indes aux pirates et aux contrebandiers. Philippe V le récompensa en lui donnant le grade de lieutenant général des armées navales; mais il mourut à Madrid en décembre 1721. Il avait épousé Anne Helvétius, née en 1690, fille du médecin, dont il se sépara le 23 avril 1721. Après sa mort, sa femme se remaria à Louis Bérault de la Haye, ancien gentilhomme de la manche du duc de Berry (*Mémoires de Luynes*, tome XVI, p. 174), dont il a été question dans nos Mémoires à propos de la duchesse de Berry (tomes XXIV, p. 258, et XXVI, p. 319-321).

1. Saint-Simon copie cette nouvelle dans Torcy (p. 588); notre *Gazette* n'en dit rien, ou du moins si elle en parle (p. 269) c'est sans mentionner que les vaisseaux pris fussent français; mais Dangeau l'a notée dans son *Journal* (tome XVII, p. 301). Par suite des traités, le commerce direct avec les Indes espagnoles était interdit aux vaisseaux français, ce qui n'empêchait pas de nombreux contrebandiers de s'y livrer.

2. Le prince de Santo-Buono Caraccioli : tome XXII, p. 143.

3. Il a été parlé de cette monnaie dans le tome XXX, p. 343. Dangeau dit quatorze millions de livres françaises.

4. *Gazette*, p. 269.

nistration, et qu'il lui seroit peut-être difficile de se justifier d'avoir engagé témérairement la nation dans une guerre dont on ne pénétroit pas encore l'objet ni l'utilité. L'ambassadeur de Sicile à Madrid ne fut pas le seul qui avertit son maître de prendre garde aux desseins du roi d'Espagne. Le nonce, qui les ignoroit, avertit aussi le Pape de prendre ses précautions, parce qu'il pourroit arriver que le débarquement des troupes d'Espagne se feroit en quelque endroit de l'État ecclésiastique. Il l'écrivoit peut-être pour servir Alberoni en intimidant le saint-père, comme un moyen sûr de vaincre le refus des bulles de Séville. Le nonce dépeignoit donc la nation espagnole comme également irritée de ce refus. Il représenta qu'il étoit essentiel dans ces circonstances d'apporter toutes les précautions nécessaires pour prévenir le mal qui pourroit arriver; qu'il falloit user d'une extrême vigilance, d'autant plus que le Pape ne pouvoit espérer de personne de recevoir des avis sûrs et certains; que le duc de Parme, qui auroit pu lui en donner, ignoroit lui-même les desseins du roi d'Espagne; et qu'enfin Sa Majesté Catholique, irritée vraisemblablement par les instigations de son ministre, venoit de mettre en séquestre les revenus des églises de Séville et de Malaga, et d'établir un économe pour les percevoir à l'avenir et les régir. Une telle résolution devint dans la suite un des chefs principaux des plaintes et des poursuites que le Pape fit contre le cardinal Alberoni. En effet c'étoit à lui seul qu'il pouvoit attribuer un séquestre qu'il regardoit comme une violence faite aux privilèges et immunités ecclésiastiques, étant bien assuré que les intentions du roi d'Espagne étoient très éloignées des voies que son ministre lui faisoit prendre.

Adresse d'Aldrovandi pour servir Alberoni à Rome.

Foiblesse singulière du roi d'Espagne; abus qui s'en fait.

Ce prince avoit donné une preuve singulière de ses sentiments à l'égard des biens d'Église, car, ayant des scrupules de conscience qu'il ne pouvoit surmonter sur l'usage qu'il avoit été forcé de faire des revenus de quelques églises vacantes de son royaume, pendant les temps malheureux de la dernière guerre, il avoit fait demander secrètement au Pape l'absolution de l'excommunication qu'il croyoit avoir encourue pour avoir appliqué aux besoins de l'État les revenus de ces églises pendant ces conjonctures fâcheuses. La cour de Rome ne s'étoit pas rendue difficile, et tout pouvoir d'absoudre ce prince avoit été envoyé au P. Daubenton, son confesseur[1]. Le Pape avoit de plus remercié par une lettre particulière, et loué ce religieux en des termes capables de lui faire espérer les plus hautes récompenses, du zèle qu'il avoit fait paroître en cette occasion. Il y avoit donc lieu de croire qu'un roi si pieux, dont la conscience étoit si timorée qu'il avoit demandé secrètement l'absolution d'une résolution prise et exécutée dans une nécessité pressante et pour sauver son État, ne se porteroit jamais de lui-même à toucher de nouveau, et sans nul besoin, aux biens et aux revenus de l'Église. Avant que le Pape sût le séquestre des revenus de Séville et de Malaga, il voulut s'informer de deux circonstances, seulement pour la sûreté de la conscience du roi d'Espagne. Sa Sainteté demanda au P. Daubenton, premièrement, quelles raisons il avoit eues de restreindre l'absolution dont le pouvoir lui avoit été envoyé de Rome, et de la réduire au seul cas de l'appropriation des revenus vacants. Le Pape prétendoit qu'il y avoit bien d'autres cas où le roi d'Espagne n'avoit pas moins offensé l'immunité ecclésiastique et l'autorité du saint-siége, et par conséquent il ne comprenoit pas pourquoi le P. Daubenton n'avoit pas usé de l'ample faculté qui lui avoit été donnée d'absoudre de tous ces cas. Sa Sainteté se plaignoit en second lieu qu'il ne l'eût pas informée de ce qu'il avoit réglé avec Sa Majesté Catholique, au sujet des satisfactions dues à la Chambre apostolique. Le Pape ne pouvoit croire qu'il se fût avancé à donner l'absolution sans cette condition, à

1. Voyez la lettre publiée dans l'appendice VII de notre tome XXXII.

laquelle la faculté d'absoudre étoit littéralement limitée. Ces plaintes, au reste, ne diminuoient en rien son affection pour ce jésuite. Il crut même lui donner une preuve distinguée de sa confiance, en s'adressant uniquement à lui, pour avoir ces éclaircissements sans les demander à son nonce à Madrid, à qui il ne voulut pas en écrire, pour mieux observer le secret que le roi d'Espagne avoit demandé. Sa Sainteté exigea cependant du confesseur de communiquer à ce ministre ce qui s'étoit passé, et de plus, d'envoyer à Rome un témoignage authentique du concordat que le confesseur devoit avoir fait avec le roi d'Espagne, soit avant, soit après l'absolution donnée, selon les facultés qu'il en avoit reçues[1]. Cette cour, si sûre du roi d'Espagne, craignoit seulement son premier ministre, nonobstant la dignité de cardinal qui devoit l'attacher plus particulièrement aux intérêts du saint-siége.

Frayeur du Pape de l'Empereur.

L'opinion publique étoit que le Pape craignoit moins encore les entreprises qu'Alberoni méditoit, que Sa Sainteté ne craignoit le ressentiment de l'Empereur, persuadé ou faisant semblant de croire que le projet du roi d'Espagne étoit concerté avec elle. Le Pape desiroit donc, comme une grâce principale, que Sa Majesté Catholique lui fît quelque honneur à la cour de Vienne de la paix qu'on disoit prête à se conclure entre ces deux princes, et le nonce Aldrovandi eut ordre de représenter au roi d'Espagne que ce seroit faire à Sa Sainteté un plaisir qui ne coûteroit guères à Sa Majesté Catholique, que de répondre à la lettre que Sa Sainteté lui avoit écrite de sa main, et de marquer dans cette réponse que les remontrances paternelles du chef de l'Église avoient engagé ce prince à faciliter la conclusion de la[2] paix avec l'Empereur,

1. Toute cette correspondance doit exister dans les volumes du fonds *Spagna* des archives du Vatican, auquel a été empruntée la lettre mentionnée à la note précédente.

2. Les mots *conclusion de la* ont été ajoutés en interligne.

dans la vue de ne point mettre d'obstacle aux progrès des armes chrétiennes en Hongrie. Une telle réponse, que le devoir et la bienséance seuls sembloient exiger, étoit cependant si desirée de Sa Sainteté qu'elle déclara que, dans son esprit, elle tiendroit lieu de la satisfaction qu'elle avoit jusqu'alors inutilement demandée, pour le manquement, disoit-elle, de l'année précédente, dont le souvenir demeureroit toujours profondément gravé dans sa mémoire[1].

Cellamare fait des pratiques secrètes pour soulever la France contre le Régent.

Les arrêts opposés du Conseil et du Parlement[2], qui faisoient alors du bruit, firent croire à ceux qui, comme le nonce Bentivoglio, desiroient le désordre, qu'ils étoient au moment de voir leurs souhaits réussir. Cellamare, qui travailloit alors dans cette vue, ne manqua pas d'avertir le roi son maître que, s'il y avoit en France des flambeaux pour allumer le feu, l'affaire de la monnoie pourroit exciter un incendie[3] funeste au royaume. Il est ordinaire à ceux qui sont occupés d'une affaire principale de croire qu'elle occupe également tous les esprits. Cellamare étoit donc persuadé que généralement toute la nation françoise songeoit uniquement à l'alliance que le Régent négocioit, et que généralement aussi toute la nation, à la réserve de peu de personnes admises dans le cabinet de Son Altesse Royale pour seconder ses maximes, désapprouvoit cette négociation, même au point de prendre des partis extrêmes pour en prévenir le succès. Sur ce fondement, il s'étoit émancipé dans ses discours, et, quoique jusqu'alors il n'eût agi que secrètement, il s'étoit donné la liberté de parler de manière qu'il avoit aigri le

1. Saint-Simon passe ici plusieurs pages du manuscrit de Torcy, relatives aux affaires de la Constitution et va reprendre à la page 607 des Mémoires du ministre.

2. A propos de l'édit sur les monnaies; voyez le *Journal de Dangeau*, p. 329, 20 juin. Saint-Simon reviendra plus longuement sur ce conflit dans le prochain volume (tome XV de 1873, p. 347-352).

3. Il y a dans le manuscrit *une incendie*; voyez la note 2 de la page 59 dans notre tome XXVIII.

Régent. Il voulut réparer auprès de lui ce qu'il avoit dit; mais toutefois il n'abandonna pas les pratiques secrètes qu'il avoit commencées, et, pendant qu'il vouloit faire croire au Régent qu'il ne desiroit que l'union et la bonne intelligence entre Sa Majesté Catholique et Son Altesse Royale, il conjuroit le roi son maître de croire qu'à Londres et à Paris on persisteroit dans les résolutions prises, l'intention des deux princes étant d'établir sur les fondements de la paix générale, l'un ses espérances, l'autre sa sûreté sur le trône.

Sentiment de Cellamare sur le roi de Sicile; il confie à son ministre l'ordre qu'il a de faire une étrange déclaration au Régent.

La foi du roi de Sicile, quoique douteuse, ne la paroissoit plus à Cellamare, parce qu'étant persuadé que le roi d'Espagne, ayant besoin de ce prince, ne devoit rien oublier[1] pour ménager ses bonnes dispositions, ainsi la confiance étoit grande entre l'ambassadeur d'Espagne et le comte de Provane, chargé pour lors à Paris des affaires du roi de Sicile[2]. Cellamare lui apprit qu'il avoit reçu par un courrier un ordre positif de déclarer au Régent qu'il étoit inutile de laisser plus longtemps Nancré auprès de Sa Majesté Catholique, parce qu'elle ne vouloit accepter ni le projet ni tel autre qu'on pourroit lui proposer, quand même la cession du royaume de Naples y seroit comprise; qu'elle vouloit uniquement se venger de ceux qui osoient prétendre lui imposer des lois et disposer de sa volonté à leur fantaisie; qu'elle tâcheroit en même temps d'ouvrir les yeux aux bons François, et leur faire connoître le mauvais usage que M. le duc d'Orléans faisoit de l'autorité de sa régence; combien, par conséquent, leur fidélité étoit intéressée à ne plus tolérer de semblables abus.

Forte déclaration de Beretti

L'ambassadeur d'Espagne en Hollande eut en même temps ordre de déclarer que son maître ne recevroit jamais la loi barbare que ses plus grands amis, et ceux qui

1. *Oublier* est en interligne, au-dessus de *menager*, biffé.

2. Saint-Simon réunit en une seule deux phrases de Torcy; de là l'allure incorrecte de la phrase qui vient de finir.

avoient reçu de lui plus de bienfaits, prétendoient lui imposer ; que le seul cas de la dernière extrémité pourroit le réduire à cette nécessité ; mais qu'il mettoit sa confiance en Dieu, et que la Providence divine sauroit ouvrir à la monarchie espagnole les chemins pour parvenir à la plus grande gloire, et pour obliger au repentir ceux qui refusoient aveuglément de profiter de l'amitié que Sa Majesté Catholique leur offroit. A cette déclaration, [il] ajouta que le but de Georges et du Régent étoit connu de toute l'Europe ; qu'au reste l'Espagne n'étoit plus une puissance si foible et si abattue qu'elle dût souffrir le manquement de foi et les mortifications qu'elle avoit essuyées en d'autres conjonctures ; qu'elle pouvoit enfin faire respecter ses résolutions et le parti qu'elle choisiroit, de quelque côté qu'elle voulût faire pencher la balance.

en Hollande.

Scélératesse d'Alberoni à l'égard du roi de Sicile.

Pendant qu'Alberoni tâchoit d'éblouir les nations étrangères par l'éclat de la puissance nouvelle où il prétendoit avoir élevé l'Espagne, il voulut endormir le roi de Sicile par de fausses confidences. Ainsi, en même temps qu'on dépêcha de Madrid un courrier au prince de Cellamare, avec l'ordre de parler si décisivement au Régent, le cardinal fit partir un autre courrier pour avertir le roi de Sicile que le roi d'Espagne faisoit partir sa flotte ; que l'intention de Sa Majesté Catholique étoit de faire tous ses efforts pour garantir ce prince des insultes de l'Empereur et de ses alliés.

L'armement d'Espagne ne causoit nulle alarme à la cour de Vienne. Si elle en eût [eu] la moindre inquiétude, il dépendoit de l'Empereur de s'assurer des secours de France et d'Angleterre, en acceptant le traité que ces deux couronnes lui offroient. Il étoit si avantageux à ce prince que le public étoit persuadé qu'il y souscriroit, non-seulement sans balancer, mais encore avec l'empressement que produit ordinairement la crainte de perdre une conjoncture heureuse, qu'on ne retrouve pas après

Audace des Impériaux, et sur quoi fondée ; nouvelle difficulté sur les garnisons.

l'avoir laissée mal à propos échapper. Toutefois les ministres de l'Empereur, bien persuadés que les ministres d'Angleterre, encore moins le roi leur maître, ne leur manqueroient pas, et que, par le moyen des Anglois, l'Empereur obtiendroit de la France ce qu'il desireroit, firent des difficultés, même des changements, sur le projet que le suisse Schaub leur avoit présenté. Il revint en France rendre compte de sa négociation, et des obstacles qui suspendoient encore la conclusion du traité[1]. Stair, ambassadeur d'Angleterre à Paris, ne trouva pas qu'ils fussent considérables. Toutefois l'Empereur demandoit, par un nouvel article qu'il avoit ajouté au projet, que les alliés consentissent qu'il mît des garnisons impériales dans les places des États de Toscane et de Parme, et le seul adoucissement qu'il apportoit à cette proposition dure étoit qu'au moins on convînt de toutes parts qu'il n'entreroit dans ces places ni garnison françoise, ni espagnole, ni soudoyée au nom du prince à qui l'expectative des États de Toscane et de Parme devoit être donnée.

Stair et Schaub insistèrent[2], pour la satisfaction de l'Empereur, sur ce second point, dans une audience que le Régent leur donna, et qui dura trois heures. Son Altesse Royale convint avec eux que les garnisons ne seroient ni françoises ni espagnoles. Il proposa des troupes neutres[3] ; il lui vint même en pensée de prier le roi d'Angleterre de garder par des troupes à lui les places dont il étoit question, en attendant que la contestation fût réglée. Ces troupes auroient prêté serment au Grand-

1. Schaub arriva à Paris le 18 juin, venant de Vienne : L. Wiesener, *Le Régent, l'abbé Dubois et les Anglais*, tome II, p. 169 ; Dom H. Leclercq, *Histoire de la Régence*, tome I, p. 522.

2. Ce verbe, oublié, est en interligne.

3. L'expédient avait été suggéré au Régent par l'abbé Dubois dès le 30 mai (P. Bliard, *Dubois cardinal et premier ministre*, tome I, p. 321).

Duc et au duc de Parme. Stair se chargea d'en écrire au roi d'Angleterre, et le Régent dit qu'il attendroit la réponse avant que d'en faire la proposition à Vienne. Cependant Stair n'oublia rien pour lui faire craindre que l'Empereur, bien disposé à souscrire le traité, ne changeât de sentiment si l'expédition préparée par l'Espagne venoit à échouer. Les avantages offerts pour l'agrandissement de l'Empereur ne suffiroient pas, si l'on en vouloit croire Stair, pour borner les desirs de ce prince. Il demanderoit de nouvelles conditions, et ne se croiroit pas obligé aux premières, si l'entreprise du roi d'Espagne, dont le succès étoit très incertain, venoit à échouer. L'Empereur prétendoit aussi de nouvelles renonciations de la part du roi d'Espagne. Stair trouvoit tant de justice dans toutes ses demandes, tant de dispositions en France à les passer, qu'il regardoit le traité comme fait, puisque la conclusion ne dépendoit que d'un seul article, peu important suivant son opinion, tel enfin que le Régent ne pouvoit refuser de l'admettre, non plus que les autres demandes de la cour de Vienne, toutes si évidemment raisonnables. C'étoit un triomphe pour un ministre anglois que d'obliger la France et l'Espagne à demander des troupes angloises pour garder les places des États de Toscane et de Parme. Il étoit vraisemblable que l'Empereur, sûr de la cour d'Angleterre, ne récuseroit pas de pareils gardiens. Ainsi Stair étoit personnellement flatté de la pensée que M. le duc d'Orléans avoit eue, de proposer lui-même à l'Empereur de confier ces places aux Anglois, et d'y laisser leurs garnisons jusqu'à ce qu'on fût convenu d'un projet pour les relever par des troupes neutres choisies à la satisfaction des parties intéressées. Mais il n'eut pas longtemps le plaisir d'espérer que cette idée seroit suivie de la réalité. Le Régent, au lieu de troupes angloises, proposa des Suisses, et, pour ôter toute ombre de soupçon, il ajouta qu'ils seroient payés par le corps helvétique, et que chaque canton recovroit des parties intéressées un subside suffisant pour le payement de cette solde[1].

Scélératesse de Stair.

Une proposition si juste ne pouvoit être rejetée. Stair n'osa la condamner en elle-même; mais il fit entendre au roi son maître qu'elle étoit dangereuse, en ce qu'elle prolongeroit la négociation, et que les délais pourroient faire échouer le traité; que tout devoit être suspect de la part des ministres de France; qu'ils étoient les auteurs de la proposition nouvelle des garnisons suisses, et que, quoiqu'on ne pût la dire mauvaise en elle-même, ces ministres donnoient, disoit-il, dans ce qu'il y avoit de plus mauvais sans en faire semblant; qu'on pouvoit porter ce jugement de leurs intentions secrètes sans blesser la charité, puisqu'il avoient saisi toutes les occasions de s'opposer au traité dès le commencement; qu'ils différeroient le plus qu'il seroit possible d'envoyer à Londres la résolution du Régent, pour la faire passer à Vienne si elle étoit approuvée du roi d'Angleterre, et que peut-être ils donneroient pour motif de retardement l'embarras survenu à Paris au sujet de l'affaire de la monnoie. Cet incident, que les ministres étrangers regardoient comme un commencement de brouillerie éclatante entre le Régent et le Parlement, étoit pour eux un sujet important de réflexions et d'attention sur les suites qu'un tel démêlé pouvoit avoir.

Fausseté et pis des ministres anglois à l'égard de l'Espagne.

Le roi d'Angleterre, soit par ce motif, soit par l'intérêt capital qu'il avoit de conserver à ses sujets la liberté du commerce d'Espagne, essayoit de maintenir un reste de bonne intelligence avec le roi d'Espagne, quoique la flotte angloise fût déjà sortie de la Manche, envoyée à dessein et avec des ordres exprès de traverser les entreprises que l'armée d'Espagne pourroit tenter en Italie. Les ministres anglois tâchoient de justifier par des paroles la conduite que leur maître tenoit à l'égard de l'Espagne; mais, l'apo-

1. D'après le P. Bliard, ce fut encore Dubois qui proposa de recourir aux Suisses.

logie en étant difficile, ils se plaignoient d'Alberoni, attribuant au procédé de ce ministre l'aigreur déraisonnable que le roi d'Espagne faisoit paroître à l'égard du roi d'Angleterre. Comme il étoit au moins douteux que ces plaintes réussissent à Madrid, et que le roi d'Espagne se laissât persuader de l'amitié des Anglois, malgré les preuves qu'il recevoit de leur inimitié, les ministres anglois avoient soin d'avertir leurs marchands à Cadix et dans les autres ports d'Espagne de se tenir sur leurs gardes, et de prendre des mesures pour mettre à couvert leurs effets en cas de rupture. Toutes choses y paroissoient disposées, et cependant le roi d'Espagne manquoit absolument d'alliés.

Un prince dont la puissance étoit grande, mais trop éloignée pour être utile à l'Espagne, s'offrit à la seconder: le Czar fit dire à Cellamare qu'il étoit prêt de reconnoître le roi d'Espagne pour médiateur des différends du Nord; que de plus il feroit dire clairement au Régent que, étant mal satisfait des Autrichiens et du roi d'Angleterre, il étoit résolu d'appuyer les intérêts du roi d'Espagne.

Le Czar s'offre à l'Espagne.

Il eût été plus utile pour ce dernier monarque que les Provinces-Unies en eussent entrepris la défense; mais l'objet principal de cette république étoit alors de conserver la paix, et de se ménager également envers toutes les puissances, dont les intérêts différents pouvoient rallumer la guerre en Europe. Cette république demeuroit dans une espèce d'inaction, et paroissoit également sourde aux instances de la France et de l'Angleterre, et à celles de l'Espagne. On attendoit de temps à autre quelque effet de différentes députations des villes de la province de Hollande, des assemblées des États de la même province; mais il n'en sortoit aucune résolution.

Intérêt et inaction des Hollandois.

Beretti s'applaudissoit d'une lenteur qu'il croyoit insupportable aux cours de France et d'Angleterre. Il attribuoit à sa dextérité la longue incertitude des Hollandois, et, pour se rendre encore plus agréable à Alberoni, il

Vanteries, conseils, intérêt de Beretti.

renchérissoit par de nouvelles invectives sur celles dont ce cardinal usoit familièrement en parlant de la conduite de la France. Beretti, non content de parler, faisoit encore agir le résident de Sicile à la Haye, et démentoit par cet homme, qu'il envoyoit de porte en porte, le bruit qui s'étoit répandu d'un accommodement déjà fait entre l'Empereur et le duc de Savoie. Il assuroit en même temps que le roi d'Espagne se défendroit jusqu'à la dernière extrémité; que, plutôt que céder, il mettroit l'épée à la main, résolu toutefois d'écouter et d'admettre les bons offices que la République interposeroit pour la paix, quand ils seroient, disoit-il, portés dans les termes et avec la possibilité convenables. Il se croyoit assuré, ou peut-être feignoit-il de l'être pour se rendre plus agréable à Madrid, que si la République employoit ses offices, elle useroit de phrases telles que la France et l'Angleterre et la cour de Vienne en seroient également satisfaites, sans toutefois que les États-Généraux prissent le moindre engagement sur la matière du projet, que le roi d'Espagne n'accepteroit ni ne vouloit accepter. Ainsi ce prince, admettant seulement les offices d'une république zélée pour la conservation de la paix, devoit, suivant l'idée de son ambassadeur, faire le beau personnage de prince pacifique, sans se lier, sans discontinuer, s'il ne vouloit, ses entreprises, libre et maître de faire ce qu'il lui plairoit dans la situation avantageuse d'attendre les offices, de répondre comme il le trouveroit à propos, et de dire non quand bon lui sembleroit.

Beretti conseilloit de plus de rendre des réponses plausibles, d'amuser le tapis et de gagner du temps, excellent moyen pour exciter les soupçons et la division entre les puissances qui se liguoient contre l'Espagne; car il croyoit que la France se défieroit des[1] promesses du roi d'Angleterre, dès qu'elle s'apercevroit que ce prince, qui

1. Avant ce mot, Saint-Simon a biffé *de l'Angl.*

avoit répondu que les Hollandois entreroient dans l'alliance, n'avoit pas eu en Hollande le crédit dont il s'étoit vanté, ou bien qu'il manquoit à sa parole. Pour appuyer ces conseils, Beretti représenta que, si le roi d'Espagne refusoit sèchement le projet, sans ajouter comme un lénitif[1] que la Hollande pourroit employer ses offices, le parti françois-anglois-autrichien, celui des ignorants et des autres qui veulent tout savoir, tomberoient tous ensemble sur l'Espagne, au lieu que le torrent seroit détourné par le moyen qu'il proposoit; que la conjoncture étoit d'autant plus favorable que Cadogan, par ses bravades et par ses menaces, avoit irrité les bourgmestres d'Amsterdam, aussi bien que les membres des États d'Hollande, et qu'enfin quatre des principales villes de cette province demandoient déjà des grâces au roi d'Espagne pour le commerce, s'engageant de procurer en ce cas la neutralité des États-Généraux.

Succès des menées de Cadogan en Hollande.

Cadogan, de son côté, paroissoit très content du succès de ces mêmes négociations que Beretti disoit échouées, et, pendant que ce dernier se donnoit à Madrid comme le promoteur des dégoûts qu'il supposoit que son antagoniste recevoit en Hollande, Cadogan écrivoit à Londres que, par sa dextérité et par le crédit de ses amis dans la province d'Hollande, il avoit réussi à persuader les villes d'Amsterdam, Dorth, Haarlem, Tergouw et Gorcum[2] de prendre enfin la résolution de signer le projet; que la plus grande partie des villes de la même province suivroit l'exemple de ces premières, en sorte que, lorsque chaque ville auroit donné son consentement particulier,

1. Mot déjà rencontré dans le tome XX, p. 177.

2. Dorth, ou plutôt Dordrecht, est une ville de la Hollande méridionale, dans une île de la Meuse, à quinze kilomètres Sud-Est de Rotterdam; Haarlem, chef-lieu de la Hollande septentrionale, est à dix-sept kilomètres Ouest d'Amsterdam; Tergouw (Saint-Simon écrit *Tergaw*), qu'on appelle plutôt Gouda, est située sur le petit Yssel, au Nord-Est de Rotterdam; enfin Gorcum, en hollandais Gorinchem, est sur le Wahal, dans la Hollande méridionale, à l'Ouest de Dordrecht.

rien ne retarderoit plus la résolution unanime de la province, et la chose paroissoit d'autant plus sûre que le Pensionnaire et les amis de l'Angleterre, alors très nombreux, y travailloient de tout leur pouvoir avec espérance de réussir avant la séparation de l'assemblée des États d'Hollande. La province d'Utrecht donnoit les mêmes espérances. Déjà ses ecclésiastiques et ses nobles consentoient au projet, et on ne doutoit pas que la ville d'Utrecht n'y consentît aussi dans l'assemblée qui devoit se tenir le 26 juin.

Menteries, avis et fanfaronnades, embarras de Beretti, qui tombe sur Cellamare*.

Mais malgré ces dispositions Beretti, persuadé que la voie la plus sûre de plaire étoit de rapporter des choses agréables, persistoit à assurer le roi son maître que les Hollandois ne feroient aucune démarche qui pût lui déplaire. Il prétendoit le savoir en confidence des députés les plus graves[1]. C'étoit selon lui l'effet des ménagements qu'il avoit eus à l'égard de ceux de la République capables de rendre de bons services; mais, en vantant son attention pour eux et le fruit qu'il tiroit de son industrie, il voulut aussi laisser croire que le dernier mémoire qu'il avoit délivré aux États-Généraux avoit fait sur l'esprit de l'assemblée une impression si heureuse qu'on devoit attribuer à ce rare ouvrage une partie principale du succès. Beretti relevoit l'utilité de ce mémoire avec d'autant plus de soin qu'il s'étoit avancé sans ordre de promettre que le roi d'Espagne accepteroit les bons offices de la République. Il n'étoit pas sans inquiétude des suites que pourroit avoir à Madrid une démarche faite sans la participation du premier ministre, jaloux à l'excès de son autorité, très éloigné d'approuver de pareilles licences, et de permettre aux ambassadeurs d'Espagne de les prendre à son insu. Ainsi Beretti n'oublia rien pour faire comprendre au cardinal Alberoni que, s'il s'étoit

1. La *Gazette de Leyde*, nos 51 et 52, mentionne plusieurs conférences de Cadogan et de Beretti avec les membres des États.

* Les quatre derniers mots remplacent *envieux de Monteleon au dr* (dernier) *excès*, biffé.

émancipé, il ne l'avoit fait que parce qu'il avoit connu clairement qu'une telle déclaration étoit, disoit-il, le moyen unique de mettre une digue au torrent impétueux des instances de la France et de l'Angleterre, et qu'en effet par cet expédient employé à propos, il avoit obtenu les délais et le bénéfice du temps, dont Cadogan paroissoit actuellement désespéré; car il étoit arrivé à la Haye en figure de dictateur, accompagné de pompes, de festins, de livres sterling en quantité prodigieuse. Il se trouvoit, chose singulière, secondé par les François et les Autrichiens. Outre l'argent, il faisoit agir les prédicants[1], et remuoit par leur moyen, ajoutoit Beretti, les passions du bigotisme[2] protestant, de manière que les peuples étoient persuadés que la religion de l'État ne pouvoit être en sûreté, si la République n'adhéroit en tout aux sentiments du roi Georges. Il sembloit donc aux ministres françois et anglois qu'ils devoient commander à baguette à la république d'Hollande. Telles étoient les relations que l'ambassadeur d'Espagne faisoit à la cour de Madrid. Il les ornoit de temps en temps de quelques nouvelles découvertes. Il supposoit que les alliés avoient gagné de certains magistrats d'Amsterdam. Souvent il taisoit leurs noms, se faisant honneur de l'espèce de discrétion que l'ignorance des faits ne lui permettoit pas de violer. Quelqu'un lui dit que Pancras, bourgmestre d'Amsterdam[3], et Buys, pensionnaire de la même ville, avoient été gagnés par l'argent d'Angleterre; il fut moins discret à leur égard. Il chargea surtout Buys, le nommant l'orateur des Anglois. Malgré ses ennemis, il se vantoit de faire face à tout. Comme il doutoit cependant du succès et de ses assurances et de

1. Mot déjà employé par Saint-Simon au tome XI, p. 82, au sens de ministre protestant dont la fonction est de prêcher.

2. Le *Dictionnaire de l'Académie* de 1718 ne donnait que *bigoterie*. au sens d'hypocrisie, fausse dévotion, et le *Littré* ne cite du mot *bigotisme* que le présent exemple de notre auteur.

3. Ci-dessus, p. 61.

ses prédictions, il ne vouloit pas s'en rendre absolument garant envers le roi son maître. Il avertit ce prince qu'il étoit impossible de répondre du parti que prendroit la République depuis que la France étoit entrée en danse, rejetant indirectement sur Cellamare le démérite de n'avoir pas empêché l'union entre le Régent et le roi d'Angleterre.

Beretti, fertile en expédients bons ou mauvais, conseilla à Alberoni de faire courir le bruit qu'il seroit ordonné aux négociants espagnols de remettre à ceux que Sa Majesté Catholique commettroit un registre fidèle de tous les effets confiés à ces négociants appartenants aux Anglois et aux Hollandois. Il représenta que cette simple formalité donneroit lieu à bien des réflexions, et que la démarche pouvoit être utile, parce que Buys soutenoit en Hollande que les négociants espagnols étoient si fidèles que jamais ils ne découvriroient les effets appartenants à leurs correspondants. Enfin, la principale vue de Beretti étant toujours de gagner du temps, il souhaitoit comme une chose avantageuse au roi son maître que les États-Généraux, sans en être sollicités de la part de ce prince, lui écrivissent pour lui proposer non-seulement d'être médiateurs, mais encore arbitres des différends présents; car il seroit facile en ce cas de laisser écouler deux mois entre la proposition et la réponse, et, pendant cet intervalle, comme on étoit alors au moins de juin, le roi d'Espagne auroit éprouvé le succès de son entreprise. S'il étoit heureux, disoit Beretti, Sa Majesté Catholique seroit en état de soutenir ses droits et ses prétentions, et s'il étoit malheureux, plus on approcheroit de la fin de la campagne, et plus on auroit le temps de négocier. Ce ministre, de son côté, prétendoit ne rien négliger, soit pour détourner les villes de Hollande de prendre aucun engagement contraire aux intérêts du roi son maître, soit pour semer la défiance, source de discorde, entre les puissances liguées ou prêtes à se liguer ensemble contre l'Espagne.

Le duc de Lorraine demande le dédommagement promis du Montferrat*. Manèges de Beretti ; sa coupable envie contre Monteleon.

Comme le duc de Savoie[1] n'avoit pris encore aucun engagement, Beretti crut faire beaucoup d'inspirer à l'agent que ce prince avoit en Hollande des soupçons sur les desseins que l'alliance prête à éclater pouvoit former au préjudice de la maison de Savoie. Le duc de Lorraine avoit écrit au roi d'Angleterre, et pareillement aux États-Généraux, représentant à l'une et à l'autre puissance que, pendant la guerre terminée par le traité d'Utrecht, les alliés lui avoient promis de l'indemniser de ses prétentions sur le Montferrat donné au duc de Savoie sans autre raison que celle du bien de la cause commune. Le roi d'Angleterre avoit déjà répondu qu'il falloit attendre un temps plus favorable, la conjoncture présente ne permettant pas d'agir pour les intérêts du duc de Lorraine, si le duc de Savoie n'y donnoit occasion par sa résistance à souscrire au traité. La Hollande, plus lente dans ses réponses, n'en avoit fait aucune au duc de Lorraine. Le public ignoroit même que ce prince lui eût écrit, quand Beretti révéla cette espèce de secret à l'agent de Sicile à la Haye, et prétendit par cette confidence lui donner une preuve de l'attention que le roi d'Espagne auroit toujours aux intérêts du roi de Sicile quand ce dernier auroit un procédé sincère à l'égard de Sa Majesté Catholique.

Manèges et bas intérêt de Beretti, qui veut perdre Monteleon.

Beretti, voulant toujours pénétrer les motifs secrets, dit à l'agent de Sicile que, comme le duc de Lorraine ne remuoit pas la prunelle[2] sans la volonté de l'Empereur, on devoit regarder les lettres qu'il avoit écrites en Angleterre et en Hollande comme une insinuation procédant de quelque stratagème politique de la cour de Vienne, soit pour faire peur au roi de Sicile, soit pour se venger de lui, supposé qu'elle crût que ce prince se conduisît de bonne foi à

1. Mémoires de Torcy, p. 621 et suivantes.

2. Locution figurée que les dictionnaires ne relèvent pas.

* Cette première partie de la manchette, écrite par erreur sur la marge intérieure du manuscrit, a été biffée et reportée sur la marge extérieure.

l'égard du roi d'Espagne. Beretti, content de tout ce qu'il remarquoit d'ingénieux dans sa propre conduite, satisfait de son zèle et de son attention à profiter des moindres occasions de servir utilement son maître, et, persuadé que la cour de Madrid ne pouvoit lui refuser la justice qu'il se faisoit à lui-même, croyoit aussi qu'il ne lui manquoit pour posséder toute la confiance du roi d'Espagne dans les affaires étrangères que de décrier et de vaincre Monteleon, son ancien ami, mais qu'il haïssoit alors parce que tous deux couroient la même carrière, et que, dans l'esprit du public, Monteleon avoit sur lui de grands avantages. C'en étoit un pour Beretti de savoir que son émule étoit mal dans l'esprit du roi et de la reine d'Espagne et d'Alberoni. Avec une pareille avance, il ne doutoit pas de perdre un compétiteur si dangereux, et, pour y parvenir, il ne cessoit de se plaindre des lettres qu'il recevoitde Monteleon, contenant des avis si superficiels et si obscurs. que, après les avoir lues, il n'en étoit pas plus instruit. Beretti l'accusoit de faire l'avocat perpétuel des Anglois, si changés à son égard qu'ils célébroient ses louanges après en avoir dit beaucoup de mal.il n'y avoit pas encore longtemps. Beretti se vantoit d'être devenu au contraire l'objet de leur haine et de celle des François, nonobstant les civilités feintes et affectées qu'il recevoit de leur part.

Audace de[s] ministres impériaux. Abbé Dubois bien connu de Pentenrieder.

Il est certain que les ministres de la cour d'Angleterre décrioient ou élevoient alors ceux de France et d'Espagne, selon qu'ils plioient ou qu'ils résistoient aux volontés du roi d'Angleterre. Nancré étoit alors regardé comme absolument gagné par Alberoni; l'abbé Dubois étoit célébré, quoique Pentenrieder, alors ministre de l'Empereur à Londres, eût très mauvaise opinion de lui et que même il ne se mît pas en peine de cacher ce qu'il en pensoit; car il suffisoit d'être agent de l'Empereur pour se croire en droit de parler avec autorité, de trancher et de décider souverainement sur toutes les difficultés d'une négociation, même sur le mérite du négociateur. Pentenrieder trouva mauvais que l'abbé Dubois eût proposé à la cour d'Angleterre d'essayer les moyens de douceur pour fléchir le roi d'Espagne et lui persuader de souscrire au traité moyennant la promesse que les alliés lui feroient de permettre qu'il mît des garnisons espagnoles dans les places de Toscane. Une telle proposition choquoit la cour de Vienne, et Pentenrieder, sans attendre de nouveaux ordres, déclara que, s'il en étoit question, il ne falloit plus parler de sociétés, son maître étant résolu de se porter à toutes sortes d'extrémités plutôt que d'admettre de telles conditions. Il ajouta que ses complaisances ne servoient qu'à augmenter la fierté d'Alberoni, que son but étoit de retrancher aux ministres anglois la connoissance des affaires d'Espagne, et que, bien loin de se rapprocher de leur manière de penser, on apprenoit par les dernières lettres de Madrid qu'il demandoit pour le roi d'Espagne la Sicile et la Sardaigne, et qu'il prétendoit encore prendre le duc de Savoie sous sa protection. Ainsi, cet homme n'ayant en vue que de renverser la disposition des traités, il falloit, suivant le raisonnement de Pentenrieder, agir avec vigueur pour le prévenir et pour détruire ses projets. La conséquence de ce raisonnement étoit la nécessité de faire partir au plus tôt l'escadre angloise destinée pour la Méditerranée. Les instances de l'envoyé de l'Empereur étoient favorablement écoutées; le roi d'Angleterre lui promit à la fin de mai que cette escadre partiroit avant la fin de la semaine, et que le commandant[1], qui avoit reçu des instructions conformes aux engagements de l'Angleterre, promettoit de faire le voyage en quinze jours, si le vent étoit favorable.

Embarras du roi de Sicile et ses vaines démarches et

Il n'y a pour les souverains de situation plus embarrassante que celle d'un prince foible, dont les États sont enviés par des puissances supérieures à la sienne, ennemies entre elles, mais desirant également l'une et l'autre

1. On a vu que c'était l'amiral Byng.

de ses ministres au dehors.

s'enrichir de ses dépouilles. Le duc de Savoie se trouvoit dans cette situation à l'égard de l'Empereur et du roi d'Espagne. Il ne pouvoit espérer d'empêcher par la force l'exécution de leurs desseins; sa seule ressource étoit celle de la négociation ; il l'avoit employée à Vienne et à Madrid ; mais sa dextérité ne pouvoit suppléer à l'opinion que toute l'Europe avoit de sa foi, et, comme il n'y avoit point de cour où elle ne fût également suspecte, ses ministres étoient plus souvent occupés à faire des apologies qu'ils ne l'étoient à négocier. Ils ne réussirent pas à Vienne, et leurs justifications à Madrid n'eurent pas un meilleur succès. Ils avouèrent au roi d'Espagne que leur maître avoit négocié à Vienne ; mais ils soutinrent que Sa Majesté Catholique n'avoit pas lieu de s'en plaindre, puisque ce prince lui avoit donné part et de l'objet et du peu de succès de sa négociation. L'objet en avoit été le mariage du prince de Piémont avec une des archiduchesses filles du défunt empereur Joseph[1]. Le roi de Sicile prétendoit encore de s'assurer par le même traité la possession de la Sicile, ou tout au moins d'en obtenir un équivalent juste et raisonnable si l'échange étoit jugé absolument nécessaire au repos de l'Europe ainsi qu'à l'accomplissement des vues des puissances engagées dans l'alliance. Il donnoit comme une marque de sa bonne foi le soin qu'il avoit eu de communiquer à ces mêmes puissances ainsi qu'au roi d'Espagne le peu de succès de cette négociation ; mais, prévoyant qu'on douteroit de la sincérité de ses expressions, il y ajouta que, si quelque puissance le vouloit attaquer, il repousseroit la force par la force, qu'il mettoit la Sicile en état de faire une résistance ferme et vigoureuse, et qu'il en usoit de même à l'égard des places de Piémont ; qu'il avoit fait la revue de ses troupes, qu'il étoit résolu de tout risquer si quelque ennemi l'attaquoit, et qu'enfin la défense qu'il feroit seroit digne de lui.

1. Tome XXXII, p. 299, et ci-dessus, p. 17 et 47.

Ce fut en ces termes que le marquis du Bourg[1], un de ses principaux ministres, déclara les intentions du roi son maître au marquis de Villamayor, alors ambassadeur d'Espagne à Turin[2]. Monteleon, instruit de cette déclaration par Villamayor, et croyant savoir les intentions du roi d'Espagne, jugea que, Sa Majesté Catholique et le roi de Sicile ayant une égale horreur du traité proposé, il ne risquoit rien en s'ouvrant à la Pérouse, résident de ce prince à Londres, comme au ministre d'un prince qui pensoit comme le roi d'Espagne et qui, par conséquent, devoit avoir le même intérêt, ayant le même objet. Il lui dit donc qu'il avoit reçu un ordre précis d'Alberoni de déclarer et de prouver que le roi d'Espagne ne pouvoit accepter les propositions qui lui étoient faites par la France et par l'Angleterre. La Pérouse remarqua une sorte d'affectation de la part de Monteleon à ne pas dire que Sa Majesté Catholique ne vouloit pas accepter les propositions. Tout est suspect à un ministre chargé des affaires de son maître, et les soupçons, souvent contraires au bon succès des négociations, sont permis quand on traite dans une cour dont les intentions sont au moins douteuses, et avec gens qu'on a raison de croire gagnés, et conduits par leur intérêt particulier. La Pérouse étoit persuadé que, si jamais le ministère anglois procuroit quelque avantage au roi de Sicile, ce ne seroit que par hasard, par caprice et par passion de la part des ministres; mais que, lorsqu'ils agiroient de sang-froid et de propos délibéré, ils travailleroient directement contre les intérêts

1. Ignace Solaro de Morette, marquis del Borgo, qu'on francisait en du Bourg, avait été envoyé de Savoie à la Haye de 1704 à 1713, et avait représenté son maître au congrès d'Utrecht. Gentilhomme de la chambre du roi de Sicile, grand-croix de l'ordre des Saints-Maurice et Lazare, il avait eu une mission temporaire à Rome en 1716. Son maître le prit en février 1717 pour secrétaire d'État des affaires étrangères et le nomma chevalier de l'Annonciade en 1719.

2. Notre tome XXX, p. 133.

Monteleon intéressé avec les négociants anglois ; ses bons avis en Espagne lui tournent à mal ; il s'en plaint.

de ce prince et à son désavantage. Il n'étoit pas plus sûr de l'ambassadeur d'Espagne ; car enfin Monteleon avoit acheté des actions[1] ; il étoit lié intimement avec les principaux négociants anglois[2] ; sa partialité pour eux paroissoit en toutes occasions ; son union étoit grande avec l'abbé Dubois ; il différoit autant qu'il lui étoit possible à déclarer les intentions du roi son maître au sujet du traité, et, lorsqu'il avoit déclaré à la Pérouse les derniers ordres qu'il avoit reçus de Madrid, la conclusion de son discours avoit été qu'il ne pouvoit se promettre un heureux succès du parti que prenoit le roi d'Espagne, et qu'il n'y avoit rien à espérer de pareilles entreprises si la France ne faisoit quelque chose de plus que de demeurer neutre.

Les lettres de Monteleon en Espagne étoient de même style, et, comme elles contrarioient directement la résolution du roi Catholique, non-seulement elles déplaisoient, mais elles fortifioient les soupçons qu'Alberoni avoit conçus, que Beretti avoit augmentés, et que tant de circonstances sembloient confirmer au sujet de la fidélité de l'ambassadeur. Il n'étoit pas difficile à Monteleon de reconnoître par les lettres qu'il recevoit les fâcheuses idées que la cour de Madrid avoit prises à son égard. Il s'en plaignoit, persuadé qu'il avoit bien servi son maître, et lui représentoit les inconvénients que le refus du traité entraîneroit, les difficultés de soutenir longtemps un semblable refus, enfin indiquant les mesures qu'il étoit nécessaire de prendre, et dont l'omission étoit cause du mauvais état où se trouvoit actuellement l'Espagne, car il craignoit tout pour sa flotte, celle d'Angleterre étant prête à mettre à la voile pour la Méditerranée, et le roi

1. Monteleon s'était intéressé dans les affaires de la compagnie anglaise de la mer du Sud.

2. On a vu dans le tome XXXIII, p. 231-232, combien il s'était efforcé de s'appuyer sur le commerce anglais pour défendre les intérêts espagnols.

Georges ayant donné de nouveaux ordres pour en hâter le départ. Malgré les injustices dont il prétendoit que ses services étoient payés, il se vantoit de se comporter en homme d'honneur et en ministre fidèle de son maître, lorsqu'il étoit question, pour satisfaire à ses ordres, de parler avec fermeté aux ministres d'Angleterre, même à l'abbé Dubois ; car il témoignoit également à tous la juste indignation que Sa Majesté Catholique ressentoit et du projet de traité et de la conduite tenue dans le cours de la négociation ; mais se plaindre et menacer étoit pour l'Espagne crier dans le désert.

Superbe de l'Empereur. Partialité des ministres anglois pour lui. Leur insigne duplicité à l'égard de l'Espagne.

La cour de Londres n'avoit d'attention que pour l'Empereur. Il se faisoit solliciter pour accepter les avantages qu'elle vouloit lui procurer. Ses ministres faisoient des difficultés, non sur des choses essentielles, car ils étoient satisfaits, mais sur les termes les plus indifférents de la traduction du traité[1]. Les ministres anglois attendoient que ces difficultés fussent levées pour faire partir la flotte, et témoignoient la même impatience de les voir aplanies que si l'Empereur en eût attendu la décision pour appuyer de toute sa puissance le roi d'Angleterre et conquérir en faveur de ce prince une nouvelle couronne. Toutefois ils ne négligeoient pas le roi d'Espagne, et pendant qu'on armoit dans les ports d'Angleterre pour le combattre, le

1. La correspondance de l'abbé Dubois publiée par M. de Sevelinges montre quelles étaient ces difficultés de rédaction. L'empereur Charles VI renonçait à la couronne d'Espagne, aussi bien que la branche des Bourbons de France ; mais, dans la renonciation de l'Empereur, les mots « à perpétuité » avaient été supprimés. A cette occasion Dubois écrivait à Schaub (*Mémoires secrets de Dubois*, tome I, p. 251) : « Vous verrez par la lettre que j'ai l'honneur d'écrire aujourd'hui à Mylord Stanhope que la suppression des mots « à perpétuité », que vous avez proposée à Monseigneur le Régent, fait un grand tort à la cause publique, et que cet article et deux autres qui se trouvent dans la renonciation de l'Empereur me jettent dans une grande perplexité et un grand danger. » Comparez les lettres écrites à Stanhope et à Craggs (p. 247-252), et voyez ci-après, p. 156.

colonel Stanhope recevoit des ordres précis d'assurer Alberoni que Georges avoit soutenu les intérêts de l'Espagne comme les siens propres ; que les peines qu'il s'étoit données pour amener la cour de Vienne à la raison ne se pouvoient exprimer, et qu'il ne pouvoit dire aussi les difficultés sans nombre qu'il avoit essuyées et surmontées de la part de l'Empereur pour le fléchir et le réduire à peu près au point que Sa Majesté Catholique le desiroit, chose d'autant plus difficile que la paix avec la Porte étoit comme assurée, et que l'Empereur n'étoit pas moins sûr de conclure un traité avec le roi de Sicile en tel temps et à telles conditions qu'il conviendroit aux intérêts de la maison d'Autriche. Ainsi l'envoyé d'Angleterre devoit faire voir que, sans les bons offices du roi son maître, le roi d'Espagne n'auroit pas eu le moindre lieu d'espérer qu'il trouveroit tant de docilité de la part de la cour de Vienne. Le roi d'Angleterre prétendoit aussi qu'il n'auroit pu se flatter de réussir, s'il n'eût fait naître dans l'esprit de l'Empereur ces bonnes dispositions, en lui faisant voir que lui-même étoit réciproquement disposé à lui donner toutes sortes de secours contre les perturbateurs du repos public. C'étoit les motifs que les ministres anglois alléguoient pour justifier l'armement de l'escadre prête à faire voile au premier vent. Ils décidoient en même temps que quelques changements que l'Empereur desiroit au projet lui devoient être accordés ; qu'aucun ne devoit faire la moindre peine, même à l'égard de la forme, ni à la France ni à l'Angleterre. Ils jugèrent seulement que la France pourroit avoir quelque répugnance à consentir à l'idée que les ministres de l'Empereur avoient d'exiger du Roi une renonciation nouvelle à ses droits sur la couronne d'Espagne et sur les États qui en dépendent, et de faire assembler les États du royaume pour autoriser cette renonciation. Ces ministres anglois s'objectoient eux-mêmes qu'un tel acte fait par un prince mineur seroit nul ; que, s'il paroissoit qu'on eût quelque doute sur

Les ministres anglois pensent juste sur le traité d'Utrecht, malgré les Impériaux. L'Angleterre subjuguée par le roi Georges.

la solidité du traité d'Utrecht, l'incertitude sur la foi qui faisoit la base de tout l'édifice affoibliroit toutes les précautions nouvelles qu'on prendroit pour les soutenir ; qu'il étoit enfin plus à propos de s'abandonner à la disposition de ce traité, et de croire que la clause insérée en faveur de la maison de Savoie valoit une renonciation du Roi et du Régent, que de troubler la France en lui demandant une assemblée d'États, dangereuse, et principalement odieuse dans un temps de minorité. Ainsi rien ne les embarrassoit, pas même les murmures de la nation, qui voyoit avec peine les apprêts d'une guerre prochaine avec l'Espagne. Les négociants, uniquement touchés de l'intérêt du commerce, ne dissimuloient pas à quel point leur déplaisoit une rupture sans prétexte, sans avantage pour les Iles-Britanniques, uniquement utile aux intérêts de l'Empereur, et par conséquent aux vues d'agrandissement et d'affermissement qu'un roi d'Angleterre duc d'Hanovre pouvoit avoir en Allemagne. De telles vues paroissoient très dangereuses, bien loin d'être conformes à l'intérêt et à la liberté de la nation ; mais, étant assujettie et n'ayant d'autre pouvoir que de former des vœux, elle souhaitoit et elle espéroit qu'une guerre si mal entreprise produiroit la ruine du ministère, consolation et ressource ordinaire des Anglois.

Les ministres anglois contents de Châteauneuf. Conduite et manèges de Beretti.

Les ministres d'Angleterre parurent alors aussi contents du mouvement que Châteauneuf se donnoit en Hollande pour engager la République à souscrire à l'alliance, qu'ils avoient paru précédemment mal satisfaits de la mollesse et de la partialité dont ils avoient accusé plusieurs fois cet ambassadeur dans les plaintes qu'ils en avoient portées au Régent[1]. Ils commencèrent à louer son zèle, sa vigilance, son industrie, sa sincérité à leur égard, la vigueur qu'il faisoit paroître dans ses discours. Ils lui donnèrent ces louanges comme à dessein

1. Tome XXXIII, p. 14, et ci-dessus, p. 18.

de réparer ce qu'ils en avoient dit précédemment à son préjudice, et comme un effet de la justice qu'ils croyoient devoir à ses bonnes intentions présentes et à son activité. Ce nouveau langage tenu par les Anglois fut une raison nouvelle à Beretti de changer de style à l'égard de Châteauneuf. Beretti avoit assuré plusieurs fois en Espagne qu'il feroit si bien par ses manéges, que la Hollande ne souscriroit pas au projet proposé par l'Angleterre. Il voyoit qu'il ne pouvoit plus parler si affirmativement, et que chaque fois que les États de la province d'Hollande s'assembloient, il avoit lieu de craindre qu'ils ne prissent la résolution de souscrire au traité. Il falloit donc pour son honneur préparer la cour d'Espagne à un événement qui pouvoit arriver d'un jour à l'autre, et, comme c'étoit pour lui une espèce de rétractation que d'annoncer ce qu'il craignoit, le seul moyen d'éviter de se rendre garand de ce qu'il avoit avancé étoit d'attribuer le changement des Hollandois aux sollicitations impétueuses, disoit-il, de la France, assurant que, si cette couronne ne s'étoit mêlée de la négociation commencée par les Anglois, jamais leurs propositions n'auroient été écoutées, qu'elles n'auroient pas même été mises en délibération; car, outre que les États-Généraux étoient bien résolus d'éviter tout engagement capable d'entraîner une rupture avec le roi d'Espagne, et de causer, par conséquent, un préjudice extrême à leur commerce, la défiance qu'ils avoient depuis longtemps des Anglois augmentoit tous les jours. Beretti prétendoit qu'elle étoit montée d'un nouveau degré depuis qu'il avoit découvert aux députés de la province d'Hollande que l'Angleterre offroit au roi d'Espagne de lui remettre Gibraltar[1]. Une telle offre faisoit juger que le roi d'Angleterre obtiendroit de nouvelles

1. Nancré, de concert avec le colonel Stanhope, avait en effet fait cette offre à Alberoni et au roi d'Espagne : Wiesener, *Le Régent, l'abbé Dubois et les Anglais*, tome II, p. 152 et 154 ; Dom Leclercq, *Histoire de la Régence*, tomes I, p. 500-501, 511, et II, p. 196.

prérogatives pour le commerce de la nation ; que même il étoit déjà sûr des avantages que le roi d'Espagne lui accorderoit, puisqu'il n'étoit pas vraisemblable que, sans cette considération, un prince tenace, desirant toujours d'acquérir, ayant à répondre à des peuples également avides, voulût abandonner et céder gratuitement une acquisition que la couronne d'Angleterre avoit faite sous le règne précédent. Le mystère de cette négociation inconnue aux Hollandois fournit encore à Beretti matière à leur faire soupçonner des embûches, et d'exciter de leur part la jalousie si facile et si naturelle entre deux nations si intéressées au commerce. Toute défiance sur cet article est un moyen sûr d'inquiéter et d'alarmer la république de Hollande. Ainsi Beretti fit répandre le bruit dans les provinces maritimes que le roi d'Espagne prenoit déjà des mesures pour découvrir dans son royaume les effets appartenants aux négociants nationaux des royaumes et pays qui avoient abusé des grâces que Sa Majesté Catholique accordoit pour la facilité de leur commerce. Mais, malgré l'industrie dont Beretti se vantoit, il s'apercevoit que les moyens qu'il employoit étoient de foibles ressources. Il avouoit donc que la cabale contre l'Espagne étoit trop forte, et ne trouvoit en quelque façon de consolation que dans la honte qui rejaillissoit, disoit-il, sur la France des démarches que son ambassadeur faisoit à la Haye, démarches si basses, disoit-il, qu'elle avoit été obligée de les dénier dans le temps même qu'elles se faisoient. Il les attribuoit à l'abbé Dubois, grand moteur de la machine, dont il prétendoit connoître parfaitement la manœuvre et le mauvais esprit, et avoir averti plusieurs fois Cellamare de prendre garde aux intentions et à la conduite de la France.

Cellamare, de son côté[1], assura le roi son maître que, suivant ses ordres, il avoit parlé très fortement au maré- Conduite, avis et

1. Mémoires de Torcy, p. 634 et suivantes,

Manèges de Cellamare.

chal d'Huxelles ; qu'il n'avoit pas ménagé les termes ; qu'il avoit clairement fait connoître les sujets que le roi d'Espagne avoit de se plaindre des instances que la France faisoit pour engager la république hollandoise dans une alliance, et vraisemblablement dans une guerre contre Sa Majesté Catholique, instances plus vives et plus pressantes que ne l'étoient celles que l'Angleterre même faisoit à cette république. A ces représentations l'ambassadeur d'Espagne avoit ajouté quelque espèce de menaces ; mais il ne comptoit nullement sur l'effet que ses plaintes, ses protestations et ses clameurs pourroient produire. L'engagement étoit pris, et Cellamare comprenoit que, quoi qu'il pût dire pour décrier la Quadruple alliance, ses discours n'obligeroient pas le Régent à faire le moindre pas en arrière ; qu'en vain les ministres d'Espagne répandroient de tous côtés qu'un tel traité scandalisoit toute l'Europe, Son Altesse Royale suivroit toujours son objet ; qu'elle travailloit constamment à l'affermissement d'une paix qui assuroit ses intérêts particuliers, et qu'elle ne s'embarrasseroit que des moyens de faire réussir ses vues. Il y avoit peu de temps qu'on avoit reçu avis en France que Martinet, François, officier de marine, actuellement au service d'Espagne, avoit pris dans la mer du Sud six vaisseaux françois qui faisoient le commerce de la contrebande[1]. Il paroissoit impossible d'obtenir la restitution de ces vaisseaux. Cellamare avertit le roi d'Espagne que les particuliers intéressés en cette perte, jugeant bien que toute négociation sur un point si délicat pour l'Espagne seroit absolument inutile, prenoient le parti d'armer en Hollande et en Angleterre quatre frégates, qu'ils enverroient sous le pavillon de l'Empereur au-devant des vaisseaux espagnols chargés des effets pris, et que, après avoir enlevé leurs charges, ces frégates les rapporteroient dans les ports de

1. Déjà dit ci-dessus, p. 98-99.

France. Si l'ambassadeur d'Espagne servoit fidèlement son maître en lui donnant de pareils avis, il s'en falloit beaucoup qu'il ne rendît des services aussi utiles à ce prince, lorsque, croyant lui faire sa cour, il l'assuroit que les François, presque généralement, détestoient la conduite du Régent ; qu'ils ne pouvoient souffrir qu'il n'eût pas pris le parti sage, et seul convenable, de s'unir à l'Espagne, et d'agir de concert avec elle et le roi de Sicile contre la maison d'Autriche. Les suites firent voir que Cellamare ne s'en tint pas à ces simples assurances. Toutefois il se défioit lui-même de ce qu'il avançoit à la cour de Madrid, dans la seule vue vraisemblablement de plaire et de flatter ; car en même temps il[1] exhortoit son oncle à Rome à demeurer dans une espèce de neutralité, persuadé que toute détermination seroit dangereuse d'un côté ou d'autre jusqu'à ce que le sort douteux de la Sicile fût décidé.

Vagues raisonnements.

On ignoroit encore si l'armement d'Espagne avoit pour objet la conquête de cette île. Ceux des ministres du roi de Sicile qui croyoient avoir plus lieu de le craindre, se flattoient que l'Empereur s'opposeroit au succès d'une pareille entreprise, et que les forces qu'il avoit en Italie suffiroient pour l'empêcher. D'ailleurs on ne comptoit point à Turin sur l'assistance de la France, et Provane, qui étoit à Paris, ne cessoit d'assurer son maître que le Régent sacrifieroit sans peine les intérêts de la maison de Savoie, quand il le croiroit nécessaire, persuadé qu'il n'avoit rien à craindre ni à espérer d'elle. Toutefois Provane demeura longtemps incertain des véritables sentiments de Son Altesse Royale. Il crut qu'elle étoit inquiète des menaces personnelles que l'ambassadeur d'Espagne laissoit entendre qu'il lui avoit faites du ressentiment du roi d'Espagne, et que, alarmée des suites, elle desireroit de n'avoir pas pris d'engagement sur le

1. Avant *il*, Saint-Simon a mis un *qu'* qui n'est pas dans le texte de Torcy, et qui rend inachevée la phrase de notre auteur.

plan proposé par la cour d'Angleterre. Il y avoit même des gens qui assuroient Provane qu'elle s'en dégageroit volontiers si elle trouvoit quelque bon expédient pour rompre cette liaison fatale, parce qu'elle commençoit à connoître que c'étoit en vain qu'elle s'étoit flattée d'obliger le roi d'Espagne de souscrire au projet, et qu'enfin ni l'espérance de la succession des États de Parme et de Toscane, ni la crainte de la Quadruple alliance, ni celle de l'accommodement prétendu du roi de Sicile avec l'Empereur, que le Régent avoit regardé comme un moyen infaillible de persuader Sa Majesté Catholique, ne suffisoient pas pour faire impression sur son esprit.

Mais Provane, et ceux qui lui donnoient des avis, se trompoient également, et, dans le temps qu'ils supposoient quelque incertitude dans l'esprit du Régent, Stair louoit, au contraire, la fermeté de Son Altesse Royale, étant sûr qu'elle étoit résolue à signer le traité, dès le moment que Pentenrieder auroit reçu l'ordre de le signer au nom de l'Empereur, événement d'autant plus important que les ministres d'Angleterre étoient alors persuadés que l'objet principal de la reine d'Espagne et d'Alberoni étoit de ménager et de se conserver toujours une ouverture à la succession de la couronne de France, se flattant l'un et l'autre que la branche d'Espagne avoit un grand parti dans le royaume; que, cultivant ceux qui lui étoient attachés, et se faisant de nouveaux amis, elle y seroit un jour assez puissante pour exclure M. le duc d'Orléans et y placer un des fils du roi d'Espagne, système absolument opposé aux dispositions que l'Angleterre et la Hollande avoient faites pour empêcher à jamais l'union des deux couronnes, même la trop grande intelligence entre les deux branches de la maison royale, et maintenir en les divisant l'équilibre de l'Europe, objet que le ministère d'Angleterre présentoit pour faire valoir aux autres nations ce que le roi Georges, prince d'Allemagne, porté par les vues de son intérêt particulier à ménager l'Empereur, faisoit aux dépens des Anglois pour agrandir[1] la puissance de la maison d'Autriche ; car, en même temps qu'il protestoit au roi d'Espagne que ses intentions et ses vues concouroient toutes au véritable intérêt de Sa Majesté Catholique, les Anglois déclaroient avec beaucoup de franchise que l'escadre armée dans leurs ports étoit destinée à s'opposer à toutes entreprises que les Espagnols tenteroient en Italie. En vain les ministres d'Espagne en France et en Hollande tâchoient de profiter au moins du bénéfice du temps ; leurs ménagements, leurs instances, les représentations réitérées qu'ils faisoient, lorsqu'ils croyoient que quelque difficulté survenue à la négociation pouvoit en interrompre le cours, rien de leur part ne produisoit l'effet qu'ils desiroient, et Cellamare avouoit qu'il regardoit comme absolument inutiles les sollicitations les plus fortes qu'il faisoit, parce que le Régent étoit tellement aheurté à mettre l'Espagne en paix, malgré qu'elle en eût, que ni promesses ni menaces de la part du roi d'Espagne ne pouvoient détourner Son Altesse Royale du projet qu'elle avoit formé.

Monteleon en vient enfin aux menaces. Stanhope emploie en ses réponses les artifices les plus odieux, lui donne enfin une réponse par écrit devenue nécessaire à Monteleon.

Les instances de l'ambassadeur d'Espagne en Angleterre ne furent pas plus heureuses. Monteleon, pressé par les ordres réitérés qu'il recevoit de la cour de Madrid, fut enfin obligé, malgré lui, d'en venir aux menaces. Il déclara donc au comte de Stanhope que, si l'escadre angloise destinée pour la Méditerranée faisoit la moindre hostilité, ou si elle causoit le moindre dommage à l'Espagne, toute la nation angloise généralement s'en ressentiroit, et que le prochain parlement de la Grande-Bretagne vengeroit Sa Majesté Catholique. Stanhope, facile à prendre feu, n'écouta pas tranquillement les menaces de l'Espagne ; il suivit son penchant naturel, et renchérit, par un emportement qui ne lui coûtoit rien, sur les

1. Le verbe *aggrandir* surcharge *ménager*, répété par mégarde.

discours que Monteleon lui avoit tenus. Tous deux se calmèrent, l'un plus facilement que l'autre, et Stanhope, revenu avec peine, tâcha de faire voir que le roi son maître, plein de bonnes intentions pour le roi d'Espagne, agissoit pour le véritable bien de Sa Majesté Catholique en faisant passer une escadre dans la Méditerranée. Pour soutenir un tel paradoxe, il établit, comme un principe incontestable, que le projet du traité étoit ce qu'on pouvoit imaginer de mieux pour le roi d'Espagne ; qu'il[1] étoit indubitable par cette raison que l'Empereur s'opposeroit à sa conclusion[2], et que cette opinion n'étoit que trop bien fondée, puisque ce prince hésitoit encore à souscrire à l'alliance. Comme elle étoit toute à l'avantage de l'Espagne, suivant les principes de Stanhope, le roi d'Angleterre avoit essentiellement travaillé pour les véritables intérêts du roi d'Espagne en armant une escadre et la faisant actuellement passer dans la Méditerranée, uniquement à dessein de s'opposer à la mauvaise volonté de l'Empereur, et d'empêcher le trouble que ce prince apporteroit à l'exécution des vues formées pour l'avantage du roi d'Espagne, si les Allemands avoient la liberté d'agir, et s'ils n'étoient retenus par une puissance telle que seroit celle que l'Angleterre feroit agir par mer. Mais, comme il étoit juste que cette couronne tînt une balance à peu près égale entre l'Empereur et le roi d'Espagne, Stanhope ajouta que ce seroit abuser Sa Majesté Catholique que de lui laisser croire que l'Angleterre, faisant autant qu'elle faisoit pour la maison royale d'Espagne, pût demeurer dans l'indifférence, si les armes espagnoles se portoient à quelque entreprise contraire à la tranquillité des États que l'Empereur possédoit en Italie. On croit que Stanhope poussa le raisonnement jusqu'à vouloir prouver à Mon-

1. Avant *qu'il*, Saint-Simon a biffé *agissoit*, parce que, en copiant le texte de Torcy, il s'était reporté par mégarde quatre lignes plus haut, où ce verbe suit les mots *le roy d'Espagne*.

2. *Sa conclusion* remplace en interligne *son exécution*.

teleon que c'étoit servir réellement le roi d'Espagne que de traverser et faire échouer toutes entreprises de cette nature, parce qu'elles rallumeroient la guerre en Italie, et qu'il étoit de l'intérêt essentiel de ce prince d'y maintenir la paix.

Monteleon, persuadé ou non, demanda une réponse par écrit. Elle lui fut promise, et, quelques jours après, ayant réitéré la même demande dans une conférence qu'il eut avec les trois ministres principaux du roi d'Angleterre, Stanhope, Sunderland et Craggs, la réponse par écrit lui fut remise, mieux digérée et disposée avec plus d'ordre qu'il ne l'avoit reçue de Stanhope. Monteleon desira de l'avoir pour sa justification personnelle auprès du roi son maître; car Alberoni ne cessoit de lui reprocher une tranquillité coupable sur les intérêts de Sa Majesté Catholique, et une confiance outrée aux paroles et aux conseils de l'abbé Dubois. Il falloit donc faire voir, par un écrit des ministres d'Angleterre, que le compte qu'il rendoit de leurs sentiments et de leurs expressions étoit exact et fidèle. Il avoit d'ailleurs à Londres des surveillants très attentifs à sa conduite, observant jusqu'à la moindre de ses démarches. L'un étoit l'agent de Sicile, l'autre celui du duc de Parme[1]. Tous deux l'interrogeoient sur chaque pas qu'il faisoit et sur les ordres qu'il recevoit[2]. Il se croyoit obligé de ménager le ministre de Parme, dans la vue de se conserver la protection du duc de Parme auprès de la reine; mais, quelque inclination qu'il eût pour le roi de Sicile, il étoit un peu plus réservé à l'égard de son ministre. Toutefois Monteleon, affectant à son égard une apparence de confiance, l'informoit des choses qu'il ne pouvoit lui cacher. Il y ajoutoit souvent que, pourvu que le roi de Sicile tînt ferme avec l'Espagne, on

Surveillants de Monteleon à Londres; sa conduite avec eux.

1. L'envoyé de Sicile était le comte de la Pérouse; celui de Parme était le secrétaire Claudio Ré (notre tome XXX, p. 371).

2. Les sept derniers mots, oubliés par Saint-Simon en copiant Torcy, ont été ajoutés en interligne.

pourroit enfin dissiper le nuage ; mais cette apparente cordialité n'alla pas jusqu'au point de lui communiquer la réponse par écrit des ministres d'Angleterre. Monteleon se fit un mérite auprès d'Alberoni de sa discrétion. Il assura le premier ministre qu'il avoit voulu le laisser maître de communiquer cette réponse à l'ambassadeur de Sicile à Madrid, ou de lui en dérober la connoissance suivant qu'il le jugeroit plus à propos, et, pour se justifier du reproche de trop de confiance en l'abbé Dubois, il assura qu'il évitoit de le voir, chose aisée, parce qu'alors l'abbé Dubois demeuroit renfermé dans sa maison à Londres, et ne se montroit ni à la cour ni ailleurs.

Départ de l'escadre angloise pour la Méditerranée. Fourberie de Stanhope à Monteleon

Enfin le moment du départ de l'escadre angloise destinée pour la Méditerranée arriva[1]. Comme elle étoit prête à mettre à la voile, Stanhope dit à Monteleon que l'amiral Byng, qui la commandoit, avoit ordre d'user d'une bonne correspondance avec l'Espagne. Monteleon demanda si le cas fatal aux deux rois et aux deux nations arriveroit, et si l'Angleterre s'opposeroit aux desseins du roi d'Espagne. Stanhope répondit, en termes généraux, qu'il espéroit que cette occasion ne se présenteroit pas ; que le roi d'Angleterre et son ministère avoient toujours devant les yeux combien il leur importoit de maintenir l'amitié et la bonne correspondance avec l'Espagne, aussi bien que les inconvénients et le préjudice d'une rupture ; que le temps et les effets dissiperoient les mauvaises impressions et l'opinion sinistre qu'on avoit à Madrid de leurs intentions. En effet, cette opinion ne pouvoit être plus mauvaise. Le roi d'Espagne étoit non-seulement persuadé de la partialité du roi d'Angleterre pour l'Empereur, mais de plus Sa Majesté Catholique déploroit le malheur général de l'Europe et l'esclavage dont plusieurs nations étoient menacées, si les projets que la France et

1. Elle mit à la voile le 14 juin à la pointe du jour (*Gazette*, p. 285-286 et 299 ; *Gazette de Leyde*, n° 50).

l'Angleterre soutenoient avec tant d'efforts réussissoient en faveur de la maison d'Autriche.

Propos d'Alberoni.

Alberoni, pour lors arbitre absolu des sentiments et des décisions de son maître, protestoit que jamais ce prince ne subiroit la dure loi que ceux qui se disoient ses meilleurs amis vouloient lui imposer ; que, s'il cédoit, ce ne seroit que lorqu'il y seroit forcé par la nécessité et qu'il ne seroit plus maître d'agir contre ses propres intérêts ; qu'il adoroit les jugements impénétrables de Dieu, et qu'il prévoyoit que quelque jour les mêmes puissances qui travailloient à augmenter celle d'un prince dont elles devoient redouter les desseins ambitieux regretteroient amèrement les secours qu'elles lui donnoient avec tant de zèle pour s'élever à leur préjudice. Le cardinal prétendoit que Nancré même, venu à la cour d'Espagne comme ministre confident du Régent, étoit honteux de sa commission ; que, ne pouvant répondre aux justes plaintes que le roi d'Espagne faisoit de la conduite et des démarches de ce prince, il se contentoit de lever les épaules et de dire qu'il étoit trop engagé pour reculer, et d'avouer en même temps qu'il avoit bien prévu que son voyage en Espagne auroit un triste succès.

Maladie et guérison du roi d'Espagne Vanteries d'Alberoni ; secret du dessein de son expédition.

Cette cour, ou pour mieux dire la reine et le premier ministre avoient eu de grand sujets d'alarme, causée par une maladie opiniâtre du roi d'Espagne, dont les médecins auguroient mal et ne pouvoient le guérir. Sa santé se rétablit enfin d'elle-même sans remèdes, et la fièvre le quitta après beaucoup d'accès et différentes rechutes[1]. On ne manqua pas de publier avec soin sa guérison, et Alberoni réitéra, surtout en Italie, les descriptions magnifiques qu'il avoit déjà faites de l'état de la flotte espagnole, [de] celui de l'armement destiné à faire une descente, des provisions de vivres, d'artillerie, et généralement de toutes les précautions qu'il avoit prises pour

1. Voyez la *Gazette*, p. 233, 245, 281 et 294.

assurer le dessein dont il gardoit encore le secret. Enfin il vouloit que le monde vît que l'Espagne n'étoit plus un cadavre, et que l'administration d'un ministre habile, pendant un an et demi, avoit mis ce royaume en état d'armer et habiller soixante-cinq mille hommes effectifs, et de former une marine, de construire actuellement douze navires chacun de quatre-vingts pièces de canon, de fondre cent cinquante pièces d'artillerie, et de bâtir à Barcelone une des plus belles citadelles de l'Europe[1]. Il envisageoit comme un moyen de fournir à tant de dépenses le retour prochain de quatorze vaisseaux envoyés en Amérique pour le compte seul du roi d'Espagne, et ce qui marquoit à quel point la puissance de ce prince imposoit au dehors étoit l'empressement que le duc de Savoie témoignoit de s'unir à Sa Majesté Catholique, offrant d'envoyer exprès à Madrid un ministre muni de pouvoirs pour traiter. Il auroit été le quatrième de ceux que ce prince avoit à la cour d'Espagne. L'abbé del Maro, son ambassadeur, quoique rappelé, n'en étoit pas encore parti. Il y avoit envoyé quelque temps auparavant Lascaris comme ministre de confiance, dont il n'avoit cependant que l'apparence. Un nommé Corderi, secrétaire d'ambassade, paroissoit être plus du goût du roi son maître[2]; toutefois il n'avoit pas encore son secret. Aucun de ces ministres et agents du roi de Sicile n'avoit pu pénétrer quel étoit le véritable objet de l'armement d'Espagne. Del Maro, mécontent de cette cour, assuroit depuis longtemps que l'entreprise regardoit la Sicile; Lascaris, espérant encore de réussir où l'ambassadeur avoit échoué, assuroit son maître que c'étoit Naples. Il élevoit le bon état et la puissance de l'Espagne, et par ses relations il insinuoit à son maître que le meilleur parti qu'il eût à prendre étoit de traiter avec cette couronne. Corderi, souhaitant de pro-

Défiance du roi de Sicile de ceux même qu'il emploie au dehors; leurs différents avis.

1. Cette énumération a déjà été faite plusieurs fois, et va être encore répétée à la page 135-136.

2. Voyez ci-dessus, p. 37-38.

longer son emploi, écrivoit douteusement. Il représentoit le roi d'Espagne comme encore indéterminé dans ses résolutions ; il répandoit des doutes sur l'état de la négociation de Nancré, et, n'étant pas informé de ce qu'il s'y passoit, il croyoit utile à ses vues particulières de laisser entrevoir à son maître qu'Alberoni et Nancré étoient entre eux plus d'accord que le public n'avoit lieu de le croire. Il étoit d'ailleurs l'espion de Lascaris. Moyennant les différentes affections de ces trois ministres, le roi de Sicile étoit très mal informé d'un projet dont la connoissance étoit si importante à ses intérêts.

Ministres d'Espagne au dehors déclarent que le roi d'Espagne n'acceptera point le traité. Détail des forces d'Espagne fait en Angleterre avec menaces.

Si la bonne foi d'Alberoni eût été moins suspecte, qui que ce soit n'auroit douté de la résolution ferme et constante que le roi d'Espagne avoit prise de rompre toute négociation et d'entrer incessamment en guerre ; car il n'y avoit pas d'occasion où le cardinal ne déclarât nettement les intentions de Sa Majesté Catholique sur ce sujet. Ses ministres au dehors avoient ordre d'en parler avec la même franchise. Monteleon, peut-être parce qu'il étoit plus suspect, reçut des ordres plus précis qu'aucun autre de déclarer que le roi son maître ne consentiroit jamais à l'indigne projet qu'on lui proposoit, son honneur exigeant qu'il pérît plutôt que de recevoir une loi dont sa dignité et l'intérêt de sa couronne souffriroient un égal préjudice, loi très fatale d'ailleurs au bien général de l'Europe. Monteleon devoit dire aussi que Sa Majesté Catholique attendoit de savoir quels ordres le roi d'Angleterre donneroit à l'escadre qu'il faisoit passer dans la Méditerranée, afin de régler de son côté les mesures qu'elle auroit à prendre ; que, si elle n'avoit pu gagner l'amitié du roi Georges, elle vouloit au moins gagner son estime. Pour appuyer une telle déclaration, Alberoni fit une nouvelle énumération des forces d'Espagne. Cette couronne, disoit-il, réveillée de sa léthargie, fait ce que nulle puissance n'a fait encore. Elle a plus de trois cent soixante voiles, trente-trois mille hommes effectifs de débarquement, cent pièces de canon de vingt-quatre, trente de campagne, quarante mortiers, trente mille bombes et grenades, le reste à proportion, vingt mille quintaux de poudre, quatre-vingt mille outils à remuer la terre, dix-huit mille fusils de réserve, des vivres pour l'armée de terre et de mer jusqu'à la fin du mois d'octobre, toutes les troupes armées, montées et vêtues de neuf, enfin deux millions de pièces de huit embarquées, c'est-à-dire un million trois cent mille pièces en monnoie d'or et d'argent, le reste en lettres de change sur Gênes et sur Livourne. Outre ces troupes, il demeure quarante-deux mille hommes en Espagne. C'est en ces termes qu'Alberoni s'expliquoit à Monteleon au commencement de juin 1718, avouant cependant que, les hommes ayant fait ce qu'ils pouvoient, le succès dépendoit de la bénédiction de Dieu[1]; mais ces dispositions suffisoient, disoit le cardinal, pour faire voir au roi d'Angleterre qu'il se trompoit s'il croyoit traiter un roi d'Espagne à l'allemande; car enfin Sa Majesté Catholique se mettoit en état de faire de temps en temps de ces sortes de coups qui devroient donner à penser à quelqu'un, et si, plutôt que de porter ses forces en Italie, elle les eût fait passer en Écosse sous le commandement de ce galant homme pour lors relégué à Urbin et demandant secours à tout le monde[2], peut-être que le roi Georges eût fait ses réflexions avant que d'envoyer une escadre dans la Méditerranée; mais il paroissoit que Dieu aveugloit ce seigneur, permettant qu'il travaille contre son propre bien, et comme conduit par un esprit d'erreur qui ne lui permettoit pas de se laisser persuader par les raisons les plus claires, les plus convaincantes et les plus conformes à ses véritables intérêts. Alberoni ne traitoit pas le Régent plus favorable-

Alberoni déclame contre le roi d'Angleterre et contre le Régent.

1. Torcy ne pouvait savoir tout cela qu'en ouvrant les lettres envoyés à l'ambassadeur d'Espagne à Londres.

2. C'est-à-dire, le Prétendant.

ment que le roi d'Angleterre. Tous deux, selon lui, ne pensoient qu'à leurs intérêts particuliers, et tous deux prenoient, disoit-il, de fausses routes pour arriver à leur but. L'un, selon lui, sacrifioit à cet objet la nation angloise, et l'autre la françoise.

Alberoni se loue de Nancré, lui impose silence sur le traité, peint bien l'abbé Dubois, menace, donne aux Espagnols des louanges artificieuses. Il a un fort entretien avec le colonel Stanhope, qui avertit tous les consuls anglois de retirer les effets de leurs négociants.

Enfin, sortant des bornes du simple raisonnement, il se porta jusqu'à dire à Nancré, de la part du roi d'Espagne, de cesser absolument de parler du projet à Sa Majesté Catholique, pour ne pas obliger sa patience royale à sortir des règles usitées à l'égard des ministres étrangers. Cette espèce de menace ne regardoit pas personnellement Nancré ; car Alberoni déclara souvent qu'il avoit lieu d'être content de sa conduite, qu'elle ne pouvoit être plus sage ni plus mesurée, ayant une mauvaise cause à défendre. Il ajoutoit à cet éloge un parallèle peu obligeant pour l'abbé Dubois, qu'il traitoit de nouveau ministre, artisan de chimères, agent des passions d'autrui (point du tout, mais des siennes[1]), d'homme qui avoit mis tout son génie à vendre et à débiter ses artifices par cabale et par mille menteries (c'étoit bien là le vrai portrait de tous les deux), mais dont l'orviétan[2] trouvoit peu de débit, parce que tout homme d'honneur étoit persuadé que ses manéges n'aboutiroient qu'à décréditer son maître et à l'engager dans le précipice. La conséquence et la conclusion de tous ces discours étoient que ceux qui se donnoient pour amis du roi d'Espagne avoient enfin poussé son flegme au point de jouer à jeu découvert, et de prendre en main toutes les armes qu'il croiroit utiles à la défense de son honneur et de sa monarchie ; qu'il seroit vaillamment secondé par la nation espagnole, généralement occupée du desir de contribuer de son sang, de son bien, enfin de tout ce qu'elle possédoit, pour servir le roi son maître ; qu'elle étoit transportée de joie de voir une ma-

1. Cette réflexion entre parenthèses, et celle qui va suivre, sont de Saint-Simon.

2. Tome XXXI, p. 38.

rine et tant de forces, que Sa Majesté Catholique avoit mises sur pied ; que les Espagnols disoient unanimement : si l'on avoit tant fait en peu de temps, que pourroit-on faire à l'avenir? que le moindre d'entre eux se croyoit conquérant de nouveaux mondes ; que l'Espagne enfin étoit en pleine mer, et qu'il falloit ou périr ou parvenir au port. Alberoni s'expliqua dans le même sens et dans les mêmes termes à peu près avec le colonel Stanhope. Cet envoyé avoit reçu de Londres l'ordre de représenter les raisons qui empêchoient le roi d'Angleterre d'acquiescer à la proposition que le roi d'Espagne avoit faite de garder la Sardaigne en souscrivant au projet du traité. Stanhope crut adoucir ce refus en l'ornant de toutes les expositions que le roi son maître lui avoit prescrites, pour persuader le cardinal que ce prince étoit plus touché que personne de l'honneur et des intérêts de Sa Majesté Catholique, et que c'étoit même en cette considération qu'il croyoit important de ne rien innover au projet de traité, parce qu'il falloit éviter de fournir à l'Empereur le moindre prétexte de changer de sentiment[1], au moment qu'il dépendoit de lui de faire la paix avec les Turcs. Alberoni ne parut point touché de ces marques de considération, que Stanhope lui vouloit faire valoir. Il répondit qu'il regardoit toujours le plan comme désavantageux, déshonorant pour l'Espagne, et comme dressé avec beaucoup de partialité en faveur de l'Empereur ; que, si le roi d'Angleterre et le Régent étoient résolus à refuser tout changement, le roi d'Espagne l'étoit aussi de rejeter tout l'ouvrage, et que, par cette raison, il étoit inutile de traiter davantage ; qu'il attaqueroit l'Empereur avec toute la vigueur possible, quand même toute l'Europe le menaceroit de lui déclarer la guerre ; qu'il en attendroit l'effet avant de changer de résolution ; que, si les événements lui étoient contraires, il se retireroit

1. Avant *sentiment*, Saint-Simon a biffé *résolution*, pour s'en tenir servilement au texte de Torcy, qu'il copie.

auprès de sa cheminée[1], et tâcheroit de s'y défendre, n'étant pas assez don Quichotte[2] pour attaquer tout le genre humain ; mais aussi qu'il auroit l'avantage de connoître ses ennemis, et que peut-être il trouveroit le temps et l'occasion de leur faire sentir sa vengeance ; qu'il préféroit donc un parti honorable à celui de se soumettre à des conditions infâmes. Cette déclaration fut soutenue d'une description pompeuse des forces d'Espagne. Si le pouvoir de cette couronne étoit demeuré comme éclipsé pendant plusieurs siècles, la faute, dit Alberoni, devoit en être imputée à ceux qui, se trouvant à la tête des affaires, les avoient follement et pitoyablement administrées. Mais au moment présent les finances du roi d'Espagne étoient dans un état florissant. Ce prince ne devoit rien, son bonheur ayant été de manquer de crédit pour emprunter dans les conjonctures fatales où il auroit regardé comme un bien les moyens de se ruiner[3]. Il pouvoit donc, disoit le cardinal, soutenir désormais la guerre sans le secours de personne, et déjà les fonds étoient réglés pour les dépenses d'une seconde campagne.

L'ostentation[4] d'un pouvoir dont il étoit permis aux étrangers de douter, auroit peut-être fait peu d'impression sur les Anglois. Comme il falloit les toucher par quelque intérêt plus sensible et plus pressant pour la nation, Alberoni déclara nettement à l'envoyé d'Angleterre que le roi d'Espagne ne permettroit pas à la compagnie angloise du Sud d'envoyer dans le cours de cette même année le vaisseau qu'elle avoit droit de faire passer tous les ans dans les Indes espagnoles, en vertu du traité

1. C'est-à-dire, dans sa maison, dans son propre pays ; précédemment (tome XXXIII, p. 239), il avait employé la locution analogue *sur son fumier*.

2. Saint-Simon écrit *D. Guichotte*, comme cela a déjà été remarqué dans le tome XV, p. 227.

3. Alberoni insistait fréquemment sur ce point : voyez notre tome XXX, p. 28 et 125.

4. Mémoires de Torcy, p. 651 et suivantes.

d'Utrecht[1]. Ce refus n'étoit ni l'effet ni l'apparence d'une rupture prochaine. Alberoni prit pour prétexte l'excès des marchandises d'Europe portées aux Indes en contrebande, et promit qu'au lieu d'un vaisseau les Anglois auroient, l'année suivante, permission d'en envoyer deux dans la mer du Sud. Mais, en même temps qu'il relevoit l'avantage que la nation angloise retireroit de ce changement, il ne put s'empêcher de laisser échapper avec colère, soit malgré lui, soit à dessein, que l'Espagne n'auroit plus d'égard aux traités faits avec l'Angleterre ; que Stanhope ne recevroit désormais aucune réponse favorable sur les mémoires qu'il pourroit donner, parce que, dans la situation où se trouvoient les affaires, le roi Catholique n'avoit que trop de sujet de regarder le roi d'Angleterre comme ennemi. Stanhope, étonné de l'emportement du cardinal, et persuadé que les menaces qu'il laissoit échapper seroient suivies de l'effet prochain, crut à propos de lui représenter qu'au moins, en cas de rupture, les traités fixoient un temps aux marchands des deux nations pour retirer leurs personnes et leurs effets. Alberoni répondit avec encore plus de chaleur qu'auparavant que, sitôt que l'escadre angloise paroîtroit dans la Méditerranée, les Anglois devoient s'attendre à être maltraités dans toutes les circonstances imaginables. Les vivacités d'Alberoni furent mêlées de mots entrecoupés du Prétendant, de dispositions[2] que le parlement prochain de la Grande-Bretagne témoigneroit vraisemblablement à l'égard de la guerre d'Espagne, de raisonnements et de pronostics sur la nécessité où l'Espagne et l'Angleterre se trouveroient indispensablement réduites de périr l'une ou l'autre, enfin de tant de mouvements de colère, et si vifs, de la part du premier ministre, que Stanhope,

1. Voyez tome XXX, p. 112. La *Gazette de Leyde*, n° 51, annonce que le chevalier Éon fit cette notification à la Compagnie de la mer du Sud.

2. Avant *dispositions*, Saint-Simon a biffé *diversions*.

au sortir de l'audience, dépêcha sur-le-champ des courriers aux consuls anglois de tous les ports d'Espagne, pour leur enjoindre de mettre sous leur garde tous les effets appartenants aux marchands de leur nation. On doutoit cependant encore à Madrid des intentions du roi d'Espagne. Quelques ordres donnés pour différer de quelques jours le départ de la flotte firent croire que Sa Majesté Catholique pourroit enfin accepter le projet, malgré tant de démonstrations contraires qu'elle avoit données au public.

Inquiétude des ministres de Sicile à Madrid.

Les ministres de Sicile parurent plus inquiets et plus alarmés du soupçon qu'ils eurent d'une intelligence prochaine du roi d'Espagne avec l'Empereur, que de la crainte qu'ils avoient eue que la Sicile ne fût effectivement l'objet de l'entreprise. Lascaris, entre autres, observa qu'Alberoni ne donnoit que le titre de duc de Savoie au roi de Sicile, dans une lettre que ce premier ministre lui communiqua, et qu'il écrivoit au prince de Cellamare. C'étoit un grand sujet de réflexion pour les ministres d'un prince défiant, qui d'ailleurs soupçonnoient avec beaucoup de raison la bonne foi et la sincérité du cardinal.

Fourberie insigne d'Alberoni.

Il étoit parvenu à persuader au nonce Aldrovandi que c'étoit contre son avis et contre son sentiment que le roi d'Espagne s'engageoit dans la guerre. Il se fit même honneur d'avoir disposé ce prince à l'accommodement; mais il prétendit que toutes ses mesures avoient été rompues par l'opiniâtreté de la reine, si entêtée du projet de guerre, et des avantages particuliers qu'elle se proposoit d'en tirer, qu'il y avoit eu à cette occasion une contestation très vive entre le roi et elle; que, se regardant elle-même, elle ne pouvoit renoncer aux vastes espérances qu'elle avoit conçues du succès, et que, quoique tout le monde le regardât comme impossible, elle persistoit cependant dans l'idée qu'elle avoit formée dès le commencement; qu'elle se fioit en la force des armées de terre et de mer jusqu'au point de croire que la France ne pressoit la paix que poussée par la crainte qu'elle avoit des succès et du pouvoir du roi d'Espagne. C'étoit à cette raison que le cardinal attribua l'inutilité des dernières instances de Nancré, qui avoit déclaré formellement que la France et l'Angleterre s'opposeroient de toutes leurs forces aux entreprises de l'Espagne. L'autorité de la reine avoit tout entraîné sans laisser le moindre crédit aux avis contraires au sien. Alberoni, voulant flatter Rome, laissa croire qu'il avoit proposé au roi d'Espagne de faire passer sa flotte en Afrique, d'employer ses troupes à faire la conquête d'Oran[1], à délivrer Ceuta[2], et ruiner Alger par les bombes[3]. Il demanda cependant un profond secret d'un projet qui pouvoit réussir encore si le roi d'Espagne faisoit la paix avec l'Empereur. Alberoni savoit bien qu'un tel mystère seroit de peu de durée; car en même temps il fit savoir aux ministres d'Espagne employés au dehors qu'il n'étoit plus question de parler d'un traité si contraire à l'honneur du roi d'Espagne et si fatal à ses intérêts; qu'il ne céderoit donc qu'au seul cas de la dernière extrémité, et que, se conformant alors à la nécessité des temps, il attendroit des conjonctures plus favorables pour reprendre les délibérations et les mesures qui conviendroient le mieux à son honneur.

1. Les Maures avaient repris cette place sur les Espagnols en 1708 (notre tome XV, p. 398).

2. Ceuta (Saint-Simon écrit *Ceüta*), ancienne capitale de la Mauritanie Tingitane, sur le détroit de Gibraltar, avait été conquise sur les Maures par les Portugais en 1415; en 1580, Philippe II, après la conquête du Portugal, y mit un gouverneur espagnol, et cette ville resta depuis à l'Espagne. Elle était continuellement en butte aux attaques des Marocains.

3. Alger, gouvernée par des deys quasi indépendants sous la suzeraineté nominale du sultan de Constantinople, avait été bombardée par Du Quesne en 1681 et 1683, et par le maréchal d'Estrées en 1688, malgré cela, cette ville restait toujours le siège principal de la piraterie barbaresque dans la Méditerranée.

Forte et menaçante déclaration de l'Espagne aux Hollandois.

Beretti eut ordre de déclarer particulièrement aux États-Généraux les sentiments du roi d'Espagne. Ce prince voulut qu'il leur dît en termes clairs que jamais il ne se soumettroit à la loi dure et inique que la France et l'Angleterre prétendoient lui imposer; qu'il n'admettoit ni n'admettroit jamais les conditions honteuses d'un projet qui blessoit également son honneur et sa satisfaction. Sa Majesté Catholique voulut que son ambassadeur avertît les États-Généraux, comme puissance amie, des engagements où le roi d'Angleterre et le Régent avoient dessein de les entraîner; qu'il ouvrît les yeux à ceux qui gouvernoient la République, afin de leur découvrir et de leur faire éviter le piége où on vouloit les faire tomber, d'autant plus dangereux que ces deux princes prétendoient pour leurs fins particulières conduire effectivement cette république à sa ruine, sous l'apparence trompeuse de ne vouloir point de guerre, aux dépens même d'une paix de peu de durée. Beretti eut ordre d'ajouter que le roi son maître seroit affligé, même offensé, si les États-Généraux se conduisoient en cette occasion d'une manière contraire au bien public et à la continuation de l'amitié et de la bonne correspondance; car ils forceroient Sa Majesté Catholique à faire usage des conjonctures que le temps et la justice de sa cause lui fourniroient, et ce seroit à regret qu'elle se verroit obligée de prendre les mesures et les résolutions qui lui conviendroient davantage.

Avis contradictoire d'Aldrovandi au Pape sur Alberoni.

La flotte avoit déjà mis à la voile pour faire le trajet de Cadix à Barcelone, lorsque ces déclarations furent faites[1]. Aldrovandi avoit déjà employé son industrie à persuader le Pape que les intentions d'Alberoni étoient bonnes, et que, si les effets n'y répondoient pas, on devoit l'attribuer à la situation présente de l'Espagne, qui ne permettoit pas au premier ministre de faire généralement tout ce

1. Ci-dessus, p. 98.

qu'il vouloit ; car il avoit à combattre les préventions de la reine, persuadée que son intérêt et celui de ses enfants étoit que la guerre se fît en Italie. Mais, lorsque la flotte fut partie, Aldrovandi, désabusé trop tard, changea de sentiment à l'égard d'Alberoni. L'objet de l'entreprise étoit encore un secret ; mais le nonce ne douta plus que, quel que fût le dessein du roi d'Espagne, l'Italie n'en sentît le principal dommage, et tel que la paix, qui ne pouvoit être éloignée, ne répareroit pas les pertes, et peut-être la destruction totale, que la guerre lui auroit causé. Il avertit le Pape qu'il ne falloit compter ni sur la piété, ni sur les bonnes intentions du roi d'Espagne, parce que ce prince, souvent malade, étoit hors d'état de s'appliquer aux affaires, et qu'elles étoient souverainement gouvernées par un premier ministre plein de ressentiment, et vivement piqué des refus qu'il essuyoit de la cour de Rome. Tout étoit à craindre de sa vengeance, et le Pape, naturellement porté à s'alarmer facilement, avoit lieu d'être encore plus intimidé par les prédictions fâcheuses que lui faisoit son ministre à Madrid, et par les avis réitérés qu'il lui donnoit de veiller sur toutes choses à prévenir les premières tentatives que les troupes espagnoles pourroient faire sur l'État ecclésiastique. Alberoni, de son côté, n'oublioit rien pour augmenter les frayeurs du nonce et celles du Pape. Il faisoit dire à Sa Sainteté que c'étoit elle qu'il servoit plutôt que le roi d'Espagne, en la pressant d'accorder les bulles de Séville, lui laissant assez entendre ce qu'elle avoit à craindre d'un plus long refus. Elle y persistoit cependant, et le cardinal Acquaviva, ayant inutilement insisté pour vaincre sa résistance, se crut enfin obligé d'exécuter les ordres qu'il avoit reçus de Madrid, de rompre ouvertement avec la cour de Rome.

Plaintes du Pape contre l'Espagne.

Avant que d'en venir à cette extrémité[1], il avoit pris toutes les voies qu'il croyoit propres à persuader au Pape

1. Mémoires de Torcy, p. 657 et suivantes.

qui rompt avec lui sur le refus des bulles de Séville pour Alberoni.

de l'éviter; mais un accommodement avec l'Espagne ne convenoit pas à Sa Sainteté ; elle étoit moins alarmée des effets incertains du ressentiment du roi d'Espagne, qu'elle n'étoit effrayée de la vengeance prochaine et facile dont les Allemands la menaçoient continuellement, soit que l'Empereur fût véritablement persuadé d'une intelligence secrète entre la cour de Rome et celle de Madrid, soit que ce prince crût de son intérêt de conserver longtemps un pareil prétexte, dont il se servoit utilement pour intimider le Pape et pour le tenir dans une dépendance continuelle. Les vues de l'Empereur réussirent si bien qu'Acquaviva devint l'objet de toute la colère de Sa Sainteté. Il ne reçut d'elle que des réponses dures. Lorsqu'il insistoit sur les bulles de Séville, il demandoit des réparations publiques et authentiques de tous les affronts et de tout le préjudice que l'immunité ecclésiastique avoit reçu[1] en Espagne. Un des principaux chefs sur cet article étoit le séquestre et l'emploi que le roi d'Espagne avoit fait pour son usage des revenus des églises vacantes de Vich et de Tarragone[2], et la jouissance des revenus de celles de Malaga et de Séville, qu'Alberoni s'étoit en même temps attribuée. Toutefois, ne voulant pas que la rupture vînt de sa part, et suivant en cette occasion son caractère incertain et indécis, elle[3] dit à Acquaviva de conférer avec le cardinal Albane. Mais ces conférences ne conduisirent à rien de certain, en sorte que, les ordres du roi d'Espagne étant précis et pressants, Acquaviva jugea qu'il devoit enfin les exécuter, et pour cet effet, il fit dire à tous les Espagnols qui étoient à Rome d'en sortir incessamment. Ils obéirent tous, et leur soumission surprit la cour de Rome[4]. Le

1. Le participe *receue* (*sic*) est en interligne, au-dessus de *soufferte* biffé.
2. Ci-dessus, p. 31. — 3. C'est-à-dire, Sa Sainteté.
4. On écrivait à la *Gazette*, de Rome le 7 juin (p. 307) : « Le cardinal Acquaviva, ayant été informé de la résolution prise par le Pape de ne point faire la proposition de l'archevêché de Séville en faveur du

Pape parut embarrassé, et laissa voir qu'il n'auroit jamais cru que le roi d'Espagne prît une telle résolution, et qu'il croyoit encore moins que les ordres de Sa Majesté Catholique fussent exécutés et suivis avec autant d'exactitude.

Conduite de Giudice à l'occasion de la rupture de l'Espagne avec Rome. Il ôte enfin les armes d'Espagne de dessus sa porte; craint les Impériaux et meurt d'envie de s'attacher à eux; avertit et blâme la conduite de Cellamare à leur égard. Le Pape menacé par l'ambassadeur de l'Empereur. Malice d'Acquaviva contre les Giudice.

Le cardinal del Giudice, moins prompt à obéir, voulut tourner en ridicule, et la résolution prise à Madrid, et l'effet qu'elle avoit eu à Rome. Il dit que cette expédition éclatante avoit fait rire tout le monde; que ceux qui vouloient flatter le conseil d'Espagne disoient qu'elle avoit été concertée avec le Pape, et que le véritable dessein étoit de tromper les Allemands et de leur déguiser l'intelligence secrète que Sa Sainteté avoit avec le roi d'Espagne; qu'il seroit cependant difficile de les abuser longtemps, et que, si le nonce demeuroit encore à Madrid, sous quelque prétexte et sous quelque figure que ce pût être, son séjour en cette cour découvriroit la vérité. Giudice, tournant en dérision l'obéissance des Espagnols envers le roi leur maître, croyoit justifier le refus qu'il faisoit depuis quelque temps d'obéir à l'ordre qu'Acquaviva lui avoit fait présenter de la part du roi d'Espagne de faire ôter le tableau des armes d'Espagne qu'il avoit sur la porte de son palais[1], ainsi que les cardinaux nationaux et les ministres des princes étrangers ont coutume d'élever sur la porte des leurs les armes des princes qu'ils servent ou à qui ils sont attachés véritablement. Il avoit espéré que le Régent intercéderoit

cardinal Alberoni,... envoya chercher le vicaire de la nation espagnole. Il lui ordonna de faire savoir à tous les Espagnols qui sont en cette ville que la volonté de S. M. Catholique étoit que tous en sortissent, sous peine d'encourir son indignation, de la confiscation de leurs biens et d'autres peines arbitraires, dans le terme de cinq jours... Depuis les ordres donnés par le cardinal Acquaviva, plus de trois mille Espagnols sont partis d'ici. » Et le 14 juin (p. 320) : « Le cardinal Acquaviva... est parti d'ici avec l'abbé Portocarrero et don Marc Antonio Conti pour aller aux bains de Nocera. »

1. Ci-dessus, p. 69.

pour lui auprès du roi d'Espagne, et que ses puissants offices procureroient la révocation d'un ordre qu'il attribuoit au crédit absolu de son plus mortel ennemi; mais, l'ordre n'ayant pas été révoqué, il fallut enfin se soumettre. Le Pape même le pressa de prendre ce parti nécessaire, un particulier ne pouvant longtemps tenir tête à un grand roi. Giudice, en obéissant, protesta que jamais il n'arboreroit les armes d'une couronne qui rejetoit ses services, et, se félicitant d'être libre désormais, il paroissoit résolu d'éviter tout commerce avec les Allemands; mais, soit desir de les servir, soit qu'il craignît effectivement les effets de leur ressentiment à l'égard de sa famille, il avertit souvent Cellamare, son neveu, de songer sérieusement aux mauvais offices qu'on lui avoit rendus à Vienne, et de prévenir les suites qu'ils[1] pourroient avoir.

Cette cour avoit envoyé au comte de Gallasch, ambassadeur de l'Empereur à Rome, plusieurs pièces, dont on disoit que les unes étoient originales et les autres légalisées, toutes servant à prouver une intelligence secrète entre le roi d'Espagne et le Grand-Seigneur, liée et contractée par le moyen de Cellamare. Le bruit couroit que, parmi ces pièces, il y avoit plusieurs lettres originales de lui et du prince Ragotzi. Gallasch, en les communiquant au Pape, lui avoit dit en forme de menaces que l'Empereur seroit attentif à la conduite de Sa Sainteté, et qu'elle serviroit de règle aux mesures qu'il croiroit devoir prendre. C'en étoit assez pour faire trembler Rome, et plus qu'il n'en falloit pour faire trembler en particulier un Italien dont les biens étoient situés dans le royaume de Naples, sous la domination de l'Empereur. Cellamare avoit encore ajouté un autre motif à la colère de ce prince: il avoit écrit une lettre où, rejetant comme calomnie ce que les Allemands avoient publié de ses

1. Il y a *qu'elles*, par mégarde, dans le manuscrit.

négociations avec la Porte, il s'étoit répandu en invectives sur la mauvaise foi de la cour de Vienne. Acquaviva communiqua cette lettre au Pape, en distribua différentes copies, et, pour la rendre plus intelligible aux Romains, il la fit traduire en italien. Il dit même qu'il la feroit imprimer; en sorte que, sous prétexte de relever et de faire valoir le zèle de l'ambassadeur d'Espagne pour son maître, il suscitoit en effet, et faisoit retomber toute la vengeance de l'Empereur sur la famille des Giudice. Le cardinal, persuadé que tout ce que faisoit Acquaviva n'étoit que par malignité, avertit son neveu de prendre garde aux conséquences fâcheuses qu'il devoit craindre d'un pareil écrit, le danger étant pour lui d'autant plus grand que le roi d'Espagne venoit d'ordonner à son ministre à Rome de mépriser les vains discours des Allemands. Ainsi l'ambassadeur d'Espagne paroissoit en quelque façon abandonné du roi son maître, et livré à ce que voudroient faire contre lui les ministres de l'Empereur, qui trouveroient également à satisfaire et leur vengeance et leur avidité, en retenant, lors d'un traité de paix, les biens confisqués dont ils étoient en possession dans le royaume de Naples.

Dangereuses pratiques de Cellamare en France; secret et précautions; ses espérances.

Mais cet ambassadeur étoit alors moins occupé de ses propres intérêts du côté de l'Italie qu'il ne l'étoit d'animer et de fortifier les intrigues et les cabales secrètes qu'il entretenoit depuis quelque temps à la cour de France, sous l'espérance de secours infaillibles et puissants de la part du roi d'Espagne. Cellamare se flattoit que, s'il réussissoit dans l'affaire du monde qui touchoit le plus sensiblement le roi d'Espagne, et qui satisfaisoit en même temps le goût et la vengeance de son premier ministre, la récompense qu'il tireroit d'un pareil service le dédommageroit abondamment des pertes qu'il comptoit avoir déjà faites dans le royaume de Naples. Il travailloit donc, et, connoissant parfaitement la nécessité du secret, il aimoit mieux laisser le roi son maître quelque temps dans l'ignorance du progrès de ses manéges que de s'en expliquer autrement que par des voies bien sûres, telles par exemple que les voyages que quelques officiers espagnols ou wallons avoient occasion de faire à Paris et à Madrid, et c'étoit ordinairement par les mêmes voies qu'il recevoit les réponses et les ordres de Sa Majesté Catholique. Il se défioit même des courriers, en sorte que, lorsqu'il étoit obligé d'écrire par cette voie, il ne s'expliquoit jamais clairement; mais, enveloppant ses relations de voiles, il disoit, par exemple, qu'il préparoit les matériaux nécessaires, qu'il s'en serviroit en cas de besoin, que les ouvriers contribuoient cordialement à les lui fournir. Quelquefois il laissoit entendre qu'il se défioit de quelques-uns de ceux qui entroient dans ces intrigues. Enfin il cachoit le mieux qu'il lui étoit possible sous différentes expressions figurées ce qu'il vouloit et ce qu'il n'osoit exposer clairement aux yeux de son maître[1].

Deux circonstances flattoient alors l'ambassadeur d'Espagne, et lui faisoient espérer un succès infaillible des intrigues qu'il avoit formées. L'une étoit la division qui éclatoit ouvertement entre le Régent et le parlement de Paris[2]. Cellamare, persuadé du poids que l'exemple et l'autorité de cette Compagnie devoit avoir dans les affaires publiques, traitoit de héros les officiers qui la composoient. Il assuroit que leur constance surpassoit toute croyance; que ceux d'entre eux qui souffroient quelque mortification s'en réjouissoient comme s'ils étoient couronnés par la gloire du martyre; que jusqu'alors ils n'étoient soutenus que par la bienveillance et

1. On peut voir à ce sujet les minutes ou copies des lettres de Cellamare à Alberoni, qui se trouvent dans les volumes *Espagne* 276 à 278 du Dépôt des affaires étrangères et qui viennent, tant des papiers saisis chez l'ambassadeur lors de son arrestation, que des copies faites à la poste par l'ordre de Torcy.

2. A propos des affaires de Law et particulièrement de la refonte des monnaies: ci-dessus, p. 103, et suite des *Mémoires*, tome XV de 1873, p. 337-342.

par les applaudissements du public, mais que bientôt l'intérêt commun et le bien de l'État uniroit les autres parlements du royaume à celui de Paris, et que cette union mutuelle causeroit immanquablement des nouveautés imprévues. L'autre circonstance dont l'ambassadeur d'Espagne espéroit profiter pour les intérêts du roi son maître étoit celle de la division que la bulle *Unigenitus* excitoit plus fortement que jamais, non-seulement dans le clergé, mais encore dans tous les états du royaume. Il sembloit que l'expédition des bulles nouvellement accordées par le Pape[1] devoit calmer pour quelque temps cette agitation. Mais le nonce Bentivoglio étoit le premier à détruire le bon effet que cette démarche sage du Pape auroit dû produire, et les déclamations imprudentes de ce ministre rallumoient le feu dans le temps que son maître témoignoit avoir intention de l'apaiser. Ainsi les partisans de Rome qui desiroient le véritable bien de cette cour commençoient à craindre les résolutions que la France seroit obligée de prendre pour prévenir celles du Vatican. Ils ne doutoient pas que le Régent ne consentît enfin à l'appel général de la nation[2], etc[3].

Embarras domestiques du Régent considérés différemment par les ministres

D'un autre côté, le Régent avoit sur les bras des affaires qui pouvoient devenir très sérieuses, et l'embarrasser de manière qu'il se trouveroit dans un triste état, s'il avoit en même temps à soutenir des démêlés avec la cour de Rome. Ces affaires étoient celles qui survinrent alors à

1. Tome XXXIII, p. 158-159.

2. A rapprocher du passage suivant de la *Gazette de Leyde*, supplément au n° 51 : « On s'assuroit à Paris que le pontife remettroit pour longtemps le glaive de saint Pierre dans le fourreau ; car... il avoit été apparemment épouvanté d'apprendre, par les dépêches du courrier extraordinaire qui avoit été envoyé à Rome il y avoit plus de trois semaines, que, s'il faisoit quelque nouvel éclat, on feroit appeler toute la nation. »

3. Cet *etc.* indique que Saint-Simon passe ici les pages 664 à 687 du manuscrit de Torcy, relatives aux affaires de la Constitution *Unigenitus* ; il reprend sa copie au milieu de la page 687.

l'occasion des monnoies. Le nonce, ajoutant foi aux bruits de ville, croyoit, ainsi que les autres ministres étrangers, que la cour et le Parlement prenoient réciproquement des engagements[1] dont les suites seroient considérables. Ces ministres en attendoient l'événement avec différentes vues. L'ambassadeur d'Espagne se flattoit que l'opposition du Parlement aux résolutions que le Régent prenoit sur la monnoie donnoit à penser à Son Altesse Royale sur la négociation du traité d'alliance, et que la réflexion qu'elle faisoit sur la disposition générale des esprits ne contribuoit pas moins que les représentations de la cour d'Espagne à ralentir l'ardeur qu'on avoit fait voir en France pour la conclusion de ce traité. Les agents du roi d'Angleterre jugeoient, au contraire, que les embarras suscités au Régent par le Parlement le persuaderoient encore davantage du besoin qu'il avoit de se faire des amis; qu'il comprendroit qu'il ne pouvoit en avoir de plus puissants que l'Empereur et le roi d'Angleterre; que ce seroit, par conséquent, une nouvelle raison pour lui de s'unir avec ces princes, trouvant chez lui si peu de satisfaction.

étrangers à Paris.

Le comte de Königsegg, ambassadeur de l'Empereur, suivant le génie des ministres autrichiens, vouloit, quoique d'ailleurs honnête homme, trouver à redire et donner un tour de mauvaise foi à toute la conduite du Régent. Le style de la cour de Vienne, et le moyen de lui plaire, est depuis longtemps d'interpréter à mal toutes les démarches de la France, et la suprême habileté d'un ministre de l'Empereur est de croire, d'écouter de fausses finesses et de secondes intentions dans les résolutions les plus simples. Ainsi Königsegg prétendoit avoir découvert que le Régent commençoit à changer de langage;

Königsegg ambassadeur de l'Empereur à Paris; génie de la cour de Vienne et de ses ministres. Garnisons.

1. Après ce mot, Saint-Simon a biffé *considérables*, qui va revenir quelques mots plus loin. Torcy disait « un engagement », et le sens de la phrase est que chacun des deux opposants s'engageaient dans des voies qui pourraient amener des suites graves.

que Son Altesse Royale ne lui parloit plus avec la franchise et la vivacité qui faisoient juger quelque temps auparavant la prompte conclusion du traité. Il remarquoit, comme une preuve indubitable de ce changement et du desir de ralentir la négociation, les différentes propositions que ce prince avoit faites pour assurer les principales conditions de l'alliance. Comme un des articles les plus essentiels étoit celui de la succession des États de Parme et de Toscane, Son Altesse Royale avoit proposé que la garde des places fortes de ces deux États fût commise à des garnisons suisses[1]. Rien n'étoit moins du goût des ministres de l'Empereur. Königsegg crut avoir pénétré par les discours de Stair que, les garnisons suisses rejetées, on proposeroit de substituer en leur place des garnisons angloises et hollandoises. L'Empereur, qui n'en vouloit aucune, ne s'en seroit pas mieux accommodé ; mais son ambassadeur lui conseilla de l'accepter, persuadé que la France elle-même n'y consentiroit jamais. Les variations de la cour au sujet de l'alliance étoient, selon lui, le triomphe des anciens ministres toujours opposés à ce projet ; mais il prévoyoit que le Régent seroit la victime de la victoire qu'ils remportoient, et que ces mêmes ministres, dévoués à l'Espagne, l'entraîneroient insensiblement en de tristes affaires.

Il y avoit alors grand nombre de gens, et principalement les étrangers, qui regardoient comme un abîme ouvert sous les pieds du Régent les brouilleries que l'affaire des monnoies excitoit entre la cour et le Parlement, et ces mêmes gens étoient persuadés que les autres parlements du royaume suivroient incessamment l'exemple de celui de Paris. Stair, de son côté, paroissoit mécontent de quelque refroidissement qu'il avoit cru remarquer dans la confiance que le Régent[2] lui avoit témoignée

1. Ci-dessus, p. 107.

2. Ces trois mots, répétés deux fois par mégarde, ont été biffés la seconde.

jusqu'alors. Son Altesse Royale lui avoit communiqué un mémoire qu'elle vouloit envoyer en Angleterre. Comme il y fit quelques remarques, elle eut égard à ses représentations et promit de s'y conformer. Il prétendit qu'elle lui avoit promis de lui faire voir une seconde fois le projet quand il seroit changé. Toutefois, les changements faits, elle envoya ce projet en Angleterre, même avec quelques additions, sans le communiquer, et ce ne fut qu'après le départ du courrier que Stair en reçut la copie. Il s'en plaignit. Le Régent lui répondit qu'il avoit apostillé chaque article du mémoire de sa propre main. Stair, peu satisfait de la réponse, fit partir sur-le-champ un courrier pour informer son maître de ce qu'il s'étoit passé, et de plus il obligea Schaub, l'homme de confiance de Stanhope, de passer lui-même en Angleterre pour instruire plus particulièrement les ministres de cette cour de la situation et du véritable état des affaires de France[1].

Conduite insolente de Stair.

L'escadre angloise étoit alors partie des ports d'Angleterre ; elle avoit mis à la voile le 13 juin[2]; on comptoit quinze jours environ de navigation pour arriver au détroit, et peut-être quatre semaines en tout pour se rendre au Port-Mahon. Monteleon, avec le secours des amis dont il se vantoit, ne put pénétrer les ordres de l'amiral Byng, qui la commandoit. Il se flattoit, et même il en assura le roi d'Espagne, que les Anglois éviteroient tout engagement avec la flotte espagnole. Il prétendit savoir que les ministres autrichiens étoient bien loin d'espérer que les vaisseaux d'Angleterre allassent à toutes voiles chercher et combattre ceux d'Espagne. Toutefois, en habile ministre, il ne devoit compter que jusqu'à un cer-

Avis peu uniforme de Monteleon en Espagne sur l'escadre angloise.

1. *La Gazette de Leyde*, n° 53, correspondance de Londres du 28 juin, annonce que Schaub arriva dans cette ville le jeudi 23.

2. Le 14 seulement : voyez ci-dessus, p. 132. On signalait de Brest son passage en vue d'Ouessant dès le 17 juin (*Gazette de Leyde*, n° 52, correspondance de Paris).

tain point sur les avis qu'il recevoit. Il écrivit au roi son maître que, suivant les conjonctures, le roi d'Angleterre pouvoit envoyer de nouveaux ordres. Monteleon s'apercevoit alors du changement de cette cour par les traitements qu'il y recevoit, très différents de ceux qu'il y avoit précédemment reçus, et, comme les ministres d'Angleterre avoient peu de communication avec lui, celui de France (Dubois) encore moins, il avouoit qu'il ne pouvoit plus découvrir leur intrigue ni leurs intentions.

Forfanteries de Beretti.

Beretti se flattoit de servir l'Espagne avec plus de succès en Hollande. Chaque fois que les États de la province se séparoient sans avoir pris de résolution sur l'alliance proposée, Beretti l'attribuoit à ses pratiques secrètes et aux ressorts qu'il savoit faire jouer à propos pour traverser les ennemis de son maître. Si quelque député donnoit sa voix pour l'alliance, Beretti assuroit aussitôt qu'il avoit été gagné par argent. Cadogan, de son côté, se moquoit de la vanité de Beretti et triomphoit quand quelqu'une des villes de la province de Hollande paroissoit disposée à l'acceptation de l'alliance ; chacun des deux se croyoit assuré de ses partisans, et, si Cadogan comptoit sur les villes de Leyde et de Rotterdam, Beretti se vantoit d'avoir persuadé les députés de Delft, d'autant plus difficiles à ramener qu'ils avoient paru les plus empressés pour l'alliance. Comme il ne convenoit pas de se borner à la seule province de Hollande, Beretti voulut gagner le baron de Welderen, tout-puissant, croyoit-il, dans la province de Gueldre[1]. Il lui promit un présent considérable si, par son crédit, il empêchoit les États-Généraux d'entrer dans l'alliance, et, persuadé qu'il ne pouvoit faire une meilleure acquisition pour le service du roi son maître, il écrivit à Alberoni qu'il vendroit son bien pour satisfaire la promesse qu'il avoit faite, si le roi d'Espagne désapprouvoit l'engagement qu'il avoit pris pour son service. Le bruit se répandit alors que ce prince

1. Tome XXX, p. 340.

avoit donné ordre à ses sujets négociants, sous peine de la vie, de remettre un registre exact et fidèle des effets qu'ils avoient entre les mains appartenants à des étrangers, de quelque nation qu'ils fussent. Une telle nouvelle causa quelque alarme à la Haye. Beretti se flatta d'en avoir profité, et d'avoir utilement augmenté la frayeur que les apparences d'une guerre prochaine et de la ruine du commerce produisoient déjà dans les esprits; mais son zèle et l'attention qu'il avoit à le faire valoir à la cour de Madrid y réussissoient mal. Il eut plusieurs fois lieu de se plaindre de la manière dont il étoit traité par Alberoni. Il gémissoit donc, mais inutilement, d'essuyer mille dégoûts de la cour d'Espagne, ou pour mieux dire du premier ministre de cette cour, pendant qu'il se donnoit tout entier au service de son maître, et que, sans en recevoir aucun secours, il employoit uniquement[1] ses talents, son industrie, ses manéges, comme les seules armes qu'il eût pour combattre l'ambassadeur d'Angleterre, soutenu par de puissants amis et répandant l'or avec profusion pour gagner ceux qu'il savoit être autorisés dans la République. Beretti comprenoit dans ce nombre Pancras[2], bourgmestre régent d'Amsterdam, et Buys, pensionnaire de la même ville. Le dernier, disoit-il, menoit l'autre par le nez. La liste des magistrats et députés gagnés par l'Angleterre étoit bien plus nombreuse, si on ajoutoit foi à un écrit imprimé qu'on distribuoit sous main à la Haye, spécifiant par nom et par surnom tous ceux qui recevoient des pensions ou des gratifications de cette couronne. Beretti se vantoit que, malgré tant de dépenses faites et continuées par les ennemis de Sa Majesté Catholique, il étoit parvenu par son activité et par ses amis à faire en sorte que la province d'Hollande avoit déjà séparé cinq fois ses assemblées sans rien

1. *Uniquemt* est en interligne, au-dessus d'*utilemt* biffé.
2. Ci-dessus, p. 61.

résoudre au sujet de l'alliance. Cadogan parloit en même temps très différemment ; car il dit avec plus de vérité que les États de cette province avoient pris unanimement la résolution d'entrer dans le traité. Il est vrai cependant que les députés des principales villes déclarèrent à l'assemblée que leur instruction portoit de consentir à la Quadruple alliance, quand l'affaire seroit mise en délibération ; mais le temps de cette délibération fut prolongé.

Les ministres d'Angleterre veulent faire rappeler Châteauneuf d'Hollande. Comte de Stanhope à Paris. Content du Régent, mécontent des Hollandois.

Les ministres d'Angleterre, défiant toujours de Châteauneuf, ambassadeur de France en Hollande, pressoient plus que jamais son rappel et l'envoi du successeur qui lui étoit désigné. Ils comptoient de tout obtenir du Régent par le moyen du comte de Stanhope nouvellement arrivé à Paris[1]. Son Altesse Royale lui avoit fait un accueil très favorable ; elle avoit pris soin de lui persuader qu'elle souhaitoit ardemment la conclusion du traité et qu'elle n'oublieroit rien pour en faciliter la signature. Ainsi les Anglois comptoient qu'elle ne seroit désormais retardée qu'autant de temps qu'il en falloit pour traduire le traité en latin[2]. Ils approuvoient quelques changements que le Régent demandoit, et comptoient que la cour de Vienne ne pourroit avec raison y refuser son approbation. Il s'en falloit beaucoup que les ministres d'Angleterre fussent aussi contents de la conduite des Hollandois. On commençoit à dire que la République, après avoir

1. C'est Dubois et Schaub qui avaient décidé le ministre à faire ce voyage pour emporter l'adhésion définitive du Régent, ébranlé par les gens de la vieille cour (Bliard, *Dubois cardinal et premier ministre*, tome I, p. 333-334, et l'ouvrage de Wiesener, tome II, p. 180 et suivantes). Stanhope arriva à Paris le 28 juin (*Dangeau*, p. 332 ; *Gazette de Leyde*, nº 53, de Londres) ; il apportait au Régent une lettre du roi Georges dont le texte a été publié par Ch. Aubertin, *L'Esprit public au dix-huitième siècle*, p. 118-119.

2. C'était seulement dans cette langue que la cour impériale admettait la rédaction des instruments authentiques des traités. Saint-Simon a déjà parlé ci-dessus, p. 121 des difficultés qui naissaient de la traduction du traité.

longtemps biaisé, après avoir laissé entrevoir exprès une diversité apparente de sentiments entre les villes de la province d'Hollande, termineroit ces incertitudes affectées par une offre simple et toujours inutile d'interposer ses offices pour mettre en paix les principales puissances de l'Europe. Une telle offre auroit été un refus honnête d'accéder au traité, et les ministres d'Angleterre avoient un intérêt personnel de faire voir à la nation angloise que le projet de la Quadruple alliance étoit un projet sage, solide, approuvé généralement des principales puissances de l'Europe et de celles qui pouvoient donner le plus de poids aux affaires. Une telle opinion étoit pour eux d'autant plus nécessaire à établir, qu'il étoit alors assez vraisemblable que le Czar, cherchant à faire un personnage dans les affaires de l'Europe, animé d'ailleurs contre le roi d'Angleterre, vouloit s'opposer à la Quadruple alliance et secourir le roi d'Espagne par quelque diversion puissante. On assuroit déjà que la paix étoit faite entre la Suède et la Moscovie et le roi de Prusse; que les mesures étoient prises entre ces princes pour s'opposer de concert aux desseins de l'Empereur et du roi Georges.

Le Czar se veut réunir aux rois de Suède et de Prusse contre l'Empereur et l'Angleterre.

Ce qui n'étoit encore que bruits incertains parut se confirmer et devenir réel, suivant un discours que le ministre du Czar à Paris[1] tint à Cellamare. Le Moscovite l'assura que son maître, voulant s'opposer aux desseins de l'Angleterre, avoit fait sa paix avec le roi de Suède; qu'il ménageoit celle du roi de Prusse, et qu'une des principales conditions du traité seroit une ligue offensive et défensive contre l'Empereur et contre le roi Georges. Il ajouta qu'il sollicitoit actuellement le Régent d'entrer dans la ligue ou tout au moins de demeurer neutre. Ce ministre ne se contenta pas de ce qu'il avoit dit à l'ambassadeur d'Espagne, il crut le devoir dire encore au comte de Provane, chargé pour lors des affaires du roi de Sicile

1. Le baron de Schleinitz : tome XXXII, p. 174.

à Paris. A son récit il ajouta des réflexions sur l'utilité que le roi de Sicile tireroit de la diversion que le Czar feroit des forces de l'Empereur. Il pressa Provane de lui découvrir les intentions du roi son maître au sujet de l'alliance, et les liaisons qu'il avoit prises avec le roi d'Espagne. Ce discours ne servit qu'à faire voir quelles étoient alors les dispositions du Czar.

Conférence de Monteleon avec les ministres d'Angleterre sur les ordres de l'escadre angloise, qu'ils ne lui déguisent pas. Ils résistent à toutes ses instances.

Son animosité contre le roi d'Angleterre n'empêcha pas les ministres de cette cour de suivre le plan qu'ils avoient formé pour traverser l'entreprise que le roi d'Espagne étoit sur le point de tenter en Italie. Ils jugeoient alors qu'elle regardoit le Milanois et qu'apparemment il agiroit de concert avec le roi de Sicile. Comme l'escadre angloise étoit partie des ports d'Angleterre, l'ambassadeur d'Espagne, suivant les ordres qu'il en avoit reçus du roi son maître, demanda une conférence aux ministres d'Angleterre pour savoir d'eux positivement quelles étoient les instructions que l'amiral Byng, commandant de l'escadre, avoit reçues avant son départ. La conférence fut tenue le 24 juin : Stanhope n'étoit pas encore parti pour France ; ainsi Monteleon le vit aussi bien que Sunderland et Craggs, et leur dit que ce seroit apparemment une des dernières fois qu'il leur parleroit d'affaires, puisqu'il se croyoit à la veille d'aller à Douvres s'embarquer, prévoyant quelque hostilité imminente quand l'escadre angloise paroîtroit dans la Méditerranée. Ayant ensuite demandé quels étoient les ordres dont l'amiral Byng étoit chargé, Stanhope lui répondit que les instructions données à Byng lui prescrivoient d'observer toute la bonne correspondance que le roi son maître prétendoit entretenir avec l'Espagne ; qu'il avoit ordre de donner toutes sortes de marques d'attention à l'égard des officiers du roi d'Espagne, soit de terre, soit de mer ; que, s'il trouvoit quelque convoi faisant voile en Sardaigne, à Portolongone, même en Sicile, il n'en troubleroit pas la navigation ; mais, s'il arrivoit que la flotte espagnole entreprît de débarquer des troupes dans le royaume de Naples ou sur quelque autre terre dont l'Empereur étoit en possession en Italie, en ce cas l'amiral anglois déclareroit aux commandants espagnols qu'il s'opposeroit à leur entreprise, le roi d'Angleterre ne pouvant permettre qu'il s'en fît aucune au préjudice de la neutralité d'Italie dont il s'étoit rendu garant envers l'Empereur. Stanhope ajouta de plus à cet aveu que, si les bonnes raisons ne suffisoient pas, les Anglois employeroient la force, et qu'ils s'opposeroient ouvertement à l'entreprise de l'Espagne. Monteleon, peu content de cette explication, voulut cependant pousser les questions plus loin : il supposa que la flotte d'Espagne eût mis le débarquement à terre avant que l'escadre angloise fût arrivée, et demanda si Byng traiteroit, en ce cas, les vaisseaux espagnols comme ennemis. Stanhope répondit à cette question nouvelle qu'il étoit impossible de prévoir tous les accidents qui pouvoient arriver, et, revenant à son principe, il dit que l'ordre général donné à l'amiral Byng étoit de s'opposer à toute entreprise que l'Espagne feroit contre l'Italie.

L'explication étoit claire et nette. Ainsi Monteleon, suffisamment instruit des intentions de la cour d'Angleterre, ne trouva de ressources pour les faire changer que dans son éloquence ; mais il l'employa vainement. Les raisons, quand le parti est pris, sont d'un foible secours, et l'ambassadeur d'Espagne s'étendit assez inutilement sur l'aveuglement et l'ingratitude de l'Angleterre, qui renonçoit aux avantages du commerce d'Espagne, perdoit en un moment le souvenir de ceux que le roi Catholique lui avoit nouvellement accordés, le tout pour agrandir l'Empereur sans utilité pour la nation angloise, même au préjudice du roi Georges intéressé comme électeur de l'Empire à modérer la puissance de la maison d'Autriche. Il reprit en détail tout le projet de l'alliance et s'efforça de faire voir qu'elle étoit absolument contraire au but d'établir le repos public et l'équilibre nécessaire pour le maintenir, comme on affectoit de se le proposer; car il n'y avoit rien de si opposé à la tranquillité générale qu'une rupture entre l'Espagne et l'Angleterre, et les facilités que le roi d'Angleterre donnoit à l'Empereur de subjuguer l'Italie. Monteleon ne garda pas le silence sur l'état de la France et la conduite du Régent; il insista sur le changement des ordres donnés à Byng; il demanda qu'il lui fût défendu de faire la moindre hostilité, ou tout au moins qu'il fût averti que, si les Espagnols avoient débarqué leurs troupes avant leur arrivée, le sujet de sa mission étant fini, l'intention du roi son maître étoit qu'il évitât tout engagement, surtout la déclaration d'une guerre ouverte contre l'Espagne. L'ambassadeur essaya de flatter les ministres d'Angleterre de la gloire qui reviendroit au roi leur maître de faire le personnage d'arbitre dans une négociation prochaine pour la paix. Il tenta même de les piquer contre les ministres d'Hanovre, accusés, dit-il, par les Anglois d'être les instigateurs de la partialité que le roi d'Angleterre témoignoit pour l'Empereur, même de sa dépendance pour la cour de Vienne. Mais enfin la conférence finit sans se persuader de part ni d'autre, comme il arrive en semblables conjonctures, et les ministres anglois, n'acceptant aucune des propositions de Monteleon, protestèrent seulement que l'intention du roi leur maître étoit de faire ce qui dépendroit de lui pour ne pas rompre avec l'Espagne.

Faux et odieux discours du colonel Stanhope à Alberoni.

Le colonel Stanhope eut ordre de parler dans le même sens à Alberoni[1], et de joindre aux plaintes et même aux menaces des reproches tendres de l'ingratitude que l'Espagne témoignoit à l'égard de l'Angleterre. Le roi Georges prétendoit avoir travaillé si puissamment pour procurer au roi d'Espagne une paix avantageuse, que l'Empereur étoit mécontent des efforts qu'il avoit faits pour la satisfaction de Sa Majesté Catholique, et qu'ils

1. Mémoires de Torcy, p. 699 et suivantes.

avoient été regardés à Vienne comme une marque évidente de partialité; que cette cour se plaignoit encore amèrement des délais du roi d'Angleterre à satisfaire aux conditions principales du traité, et des prétextes dont il s'étoit servi jusqu'alors pour éviter d'envoyer le secours qu'il avoit promis; condition que l'Espagne n'ignoroit pas, puisque la copie de ce même traité lui avoit été communiquée de bonne foi par l'envoyé d'Angleterre. Ce ministre eut ordre de se plaindre du peu de retour que l'Angleterre trouvoit de la part de l'Espagne à tant de marques d'attention et d'amitié qu'elle recevoit de la part du roi d'Angleterre et de la nation angloise; car, au lieu de témoignages réciproques d'amitié et de confiance, le roi d'Espagne se conduisoit comme envisageant une rupture prochaine entre les deux couronnes. Il sembloit même qu'elle étoit déjà résolue dans son esprit, puisqu'il refusoit d'exécuter les derniers traités de paix, et que les Anglois étoient presque regardés comme ennemis dans les ports et dans les îles de la domination d'Espagne. La cour d'Angleterre établissoit pour premier sujet de plaintes le refus que le roi d'Espagne faisoit d'accorder la permission stipulée par le traité d'Utrecht pour le vaisseau anglois qui devoit être envoyé tous les ans à la mer du Sud[1]. Il n'appartenoit pas à l'Espagne, disoient les Anglois, de décider si le traité devoit être accompli ou son exécution suspendue, et d'en juger par la seule raison de ce qui convenoit ou non aux intérêts de cette couronne. Les Anglois se plaignoient encore des poursuites injustes et dures, disoient-ils, que l'on faisoit en Espagne contre les négociants de leur nation. Ils ajoutoient que nouvellement le roi d'Espagne avoit fait enlever dans les ports de son royaume un grand nombre de bâtiments anglois, qui depuis avoient été employés, par ses ordres, à transporter ses troupes en Italie. Enfin les Espagnols venoient

1. Ci-dessus, p. 139-140.

de s'emparer, dans les Indes occidentales, de l'île de Crab[1], dont l'Angleterre étoit en possession; ils en avoient chassé les habitants, enlevé plusieurs bâtiments anglois, soit à l'ancre, soit en pleine mer. Ils menaçoient encore plusieurs autres îles de traitements semblables.

Malgré tant de griefs, le colonel Stanhope eut ordre de protester que le roi son maître vouloit maintenir la paix, et qu'il l'observeroit ponctuellement, si malheureusement l'Espagne ne le forçoit à la rompre; qu'il oublieroit les sujets particuliers qu'il avoit de se plaindre; qu'il garderoit le silence sur l'entreprise faite contre l'Empereur au préjudice de la neutralité de l'Italie, dont l'Angleterre étoit garante, pourvu que le roi d'Espagne voulût, de son côté, renoncer au dessein de troubler l'Europe et donner à un roi qui vouloit cultiver avec Sa Majesté Catholique la plus sincère amitié les témoignages qu'il devoit attendre d'une confiance et d'une amitié réciproque; que, s'il en arrivoit autrement, il sauroit conserver la dignité de sa couronne, la sûreté de ses sujets et la foi des traités; que jusqu'alors il avoit souffert, et que, ses sujets recevant tout le dommage de la part de l'Espagne, il n'avoit causé aucun mal à cette couronne; qu'il avoit prié pendant qu'il étoit menacé; que l'événement feroit peut-être connoître que le langage qu'il avoit tenu étoit dicté par l'amitié et non par la crainte; et qu'enfin, ne manquant ni de raisons de rupture ni de moyens de se venger, il n'appartenoit pas au cardinal Alberoni de croire et de se vanter qu'il pouvoit intimider un roi d'Angleterre, de qui l'inimitié pouvoit être fatale à ceux qui se flatteroient vainement de pouvoir aider ses ennemis. Les ministres d'Angleterre étoient persuadés que, si celui d'Espagne menaçoit l'Angleterre des entreprises du Prétendant, l'Empereur étoit à l'égard de l'Espagne un prétendant au

1. L'île de Crab, qu'on appelle plutôt Bièque ou Vièques, fait partie de l'archipel des Iles Vierges, aux Antilles, à l'Est de Porto-Rico; elle a une trentaine de kilomètres de long sur trois à six de large.

moins aussi dangereux, et que l'état présent de ces deux monarchies donnoit à celle de l'Angleterre une supériorité bien marquée sur celle d'Espagne.

Opinion des Anglois du Régent, de ceux qu'il employoit, et d'Alberoni.

On ne craignoit à Londres aucune traverse de la part de la France; mais, en même temps qu'on étoit persuadé de la sincérité du Régent, on se défioit des ministres qu'il employoit. Nancré surtout étoit suspect. Stanhope fut averti de veiller sur sa conduite comme sur celle d'un homme qu'Alberoni avoit gagné; car il passoit pour constant que rien ne coûtoit au premier ministre d'Espagne; qu'il étoit maître en l'art de séduire et de tromper; il s'en faisoit lui-même honneur, et, persuadé de sa supériorité en cet art, il amusoit depuis longtemps le roi de Sicile sous la feinte apparence d'une négociation qu'il jugea nécessaire pour surprendre ce prince, et pour l'empêcher de veiller à la conservation du royaume dont il étoit alors en possession.

Alberoni tente de surprendre le roi de Sicile et de le tromper cruellement en tâchant de lui persuader de livrer ses places de Sicile à l'armée espagnole. Artificieuses lettres d'Alberoni à ce prince.

Le roi de Sicile, prince très éclairé, très attentif à ses intérêts, facilita cependant à Alberoni les moyens de le surprendre. Ce prince, accoutumé à se défier de ses ministres, en employoit souvent plusieurs de différents ordres dans la même cour[1]. Lascaris étoit le dernier qu'il avoit envoyé à Madrid, pour lier, à l'insu de son ambassadeur, une négociation secrète qu'il n'avoit peut-être pas envie de conclure. On ne pénétra pas le détail des propositions faites par Lascaris; mais il est certain qu'elles ne convinrent pas aux desseins d'Alberoni[2]. Comme il ne se rapportoit pas absolument au compte que Lascaris rendoit à son maître de cette négociation secrète, il écrivit lui-même au roi de Sicile que les offres faites par son ministre éclaircissoient un peu l'état des affaires

1. Voyez ci-dessus, p. 37-38.

2. Il semble que Victor-Amédée fit demander à l'Espagne de diriger d'abord ses troupes vers le Milanais pour en faire la conquête avec lui à son profit, et qu'il cèderait en échange la Sicile à l'Espagne et aiderait cette puissance à conquérir le royaume de Naples.

présentes ; qu'elles donnoient lieu d'embarrasser le projet de l'alliance, et de faire voir à tout le monde l'injustice et la tromperie de ceux qui vouloient pour leur intérêt particulier s'ériger en maîtres de partager, l'univers à leur fantaisie, et, sans autre raison que celle de leur volonté, se rendre arbitres du sort des princes, et les dépouiller des États qu'ils avoient reçus de leurs ancêtres. Alberoni assura ce prince que le roi d'Espagne ne recevroit la loi de personne, qu'il se défendroit jusqu'à la dernière extrémité, ajoutant qu'une bonne union avec Sa Majesté Catholique obligeroit peut-être le roi Georges et le Régent à changer de pensée, l'un et l'autre connoissant ce qu'ils auroient à craindre d'une telle liaison. Alberoni conclut de ce principe qu'il n'y avoit point de temps à perdre, et qu'il étoit nécessaire de prendre et d'exécuter au plus tôt les mesures proposées en conséquence. Il pressa le roi de Sicile de remettre incessamment quelques places de ce royaume, on n'a pas su lesquelles, entre les mains du roi d'Espagne ; car alors rien n'empêcheroit de passer sur-le-champ dans le royaume de Naples, dont la conquête seroit prompte et facile par le moyen des intelligences pratiquées dans ce royaume, qui seroient appuyées d'une grosse armée abondamment pourvue de tout l'attirail et de toutes les provisions nécessaires pour assurer le succès de l'entreprise. La remise des places de Sicile entre les mains des Espagnols étant donc la base et le fondement du traité proposé, Alberoni promit au roi de Sicile que, s'il consentoit à cette condition essentielle, et s'il vouloit envoyer au plus tôt ses ordres aux gouverneurs de ses places de les remettre sans délai au commandant de l'armée espagnole, on profiteroit non-seulement de l'alarme et de la confusion où cet événement jetteroit les Allemands dans le royaume de Naples, mais que de plus Sa Majesté Catholique ne perdroit pas un instant à faire passer un corps considérable de ses troupes, en tel endroit de Lombardie que le roi de

Sicile jugeroit à propos ; qu'elles y seroient payées aux dépens de l'Espagne, et, quant aux places de Sicile, que le roi d'Espagne les recevroit comme un dépôt sacré qu'il garderoit à telles conditions que le roi de Sicile voudroit prescrire, ne les demandant que pour assurer le succès du projet, puisque tous les États que les Allemands possédoient en Italie étoient incertains et vacillants entre leurs mains s'ils ne s'emparoient de la Sicile, dont la conquête les mettroit en état de subjuguer le reste ; mais il ne falloit pas, dit-il, perdre un instant[1] : tout moment étoit précieux, et le moindre délai pouvoit devenir fatal, parce que le moyen de rendre inutile la dépense que l'Angleterre avoit faite pour armer sa flotte, étoit de débarquer promptement l'armée d'Espagne en Sicile, et d'occuper incessamment le Phare de Messine[2].

Alberoni compte sur ses pratiques dans le Nord, encore plus sur celles qu'il employoit en France contre le Régent ; il les confie en gros au roi de Sicile.

Alberoni[3] pratiquoit depuis longtemps des alliances dans le Nord. Il tramoit des intelligences en France, un grand royaume fournissant toujours et des mécontents et des gens qui n'ayant rien à perdre se repaissent d'espérances chimériques d'obtenir de grands avantages dans un changement produit par le trouble et la confusion. Cette seconde ressource étoit celle qui flattoit le plus Alberoni ; il étoit persuadé que le roi d'Espagne avoit en France un parti puissant très affectionné aux intérêts de Sa Majesté Catholique ; qu'il n'y avoit pas le moindre lieu de douter des bonnes intentions de ceux qui le composoient. Comme le cardinal s'applaudissoit de l'avoir heureusement ménagé, il fit valoir au roi de Sicile l'importance dont il étoit de pouvoir compter sur un tel secours, et de se trouver en état de donner au Régent une occupation si sérieuse, qu'il penseroit plus d'une fois à s'engager à faire une guerre ouverte à l'Espagne pour une cause, ajoutoit Alberoni, si injuste et si

1. *Instant* en interligne, au-dessus de *moment*, biffé.
2. Tome XXXII, p. 283. Saint-Simon écrit encore ici *Farc*
3. Mémoires de Torcy, p. 704 et suivantes.

peu honorable à Son Altesse Royale. Il espéroit, de plus, que les Hollandois, instruits des dispositions intérieures de la France, craindroient moins les menaces que cette couronne et celle d'Angleterre ne cessoient de leur faire pour les obliger d'approuver le traité d'alliance et de s'engager à le soutenir. Enfin, il comptoit tellement sur les mouvements que ses négociations secrètes exciteroient dans le Nord, qu'il n'étoit plus question, selon lui, que de seconder et d'aider de la part du roi d'Espagne les sages dispositions que ce ministre [1] avoit faites. Il se proposoit, pour en assurer le succès, d'employer premièrement à lever des Suisses l'argent qu'il attendoit des Indes. Il assura le roi de Sicile que la seule représaille faite depuis peu sur les François dans la mer du Sud [2], avoit produit plus d'un million d'écus. Ce secours casuel n'étant qu'un commencement, Alberoni comptoit que la monarchie d'Espagne lui fourniroit d'autres assistances pareilles, et que le bon usage qu'il en feroit lui donneroit les moyens de prouver aux alliés du roi son maître que ce prince vouloit agir de bonne foi avec sincérité, honneur et probité ; ainsi, que chaque démarche de générosité que feroit le roi de Sicile, le roi d'Espagne y répondroit avec une générosité égale et réciproque, avec reconnoissance, et Sa Majesté Catholique, suivant les assurances de son ministre, feroit fidèlement tous ses efforts pour procurer les avantages, l'honneur et la gloire des deux rois également offensés, également intéressés à ne consentir jamais que les Allemands maintinssent leur autorité en Italie, au préjudice du repos et de la liberté de cette partie de l'Europe.

1. On ne sait de quel ministre veut parler Alberoni ; c'est probablement Gœrtz, dont on a vu les négociations en Prusse et en Russie (tomes XXXII, p. 171, 188, 262-263, 308, et XXXIII, p. 186-187), et dont il sera encore parlé ci-après, p. 199-200. La phrase est copiée exactement sur Torcy, qui n'est pas plus explicite.

2. Ci-dessus, p. 98-99.

Ces projets et ces espérances, dont le cardinal fit part au roi de Sicile par une lettre qu'il lui écrivit de sa main le 22 mai, furent nouvellement confirmés par une seconde lettre de ce ministre au même prince du 30 du même mois[1]. Mais il développa ses intentions dans cette seconde lettre plus clairement que dans la première. L'une avoit été écrite pour donner une grande idée des forces du roi d'Espagne, et pour faire envisager à ceux qui s'uniroient à Sa Majesté Catholique, les avantages singuliers qu'ils devoient se promettre de son alliance. La seconde lettre fit voir que le roi d'Espagne avoit besoin du concours du roi de Sicile, et que les projets du cardinal ne pouvoient réussir si les places principales de la Sicile n'étoient confiées à la garde des commandants et des troupes d'Espagne[2]. Il n'étoit pas aisé de faire goûter une pareille proposition à un prince aussi défiant que le roi de Sicile. Toutefois Alberoni, s'appuyant apparemment sur la supériorité de son génie, entreprit de persuader à ce prince qu'un acte de confiance, aussi opposé à son caractère qu'il l'étoit à la prudence, devenoit une démarche nécessaire et conforme à ses intérêts. Il employa toute son éloquence à convaincre ce prince que l'unique moyen de délivrer l'Italie de l'oppression des Allemands, étoit qu'il s'abandonnât lui-même avec une confiance généreuse à la bonne foi, sincérité, probité du roi d'Espagne, n'ayant d'autres vues que d'assurer la liberté de l'Italie. Une fin si glorieuse étoit impossible, disoit le cardinal, sans cette pleine confiance. Il avouoit même que, si elle manquoit, on seroit forcé d'accepter le parti proposé par les médiateurs; car il falloit nécessairement être sûr d'une retraite avant que d'exposer les troupes espagnoles, et la retraite n'étoit sûre qu'autant qu'elles seroient en possession des

1. Ces deux lettres durent passer certainement sous les yeux de Torcy, ou du moins la copie qu'Alberoni en envoya à Cellamare (ci-après, p. 170).
2. Déjà dit ci-dessus, p. 163-165.

places de Sicile. Le roi d'Espagne les demandoit, non pour en demeurer le maître et pour recouvrer un État qu'il avoit perdu, mais par la seule nécessité d'assurer ses projets, dont l'exécution seroit encore plus avantageuse au roi de Sicile qu'à l'Espagne. Ce prince, suivant le raisonnement d'Alberoni, contribueroit infiniment à les avancer s'il déclaroit par la remise de ses places son union avec l'Espagne; car il donneroit une telle inquiétude aux Allemands[1], qu'ils n'oseroient dégarnir l'État de Milan pour envoyer du secours à Naples; et, suivant le plan d'Alberoni, le soulèvement entier et subit de ce royaume étoit indubitable, si les Napolitains voyoient les armes d'Espagne et de Sicile, et les places de cette île entre les mains du roi d'Espagne, qui promettoit de les garder purement et simplement comme un dépôt, et de les rendre fidèlement au roi de Sicile après la fin de la guerre. Naples soumis, le roi d'Espagne détacheroit un gros corps de ses troupes et l'enverroit en Lombardie en tel lieu que le roi de Sicile le jugeroit à propos, l'intention de Sa Majesté Catholique étant de travailler autant pour l'intérêt d'un prince qu'elle aimoit, et qui faisoit la première figure en Italie, que par la gloire de rendre à cette partie de l'Europe son ancienne liberté. Alberoni attribuoit à ces deux motifs, détachés de tous desirs de faire des conquêtes, l'armement que le roi d'Espagne avoit fait, et comme le succès de l'entreprise seroit apparemment utile au roi de Sicile, il vouloit persuader à ce prince qu'il étoit le premier obligé à faciliter une expédition dont il retireroit le plus grand avantage. Son union, disoit Alberoni, et l'aveu public de ses liaisons avec le roi d'Espagne, ne laisseroit pas d'étourdir et de rompre les mesures de ceux qui s'étoient figuré qu'ils étoient les maîtres de couper le monde en morceaux.

Comme ces exhortations générales ne suffisoient pas

1. *Allemands* corrige *alliés* par surcharge.

pour persuader un prince attentif à ses intérêts, qui pesoit les engagements avant de les prendre, Alberoni, ne voulant peut-être pas lui faire par écrit des offres précises, ajouta que, si le roi de Sicile vouloit envoyer à Madrid quelque personne de confiance munie de pouvoirs nécessaires pour conclure et signer un traité, le roi d'Espagne ne feroit aucune difficulté de lui accorder tout ce qu'il pourroit prétendre et desirer; que Lascaris, bien informé des forces d'Espagne et du gouvernement actuel de cette monarchie, ne lui auroit pas laissé ignorer qu'elle étoit en état de faire figure dans le monde; que certainement il l'auroit informé des conférences que le cardinal et lui avoient eues ensemble, et qu'enfin le temps étoit passé où les affaires qu'on traitoit à Madrid étoient affoiblies ou déchirées par la longueur des conseils; que le roi d'Espagne les examinoit présentement par lui-même; que la décision de celles qui regarderoient le roi de Sicile seroit également prompte[1]; que la même diligence se trouveroit dans l'exécution, parce que le succès en dépendoit, et, par cette raison, Sa Majesté Catholique prioit le roi de Sicile d'avertir de ce qu'il feroit Patiño, intendant de l'armée d'Espagne, en sorte qu'on évitât de faire plusieurs débarquements, surtout d'artillerie, et que l'armée d'Espagne pût au plus tôt descendre au royaume de Naples. Ainsi le roi d'Espagne, ne doutant pas que le roi de Sicile ne profitât des dispositions où Sa Majesté Catholique se trouvoit à son égard, avoit, par avance, ordonné à Patiño de se conformer aux avis qu'il recevroit de ce prince, et de les suivre comme la règle la plus sûre des mouvements que l'armée auroit à faire.

Alberoni envoie à Cellamare la copie de ses

Le cardinal chargea Lascaris d'envoyer cette lettre à son maître, priant Dieu, dit-il, de persuader ce prince de faire attention à des insinuations dont le seul objet étoit

1. Il y a *seroient* et *promptes*, au pluriel, dans le manuscrit de Saint-Simon, conforme en cela au texte de Torcy, parce que celui-ci avait mis *la décision et la conclusion*.

deux lettres au roi de Sicile; il propose frauduleusement au colonel Stanhope quelques changements au traité pour y faire consentir le roi d'Espagne, et, sur le refus, éclate en menaces. Lui seul veut la guerre et a besoin d'adresse pour y entraîner le roi et la reine d'Espagne fort tentés d'accepter le traité pour la succession de Toscane et de Parme.

de l'agrandir et de pourvoir à sa gloire et à la sûreté de l'Italie. Il ajouta que jamais l'occasion ne seroit si belle, que, si le roi de Sicile, prudent et politique, la laissoit échapper, il ne devoit pas compter de retrouver en d'autres temps un roi qui voulût bien employer ses forces et son argent dans un pays où lui-même n'avoit nulle prétention, ni de trouver auprès de ce même roi un ministre italien transporté de l'amour de sa patrie, et résolu de faire tous ses efforts pour seconder les intentions de son maître. La copie de ces deux lettres fut envoyée par Alberoni à Cellamare ; car alors le cardinal avoit une attention particulière à bien instruire l'ambassadeur d'Espagne en France des projets et des résolutions du roi son maître, l'assurant toujours que jamais ce prince n'accepteroit la proposition de la Quadruple alliance, qu'il traitoit de projet inique en sa substance et indigne en sa manière. Il parut toutefois que le roi d'Espagne, quoique déterminé à le rejeter, vouloit cependant avoir un prétexte assez spécieux pour justifier envers le public le refus qu'il faisoit de concourir à la tranquillité de l'Europe, et il fit proposer au colonel Stanhope quelques changements [capables[1]], dit Alberoni, d'adoucir Sa Majesté Catholique, et de la porter à souscrire aux engagements que la France et l'Angleterre avoient déjà pris ensemble. Le colonel, en ayant rendu compte en Angleterre, répondit, suivant les ordres qu'il en reçut, que son maître n'avoit pas osé faire savoir à Vienne que l'Espagne voulût altérer une seule syllabe dans le projet. Sur cette réponse, Alberoni déclara que le roi d'Espagne rejetoit entièrement le plan du traité, et qu'il attaqueroit l'Empereur avec toute la vigueur possible. Il dit de plus au colonel Stanhope que les marchands anglois établis en Espagne étoient comme entre les bras de l'escadre de leur nation, parce que, si elle faisoit la moindre hostilité, les effets de ces négo-

1. Nous restituons d'après le texte de Torcy ce mot omis par inadvertance par Saint-Simon.

ciants seroient arrêtés sans égard au temps que le dernier traité leur donnoit pour se retirer en cas de rupture entre les deux couronnes[1]. Malgré tant de menaces, et malgré ces déclarations si souvent répétées de la fermeté du roi d'Espagne, Alberoni n'avoit pas été sans inquiétude et sans crainte au sujet de l'offre faite au roi d'Espagne des États de Parme et de Toscane, dont la succession devoit être assurée à l'infant don Carlos. Il avoua que la tentation avoit été grande, et que l'espérance d'un tel héritage, destiné au fils de la reine d'Espagne, avoit fait une impression très vive sur l'esprit de cette princesse. Il confia ses alarmes au duc de Parme, mais s'applaudissant en même temps d'avoir si habilement et si heureusement travaillé, qu'il avoit fait connoître à Leurs Majestés Catholiques que l'idée étoit chimérique, l'offre trompeuse et sans fondement. Après les avoir entraînés dans son sentiment, craignant apparemment quelque changement de leur part, il avoit protesté en France et en Angleterre que le roi d'Espagne ne consentiroit jamais à laisser la Sicile entre les mains de l'Empereur; enfin il avoit établi comme un principe de politique dont Sa Majesté Catholique ne devoit jamais s'écarter, que la paix avec l'Empereur lui seroit toujours préjudiciable, qu'une guerre éternelle étoit au contraire conforme aux véritables intérêts de l'Espagne[2], ses événements[3] ne pouvant jamais nuire à cette couronne, au lieu qu'il en pouvoit arriver de tels que l'Empereur en recevroit un préjudice considérable.

Alberoni s'applaudit au duc de Parme d'avoir empêché la paix et lui confie le

Le temps approchoit, et le secret de l'entreprise depuis longtemps méditée par le roi d'Espagne alloit être dévoilé. On étoit près de la fin du mois de juin, et la flotte étoit prête à mettre en mer. Alberoni, sujet du duc de Parme, et parvenu par sa protection à la fortune où il étoit monté, ne lui avoit pas jusqu'alors confié l'objet de l'armement

1. Ci-dessus, p. 155.
2. Les mots *de l'Esp.* corrigent *de l'Emp*r.
3. Les événements de la guerre.

projet de l'expédition de Sicile, et sur les troubles intérieurs à exciter en France et en Angleterre.

d'Espagne. Il ne lui en donna part que le 20 juin, et lui apprit que la foudre alloit tomber sur la Sicile. La raison que le roi d'Espagne avoit de s'en emparer étoit que, s'il ne s'en rendoit maître, il ne pouvoit le devenir du royaume de Naples, ni se promettre d'éviter les piéges et les tromperies ordinaires du duc de Savoie. Si Sa Majesté Catholique se faisoit un ennemi de plus, elle croyoit en être dédommagée par une conquête facile à conserver, et qui donneroit le temps de semer pendant l'hiver la discorde en France et en Angleterre. C'est ainsi qu'Alberoni s'en expliquoit, persuadé qu'il trouveroit dans l'un et dans l'autre royaume des dispositions favorables au succès de ses intrigues, et prévenu que les mouvements dont il entendoit parler, soit en France, soit en Angleterre, produiroient des révolutions.

Sur ce fondement, il pria le duc de Parme de vivre en repos, et sûr qu'il ne recevroit pas le moindre préjudice tant qu'Alberoni subsisteroit ; il promit pareillement à ce prince de faire valoir en temps et lieu ses droits sur le duché de Castro[1]. Le cardinal comptoit déjà les Allemands chassés d'Italie, convaincu que sans leur expulsion totale cette belle partie de l'Europe ne jouiroit jamais de la paix et de la liberté. Il se donnoit pour desirer ardemment de procurer l'une et l'autre à sa patrie, nonobstant les raisons générales et personnelles qu'il avoit de se plaindre des traitements que le roi d'Espagne et lui recevoient du Pape ; car il unissoit autant qu'il étoit possible les intérêts de Leurs Majestés Catho-

Artifices et menaces d'Alberoni sur le refus des bulles de Séville.

1. Le petit duché de Castro, situé entre Sienne, Orvieto et Viterbe, près du lac de Bolsena, était en contestation entre les ducs de Parme et les papes depuis le seizième siècle. En 1649, Innocent X était convenu avec le duc de Parme de lui remettre le duché, moyennant le versement d'une somme considérable. Le paiement n'ayant jamais été fait, la chambre apostolique prononça l'incamération de Castro. Par le traité de Pise, en 1664, Louis XIV avait imposé au pape la restitution du duché au duc de Parme; mais cela ne fut jamais exécuté, et la question était toujours en litige.

liques aux siens, et leurs plaintes étoient, selon lui, plus vives que les siennes sur le refus des bulles de Séville. Le roi et la reine d'Espagne étoient, disoit-il, persuadés que ce refus n'étoit qu'un prétexte à de nouvelles offenses que la cour de Rome vouloit leur faire pour plaire à celle de Vienne. Ainsi Leurs Majestés Catholiques, lasses de se voir sur ce sujet l'entretien des gazettes, avoient résolu[1] de garder désormais le silence et d'employer les moyens qu'elles jugeroient à propos à maintenir les droits de la royauté et de leur honneur, ayant toutefois peine à comprendre que le Pape vît avec tant de sérénité d'esprit une rupture entre les deux cours. Sa Sainteté, disoit le cardinal, refusoit quatre baïoques[2], et voyoit tranquillement la confiscation de tous les revenus des églises vacantes en Espagne, et de ce qu'on appelle *spoglio*[3] des évêques chassés du royaume[4], sûr que, quelque accommodement qu'il se fît à l'avenir, la Chambre apostolique n'en retireroit pas un maravédis[5]. Le scandale d'une rupture ouverte étoit trop imminent ; la patience du roi et de la reine d'Espagne, éprouvée pendant huit mois, étoit enfin à son dernier période ; la modération chrétienne avoit suffisamment éclaté de leur part ; il étoit temps que Leurs Majestés Catholiques prissent les résolutions nécessaires pour défendre leurs droits, les souverains étant obligés en honneur et en conscience d'employer à les soutenir les moyens que Dieu leur avoit mis en main. C'est ce qu'Alberoni disoit, et qu'il écrivoit en même temps à Rome, pour intimider cette cour, toutefois avec la précaution de se représenter lui-même au Pape comme un instrument de paix, de protester qu'il n'avoit

1. Avant *résolu*, il y a *desormais*, biffé.
2. *Baïoque*, monnaie romaine qui était la centième partie d'un écu.
3. La dépouille, le produit de la confiscation.
4. Ceux de Vich et de Tarragone, dont il a été parlé ci-dessus.
5. Petite monnaie de cuivre espagnole valant la trente-quatrième partie d'un réal.

rien omis de ce qui pouvoit dépendre de lui pour éviter les maux qu'il prévoyoit, et que la cour de Rome s'étoit trompée quand elle avoit regardé comme un effet d'impatience excessive les démarches qu'il avoit faites dans la seule vue de conserver l'union entre le saint-père et le roi Catholique.

Alberoni savoit[1] que le P. Daubenton, très attentif à se faire un mérite à Rome des saintes dispositions du roi d'Espagne, assuroit fréquemment le Pape que ce prince ne prendroit jamais de résolution contraire à la soumission qu'il devoit à Sa Sainteté[2]. Le cardinal vouloit détruire cette confiance, et, comme il falloit une action d'éclat, il résolut et menaça de chasser de Madrid le nonce Aldrovandi. C'étoit par une telle voie qu'il vouloit, disoit-il, mériter à l'avenir, de la part du Pape, l'estime due à un cardinal et à un gentilhomme (il étoit public qu'il étoit de la dernière lie du peuple et fils d'un jardinier[3]) alors à la tête des affaires d'une monarchie qui pouvoit se rendre arbitre des cours de l'Europe, puisqu'il n'avoit pu mériter par ses services (quels?) la moindre attention de la part de Sa Sainteté (qui l'avoit fait cardinal[4]). Le pauvre nonce étoit à plaindre ; mais ces termes de compassion furent les seules marques qu'il reçut de la reconnoissance d'Alberoni. La principale affaire de ce

1. Mémoires de Torcy, p. 714 et suivantes.

2. Le confesseur était au contraire tout dévoué à Alberoni ; on trouvera à l'appendice II une lettre qu'il écrivit au pape à propos des bulles de Séville.

3. Si cette assertion de notre auteur n'est pas absolument prouvée, il est néanmoins certain qu'Alberoni était d'une classe très inférieure. Né en mai 1664 à Fiorenzuola, dans le Parmesan, il fut élevé par charité au couvent des Barnabites de Plaisance et commença par remplir les fonctions de clerc-sonneur à la cathédrale de cette ville. Ce ne fut qu'en 1702 que l'évêque de Borgo-San-Donnino le prit comme chapelain. Dans le tome XVI, p. 229, notre auteur avait prétendu qu'il était né à Bayonne, où son père vendait des légumes.

4. Toutes ces parenthèses sont du fait de notre auteur et ne viennent pas de Torcy.

premier ministre étoit non-seulement de se venger des refus qu'il essuyoit de la part du Pape, mais encore de faire voir à Sa Sainteté qu'elle s'étoit absolument trompée en appuyant ses espérances à la cour d'Espagne sur la correspondance et sur le crédit d'Aubenton ; car il étoit essentiel au cardinal d'établir à Rome qu'il n'y avoit à Madrid qu'une unique source pour les affaires, et que toutes les cours de l'Europe étoient instruites de cette vérité par la pratique et par les négociations conduites à leur fin sans qu'il en eût été parlé à âme vivante, hors à un seul.

Aldrovandi, malmené par Alberoni sur le refus des bulles de Séville, lui écrit, n'en reçoit point de réponse, s'adresse, mais vaguement, à Daubenton sur un courrier du Pape et ferme la nonciature sans en avertir, sur quoi il est gardé à vue, et Alberoni devient son plus cruel ennemi, quoiqu'il l'eût toujours infiniment servi.

Les dispositions du premier ministre ne laissoient pas espérer au nonce beaucoup de succès des raisons que le Pape lui avoit ordonné d'employer pour autoriser le refus des bulles de Séville[1]. En effet, Alberoni reçut si mal ces représentations, et la conférence entre eux fut si vive, que depuis, Aldrovandi, homme sage, ne jugea pas à propos de retourner à la cour. Il falloit cependant savoir quelle résolution le roi d'Espagne prendroit après avoir su celle du Pape. Le nonce écrivit au cardinal, mais inutilement ; la lettre demeura sans réponse. Ce silence fut un pronostic de ce qui devoit bientôt arriver. Le nonce, s'y préparant, avertit le Pape que, s'il étoit chassé de Madrid, il iroit directement à Rome, suivant les ordres de Sa Sainteté ; qu'il croyoit cependant convenable à son service de laisser une personne de confiance à portée d'entendre les propositions que la cour d'Espagne pourroit faire, et capable d'entrer dans les expédients propres à réunir les deux cours ; car il regardoit les conséquences d'une rupture comme plus fatales à la religion qu'on le pensoit peut-être à Rome, et sur ce fondement il étoit persuadé que rien ne seroit plus dangereux que de fermer toute voie à la conciliation. Il s'étoit plaint déjà plusieurs fois du peu d'égards que Rome avoit eu à ses représen-

1. Ci-dessus, p. 145.

tations. Il enchérit encore sur les plaintes précédentes, assurant que, si la cour de Madrid en venoit aux démarches violentes qu'il prévoyoit, bien des gens verroient clair sur les fausses suppositions qu'ils avoient faites, en attribuant ses représentations à des motifs d'intérêt personnel ; qu'il n'avoit rien à espérer d'Alberoni, et que, lorsqu'il avoit ménagé et cultivé sa confiance, il n'avoit eu d'autres vues que le service du saint-siége ; que l'autorité étoit toute entière entre les mains de ce ministre, et son pouvoir augmenté considérablement depuis que le roi d'Espagne, attaqué par de fréquentes maladies, étoit hors d'état de s'appliquer aux affaires ; que ce seroit désormais mal raisonner que de compter sur la piété et sur la religion du roi Catholique ; que tout dépendoit d'un premier ministre vindicatif et irrité ; que les ordres qu'il donneroit seroient les seuls que les troupes d'Espagne recevroient ; que le secret en étoit observé si exactement, qu'on ne les savoit qu'après qu'ils étoient exécutés, et qu'enfin les dispositions étoient telles qu'il ne seroit pas surpris si les Espagnols, débarqués en Italie, faisoient quelque entreprise au préjudice de l'État ecclésiastique. La rupture prévue par le nonce arriva, et, malgré la sagesse de ses conseils, Rome et Madrid firent tomber sur lui toute l'iniquité d'un événement qu'il avoit tâché de prévenir. La nouvelle du refus des bulles de Séville fut confirmée par les lettres du cardinal Acquaviva apportées par un courrier extraordinaire[1]. Le nonce en reçut en même temps un du Pape, et, comme ce ministre n'avoit point eu de réponse à la lettre qu'il avoit écrite à Alberoni, la cour étant alors à Balsaïn[2],

1. On écrivait de Rome à la *Gazette* le 7 juin (p. 307) : « Le cardinal Acquaviva, ayant été informé de la résolution prise par le Pape de ne point faire la proposition de l'archevêché de Séville en faveur du cardinal Alberoni, ne différa pas à dépêcher le courrier qu'il avoit reçu quelques jours auparavant. »

2. Balsaïn (Saint-Simon écrit *Balsaïm* et donnera de cette résidence

il demanda une audience au P. Daubenton, qui étoit demeuré à Madrid. Il dit seulement à ce religieux que, quoique ses lettres de Rome ne fussent pas encore déchiffrées, il en voyoit assez pour juger qu'il seroit obligé d'exécuter des ordres peu avantageux à la cour d'Espagne et à la personne du cardinal Alberoni. En effet, dès le lendemain, il fit fermer le tribunal de la nonciature sans en donner auparavant le moindre avis et sans faire paroître aucune marque d'égards et de respect pour le roi d'Espagne[1].

Alberoni affecta de répandre que ce prince étoit aussi vivement que justement indigné de la conduite du nonce, et, pour en donner une démonstration publique, Sa Majesté Catholique commanda qu'il fût gardé à vue jusqu'à ce qu'elle eût consulté le conseil de Castille, son tribunal suprême[2], sur les mesures qu'elle avoit à prendre pour repousser les entreprises téméraires du ministre de la cour de Rome. Le conseil de Castille consulté fut d'avis que le roi d'Espagne devoit faire

royale une description dans la suite des *Mémoires*, tome XVIII de 1873, p. 400-401) était située dans une vallée de la sierra Guadarrama, à quelques lieues au Sud-Ouest de Ségovie; elle était très voisine de la Granja, aujourd'hui San-Ildefonso. Bâti par les Maures, puis aménagé par les rois d'Espagne, le château de Balsaïn avait brûlé en octobre 1686 et n'avait pas été rétabli depuis; il n'en restait que de petits corps de bâtiments quasi inhabitables. Philippe V eut l'intention de le reconstruire, et il y fit même quelques constructions, qu'on meubla en 1721 à la mode italienne, et les jardins furent aménagés par un jardinier emprunté au grand-duc de Toscane (*Gazette* de 1718, p. 281-282, de 1721, p. 635, de 1722, p. 715). En 1718, la cour d'Espagne y séjourna, ou à la Granja toute voisine, du 17 mai au 25 juin (*Gazette*, p. 267 et 321).

1. La *Gazette de Leyde*, n° 57, lettre de Madrid, parle d'une façon vague des difficultés du nonce avec la cour.

2. On avait imprimé jusqu'à présent *supprimé* au lieu de *suprême*. C'est en effet ce qu'on peut lire sur le manuscrit de Saint-Simon; mais ce mot ne signifie rien, et le texte de Torcy permet de rétablir la bonne leçon.

arrêter le nonce, fondé sur ce que ce ministre du Pape, n'ayant pas l'autorité par lui-même d'ouvrir le tribunal de la nonciature et ne pouvant le faire sans la permission du roi d'Espagne, ne pouvoit aussi le fermer sans la connoissance et la permission de Sa Majesté Catholique. On ne douta plus à la cour d'Espagne que la rupture, dont cette cour faisoit retomber la haine sur le Pape, ne fût depuis longtemps préméditée comme le seul moyen que Sa Sainteté et ses ministres eussent imaginé de persuader les Allemands qu'elle n'avoit aucune liaison secrète avec l'Espagne, et par conséquent nulle part aux entreprises de cette couronne en Italie. On disoit qu'il y avoit plus de trois mois que le nonce faisoit emballer ce qu'il avoit de plus précieux dans sa maison, et que, étant dans l'habitude de faire valoir son argent, il avoit pris depuis quelque temps ses mesures pour retirer des mains des négociants les sommes qu'il leur avoit données à intérêt. On ajoutoit que le courrier dépêché de Rome au nonce avoit eu l'indiscrétion, en passant à Barcelone, de dire au prince Pio que le cardinal Albane l'avoit fait partir avec un extrême secret, qu'il lui avoit donné deux cents pistoles pour sa course, le chargeant de dire au nonce qu'ils se verroient bientôt, et de l'assurer qu'il seroit content, parce qu'il trouveroit de bons amis à Rome. Le même courrier avoit dit aux domestiques de ce prélat que les nouvelles de Rome étoient bonnes pour leur maître, et qu'il seroit bientôt élevé à la pourpre.

Étranges artifices d'Alberoni sur Rome et contre Aldrovandi.

Alberoni chargeoit encore sur ces bruits dont il étoit le secret auteur. Il ajoutoit que les Allemands avoient reconnu qu'ils devoient gagner Aldrovandi comme un agent nécessaire pour engager le Pape à rompre avec l'Espagne, et qu'Aldrovandi, de son côté, persuadé que toute sa fortune dépendoit de se réconcilier avec la cour de Vienne, avoit oublié facilement tout ce qu'il devoit au cardinal et au confesseur, aussi bien que les protestations qu'il avoit tant de fois faites d'une reconnoissance éternelle, jusqu'au point de dire qu'étant assuré de l'amitié et de la protection du cardinal il se moquoit de ses ennemis à Rome, et ces ennemis n'étoient pas des personnages de peu de considération; car il avoit attaqué directement le cardinal Albane; il l'avoit traité de vil mercenaire des Allemands, d'homme ingrat et sans foi, qui trahissoit l'honneur de l'Église et celui du Pape, son oncle, pour l'intérêt sordide d'une pension de vingt-quatre mille écus assignée sur les revenus du royaume de Naples, dont le payement étoit suspendu toutes les fois qu'il ne servoit pas les ministres de l'Empereur à leur fantaisie[1]. Cette accusation n'étoit ni secrète ni portée au Pape par des voies obscures. Alberoni prétendoit savoir que le nonce l'avoit écrite dans une lettre signée de lui et envoyée à Rome à dessein qu'elle fût montrée à Sa Sainteté. Il concluoit qu'un homme, si déclaré contre le cardinal neveu, n'auroit pas osé renoncer à la protection du roi d'Espagne, et tenir à son égard une conduite indigne, s'il n'étoit sûr que la protection de l'Empereur ne lui manqueroit pas au défaut de celle de Sa Majesté Catholique. C'étoit donc en se déclarant contre l'Espagne, disoit le cardinal, qu'Aldrovandi s'étoit réconcilié avec la cour de Vienne, et le Pape, au moins aussi timide que le nonce, essayoit de regagner les bonnes grâces de l'Empereur en refusant les bulles de Séville. Ces sortes de refus étoient les voies que les ministres impériaux traçoient à Sa Sainteté pour plaire à leur maître. Ils s'étoient précédemment opposés à l'expédition des bulles qu'Alberoni avoit demandées pour l'évêché de Malaga[2]. Leurs oppositions[3] ayant été inutiles, ils avoient fait des instances si pressantes pour empêcher que les bulles de Séville ne fussent données, que le Pape, timide, mais toutefois ne voulant pas paroître céder aux me-

1. Accusation déjà portée contre le cardinal : tome XXXII, p. 293-294.
2. Tome XXXII, p. 321.
3. *Oppositions* est en interligne, au-dessus d'*instances*, biffé.

naces des Allemands, avoit cherché des prétextes pour autoriser le refus d'une grâce toute simple que le roi d'Espagne lui demandoit. Ces prétextes, traités à Madrid de frivoles, étoient que les évêques de Vich et de Sassari[1] étoient chassés de leurs sièges et privés de leurs revenus; que ceux de l'église de Tarragone étoient confisqués et qu'Alberoni en jouissoit; que ce ministre revêtu de la pourpre oublioit les intérêts de la chrétienneté jusqu'au point de négocier une ligue entre le roi son maître et le Grand-Seigneur. C'étoit sur ces reproches que le refus des bulles de Séville étoit fondé. Le Pape, avant de les accorder, vouloit que le roi d'Espagne rétablît les évêques de Sassari et de Vich sur leurs siéges. Il jugeoit bien que les conjonctures ne permettoient pas qu'il rétablît deux prélats manifestement rebelles. Les ministres d'Espagne lui avoient souvent exposé les raisons du roi leur maître à l'égard de l'un et de l'autre, et, quant aux revenus confisqués de Tarragone, Alberoni s'étonnoit des reproches que Sa Sainteté lui faisoit sur cet article, elle qui n'avoit jamais rien dit sur la confiscation des revenus de l'église de Valence[2], dont plusieurs particuliers jouissoient, entre autres le cardinal Acquaviva, à qui le roi d'Espagne avoit donné une pension de deux mille pistoles sur cet archevêché. Ainsi Alberoni, faisant tomber sur la cour de Rome toute la haine de la rupture, dit que cette cour avoit cru faire un sacrifice à celle de Vienne en ordonnant au nonce d'y procéder d'une manière offensante pour Leurs Majestés Catholiques; qu'elles étoient indignées de la manière dont ce prélat s'étoit conduit, et que son imprudence avoit forcé le roi d'Es-

1. Sassari, ville de Sardaigne, chef-lieu du district nord de l'île. L'évêque, Gaspard Fuster, de l'ordre de l'Oratoire, nommé en décembre 1714, avait été chassé lors de la conquête de l'île par les Espagnols; il mourut le 28 août 1720.

2. L'archevêque de Valence était depuis juin 1700 Antoine Folch de Cardone, qui, rallié à l'Archiduc, avait dû quitter son siège en 1713; il s'était réfugié à Vienne, où il mourut le 1er juillet 1724.

pagne à suivre l'avis que le conseil de Castille avoit donné de le faire arrêter. L'ordre fut envoyé en même temps au cardinal Acquaviva de signifier généralement à tous les Espagnols qui étoient à Rome d'en sortir incessamment [1].

L'une et l'autre cour croyoit avoir également raison de se tenir vivement offensée. Si celle de Madrid se plaignoit, Rome prétendoit, de son côté, que les menaces et la conduite du roi d'Espagne ne justifioient que trop le Pape sur les délais qu'il avoit prudemment apportés à la translation que le cardinal Alberoni demandoit de l'église de Malaga en celle de Séville. C'étoit à ces mêmes menaces que Sa Sainteté attribuoit la résolution qu'elle avoit prise de refuser absolument la grâce que le cardinal prétendoit arracher d'elle en l'intimidant; car il seroit, disoit-elle, pernicieux à l'autorité apostolique, aussi bien qu'aux lois les plus sacrées de l'Église, d'admettre et de couronner un tel exemple de violence, et la conquête de l'église de Séville étoit si différente de celle de Sardaigne, que les moyens qui avoient été bons pour l'une étoient exécrables pour l'autre. Le Pape s'expliquant ainsi protestoit qu'il n'oublieroit jamais la manière terrible dont la cour d'Espagne avoit abusé de sa crédulité l'année précédente [2], ni le préjudice que le saint-siége et la religion en avoient reçu.

Reproches réciproques des cours de Rome et de Madrid *.

Sa Sainteté, plus attentive alors aux affaires d'Espagne, et surtout aux desseins de cette couronne sur l'Italie, qu'à toute autre affaire de l'Europe, différoit de s'expliquer encore sur celle de France, et par ses délais excitoit l'impatience du nonce Bentivoglio, etc [3].

1. La *Gazette* (p. 415) mentionne le renouvellement de cet ordre formel; ci-dessus, p. 115.

2. En employant à la conquête de la Sardaigne la flotte qu'on lui assurait destinée à combattre les Turcs.

3. Cet *etc.* indique, comme plus haut, que Saint-Simon passe un long passage des Mémoires de Torcy (p. 721 à 725) relatif aux affaires de la bulle *Unigenitus*.

* Cette manchette se trouve écrite vingt lignes plus haut dans le manuscrit; mais une ligne de points indique qu'elle doit être placée ici.

La flotte espagnole arrivée en Sardaigne ; crue aller à Naples. Triste état de ce royaume pour l'Empereur. [Add. St-S. 1533].

Cependant la flotte d'Espagne étoit en mer, et le 15 juin elle entra dans le port de Cagliari[1]. Toute l'Italie étoit persuadée que la conquête du royaume de Naples étoit l'objet de l'entreprise du roi d'Espagne. On supputoit le temps nécessaire pour l'exécution, et on comptoit que les Espagnols ne seroient pas en état d'agir avant le 20 juillet. Les agents du roi d'Angleterre en Italie se flattoient que la flotte du roi leur maître feroit une navigation assez heureuse pour arriver avant ce terme aux côtes du royaume de Naples, et s'opposer aux desseins de l'Espagne. Le secours des Anglois étoit d'autant plus nécessaire que les Allemands ne paroissoient pas assez forts pour s'opposer avec succès au grand nombre de troupes que le roi d'Espagne avoit fait embarquer. Le comte de Thaun, vice-roi de Naples[2], ayant rassemblé dans un même camp toutes celles que l'Empereur avoit dans ce royaume, il s'étoit trouvé seulement six mille fantassins et quinze cents chevaux, qu'il avoit ensuite distribués dans Capoue et dans Gaëte pour la défense de ces deux places[3]. On remarqua même à cette occasion l'indifférence que la noblesse du royaume témoigna pour la domination de l'Empereur, qui que ce soit de ce corps ne s'étant fait voir au camp.

Fin des six premiers mois de l'année 1718[4].

---

1. Les Mémoires de Torcy disent *le 23 juin*, et c'est la date exacte, D'après les correspondances de la *Gazette* (p. 321, 335, 347, 347 et 359), la flotte espagnole, partie de Barcelone les 17 et 18 juin, gagna la rade de Cagliari, qu'elle quitta le 25 et le 26 pour faire voile vers Palerme ; voyez ci-après, p. 208.

2. Ulrich-Philippe-Laurent, comte de Thaun : tome XIV, p. 4.

3. En prévision d'une attaque, le vice-roi, depuis le début du printemps, prenait toutes les mesures nécessaires pour la défense du royaume et pour la mise en état des places (*Gazette*, p. 185-186, 210, 221, 246, 259, 282, 295-296, etc.).

4. Ces mots terminent, dans le manuscrit de Torcy, le récit du premier semestre de 1718 ; notre auteur les a copiés comme tout le reste, de même qu'il va reproduire immédiatement l'intitulé du second semestre.

Six derniers mois de l'année 1718.

Pendant que le Pape, aussi bien que toute l'Europe, donnoit sa principale attention aux desseins de l'Espagne prêts à éclore, et aux succès qu'auroient les entreprises de cette couronne, Bentivoglio, nonce de Sa Sainteté à Paris, occupé des affaires de la Constitution, condamnoit le silence de Sa Sainteté, et ne cessoit de lui représenter, etc[1].

Scélératesses semées contre M. le duc d'Orléans. Manèges et forte déclaration de Cellamare.

La conservation si précieuse[2] de la personne sacrée du Roi étoit aussi ce qui servoit de prétexte aux discours que les malintentionnés répandoient sans beaucoup de ménagement pour alarmer le public et pour l'animer contre M. le duc d'Orléans. Les faux bruits qu'ils suscitoient étoient fomentés par Cellamare, ambassadeur d'Espagne à Paris. Son but apparent étoit d'empêcher la conclusion de la[3] Quadruple alliance, et pour y réussir, il se croyoit tout permis. Il crut qu'il n'avoit pas un moment à perdre quand il vit arriver à Paris le comte Stanhope, secrétaire d'État et ministre confident du roi d'Angleterre[4]. Comme il devoit ensuite passer à Madrid, Cellamare se donna de nouveaux mouvements, non-seulement auprès des ministres étrangers, mais encore dans l'intérieur du royaume pour traverser l'union et la consommation des projets du Régent et du roi d'Angleterre. Cellamare, immédiatement après l'arrivée du comte de Stanhope, déclara que, si le Régent entroit dans les propositions de cette couronne au sujet de la Quadruple alliance ou dans quelque autre engagement contraire aux dispositions du roi d'Espagne, les liaisons que prendroit Son Altesse Royale produiroient une rupture ouverte entre Leurs Majestés Catholiques et elle, des maux infinis à la couronne de France, aussi bien qu'à celle d'Espagne, et certainement

1. Saint-Simon passe les pages 729 à 736 du manuscrit de Torcy.
2. Ces deux mots, oubliés, ont été remis en interligne.
3. Les mots *conclusion de la* sont en interligne.
4. Ci-dessus, p. 156.

un préjudice égal aux intérêts particuliers et personnels de l'un et de l'autre de ces princes. Provane, ministre de Savoie, excité par Cellamare, fit ses représentations avec tant de force, que tous deux se flattèrent que le Régent s'étoit borné à donner à Stanhope de bonnes paroles, et que Son Altesse Royale, sans rien conclure, gagneroit du temps, remettant à décider jusqu'à ce qu'elle eût reçu les réponses de Vienne, et vu quel seroit le succès de l'arrivée de la flotte d'Espagne aux côtes d'Italie et du débarquement des troupes espagnoles[1]. Il ne tenoit qu'à Cellamare de se détromper de ces idées. Stanhope qu'il vit ne lui dissimula pas ses sentiments ; il parut défenseur très âcre[2] du projet de la Quadruple alliance, regardée pour lors comme le moyen infaillible de maintenir la paix de l'Europe.

Manège des Anglois pour brouiller toujours la France et l'Espagne et l'une et l'autre avec le roi de Sicile.

Cellamare déploya son éloquence pour combattre ce plan et pour en faire voir l'injustice. Il ne réussit qu'à s'assurer que Stanhope, ainsi que les autres ministres anglois, s'étudioit à semer la jalousie entre les cours de France et d'Espagne, et que, dans la vue de les priver l'une et l'autre des secours du roi de Sicile, ses artifices tendoient à rendre ce prince également suspect à Paris

1. Si l'on en croit Chavigny, la mission de Stanhope avait un succès complet. Il écrivait à Dubois (Ch. Aubertin, *L'Esprit public au dix-huitième siècle*, p. 119) : « Le voyage de M. Stanhope est notre salut. S. A. R. est ravie de le voir arriver ; il lui est échappé plus de dix fois des exclamations de joie... S. A. R. nous a dit de vous mander que tout étoit fini. Elle est remplie d'une satisfaction indicible. » Ce succès affermit définitivement la position de Dubois auprès du Régent. Chavigny lui écrivait encore (*ibidem*, p. 113) : « Hier j'ai eu une audience de M. le Régent. « Oh ! m'a-t-il dit, l'abbé a bien de l'esprit « et me sert bien. » Et comme, en parlant de vos envieux et de leurs intrigues, j'ajoutois que c'est sans doute votre esprit et votre zèle qui les offusquent, S. A. R. a répondu : « Vous l'avez dit. » Là-dessus M. de Nocé m'a appuyé et a fait merveilles. Je suis persuadé qu'à votre retour vous serez le maître absolu dans cette cour. »

2. L'*Académie* de 1718 ne donnait d'exemple de ce mot qu'au sens propre et non au figuré. Saint-Simon l'a mis peut-être pour *âpre*.

et à Madrid. Il en avertit Provane, qui d'ailleurs parut alarmé par les discours positifs que tenoit le ministre d'Angleterre; car il assuroit sans le moindre doute que le roi d'Espagne accepteroit sans hésiter le projet qu'il alloit incessamment lui porter. Stanhope prétendoit le savoir certainement de l'envoyé du roi son maître à Madrid. Il ajoutoit avec la même certitude que Sa Majesté Catholique abandonneroit les intérêts du roi de Sicile, et que, pour le dépouiller de son nouveau royaume, elle uniroit ses armes à celles des alliés, si le roi d'Angleterre se relâchoit sur l'article de la Sardaigne. Cellamare fit encore agir l'envoyé de Moscovie. Le Czar, impatient de faire figure en Allemagne et de se mêler des affaires de l'Empire, prétendoit réussir en son dessein en se liant au roi de Suède, et prenant pour prétexte de soutenir les droits du duc de Mecklembourg. Il étendoit encore ses vues plus loin : son intention étoit de se venger du roi d'Angleterre, en faisant valoir les droits du roi Jacques. Il vouloit porter ce prince à la guerre en Écosse, le soutenir par une armée de soixante mille hommes, pendant que le Czar maintiendroit pour l'appuyer une flotte de quarante navires de ligne[1] dans la mer Baltique et plusieurs galères. Ce projet étant concerté avec le roi de Suède, qui n'étoit pas moins irrité contre le roi Georges, et qui ne desiroit pas moins se venger de sa perfidie que le Czar, Cellamare avoit, par ordre de son maître, fait passer un émissaire secret à Stockholm, et cependant l'union étoit intime entre le ministre d'Espagne et celui de Moscovie, résidents tous deux à Paris. Ce dernier parla donc au Régent dans les termes que lui prescrivit Cellamare, et, pour appuyer les représentations qu'il fit à Son Altesse Royale contre la Quadruple alliance, il l'assura que tout étoit disposé à former incessamment une alliance entre les princes du Nord, qui seroit également utile à la France

Cellamare se sert de la Russie. Projet du Czar; son ministre en parle au Régent, et lui fait inutilement des représentations

1. Saint-Simon avait d'abord écrit *guerre*, qu'il a biffé pour remettre *ligne*, qui est conforme au texte de Torcy.

contre la Quadruple alliance.

et au maintien de la paix, puisqu'elle empêcheroit également et l'Empereur et le roi d'Angleterre de troubler l'une et l'autre; qu'il seroit, par conséquent, plus utile au Roi et plus avantageux de favoriser ces liaisons et d'y entrer, que de persister à soutenir le projet proposé par le roi d'Angleterre. Ces représentations inutiles furent éludées par une réponse douce et honnête du Régent, dont l'envoyé de Moscovie ne fut pas content. Il pria Cellamare d'en informer le roi d'Espagne, et de lui demander des ordres positifs aussi bien que des pouvoirs, pour traiter ensemble quand les réponses du Czar arriveroient, et pour former une ligue capable de tenir tête à celle des François et des Anglois, puisqu'on ne pouvoit plus douter que le projet pernicieux de la France et de l'Angleterre n'eût incessamment[1] son exécution. Les Hollandois commençoient même à se montrer plus faciles, et les ministres de la régence, voyant la conduite de l'ambassadeur de France à la Haye, sembloient se laisser entraîner au torrent.

Cellamare s'applique tout entier à troubler intérieurement la France.

Cellamare commençoit donc à réduire et à fonder ses espérances uniquement sur les dispositions qu'il croyoit voir en France en faveur du roi d'Espagne. Il ramassoit les discours qu'on tenoit dans le public, et, soit pour plaire à Sa Majesté Catholique, soit pour faire sa cour à Alberoni, il assuroit que les François parloient avec autant de joie que d'étonnement de la flotte que l'Espagne avoit mise en mer, que les vœux publics étoient pour le succès heureux de cette entreprise, et que, si la cour pensoit différemment, les intérêts particuliers de ceux qui gouvernoient n'empêchoient pas la nation de faire voir ses sentiments. Dans ces favorables dispositions, Cellamare continuoit, disoit-il, de cultiver la vigne sans toutefois porter la main à cueillir les fruits qui n'étoient pas encore mûrs. On vendoit déjà publiquement les premiers

1. *Incessam*[t] en interligne au-dessus de *bientost*, biffé.

raisins destinés à adoucir la bouche de ceux qui devoient tirer le vin ; on se disposoit ensuite à porter chaque jour au marché les autres, qui demeuroient sur la paille[1]. C'étoit sous ces expressions figurées que Cellamare cachoit ses manéges secrets ; mais il ne dissimuloit pas l'espérance qu'il avoit conçue d'une division prochaine entre la cour et le Parlement, dont il se persuadoit que les suites éclatantes produiroient de grands changements. Il comptoit que le Parlement étoit appuyé par le duc du Maine, le comte de Toulouse et les maréchaux de Villeroy et de Villars, et qu'enfin, dans la disposition où les esprits étoient, le Régent craindroit au moins autant que les Anglois d'en venir à une rupture ouverte avec l'Espagne, événement que les ministres de Sa Majesté Catholique croyoient que le roi d'Angleterre éviteroit avec la dernière attention, persuadés même que le voyage du comte de Stanhope à Madrid étoit une preuve du desir que la cour d'Angleterre avoit de trouver quelque expédient pour n'en pas venir à une rupture, qui certainement déplairoit fort à la nation angloise.

Le traité s'achemine à conclusion.

Cette crainte faisoit peu d'impression sur l'esprit du Régent et du roi Georges. Stanhope régla les articles du traité ; les difficultés qui suspendoient son exécution s'aplanirent. La principale étoit celle qui regardoit les garnisons qui seroient mises dans les places de Toscane. Le ministre d'Angleterre le dressa de manière qu'il ne douta plus qu'elle ne dût passer, au moyen des ménagements qu'il se flattoit d'y avoir apportés. L'ambassadeur de l'Empereur en parut content, et, comme la satisfaction de ce prince étoit le point de vue du roi d'Angleterre, Stanhope crut tout achevé si le traité plaisoit à la cour de Vienne. Il s'embarrassoit beaucoup moins de celle d'Espagne, et, si Alberoni prétendoit exécuter les menaces qu'il avoit faites de se porter aux dernières vio-

1. Toutes ces expressions ne peuvent venir que des dépêches même de Cellamare copiées à la poste pour Torcy.

lences à l'égard des Anglois négociants en Espagne, l'expédient dont le ministre d'Angleterre prétendoit user pour réprimer ces violences étoit d'en informer sur-le-champ l'amiral Byng. Il falloit aussi rompre toute intelligence entre le roi d'Espagne et le roi de Sicile; car il étoit assez incertain quelles liaisons ces princes pouvoient avoir prises ensemble.

Manèges à l'égard du roi de Sicile.

Le roi de Sicile, aimant toujours à négocier, avoit eu à Madrid des ministres avec caractère public, et plusieurs agents secrets[1]. Provane étoit encore à Paris, sans caractère, mais très attentif à toutes les démarches de Stanhope, et très exact à faire savoir à son maître ce qu'il pouvoit en découvrir. Il croyoit encore que l'intérêt de ce prince et celui du roi d'Espagne étoit le même, et par cette raison il cultivoit avec soin l'ambassadeur d'Espagne. Ce dernier étoit persuadé de son côté que le roi son maître devoit ménager le roi de Sicile, et sur ce fondement il n'oublioit rien pour fortifier Provane dans les sentiments qu'il témoignoit, et pour le mettre en garde contre les artifices qu'il disoit que la France et l'Angleterre employoient pour semer les soupçons et faire naître la mauvaise intelligence entre la cour de Madrid et celle de Turin. Il fit donc voir à Provane la réponse nette et décisive qu'Alberoni avoit rendue au colonel Stanhope au sujet du projet du traité[2]. Cette preuve toutefois ne fut pas assez forte pour déraciner les défiances d'un ministre du duc de Savoie, et Provane, persuadé qu'il convenoit aussi au roi d'Espagne d'être parfaitement uni avec le roi de Sicile, douta néanmoins si Sa Majesté Catholique s'intéresseroit pour lui vivement et sincèrement. Stanhope ne manqua pas d'ajouter par ses discours de nouvelles inquiétudes à celles que Provane lui fit paroître. Il lui dit que ce prince devoit craindre les promesses trompeuses d'Alberoni; que le roi d'Espagne auroit déjà sous-

1. Déjà dit ci-dessus, p. 37-38.
2. Ci-dessus, p. 170.

crit au projet de paix si la cession de la Sardaigne eût été ajoutée en sa faveur aux conditions proposées à Sa Majesté Catholique. Stanhope ajouta qu'Alberoni en avoit fait la confidence au colonel Stanhope, son cousin, envoyé d'Angleterre à Madrid, offrant même d'accepter encore, nonobstant le débarquement que la flotte d'Espagne avoit peut-être fait alors en Italie; qu'il avoit dit de plus que cette flotte se joindroit à l'escadre angloise pour faire ensemble la conquête de la Sicile. Provane étonné combattit le discours de Stanhope, en disant que Cellamare lui avoit communiqué les lettres d'Alberoni, directement contraires aux relations du colonel Stanhope[1]. Le comte de Stanhope répondit qu'Alberoni tenoit deux langages; qu'il tromperoit les Anglois, si la flotte réussissoit; que, si l'entreprise manquoit, le roi de Sicile[2] seroit sacrifié; que d'ailleurs un prince si prudent, si éclairé, devoit connoître qu'il ne pouvoit espérer aucun avantage solide en Italie de l'union qu'il formeroit avec l'Espagne, parce que, l'année suivante, l'Empereur se vengeroit des liaisons prises à son préjudice; que l'unique voie d'obtenir des avantages dont la durée seroit sûre étoit d'entrer dans l'alliance proposée.

Le Régent parle clair au ministre de Sicile sur l'invasion prochaine de cette île par l'Espagne, et peu confidemment sur le traité.

Le Régent parla plus clairement encore à Provane, et, voyant qu'il flottoit encore entre les derniers discours du comte de Stanhope et les assurances contraires d'Alberoni, lui offrit de parier que la flotte d'Espagne faisoit voile vers la Sicile, et qu'elle débarqueroit sur les côtes de cette île. Ce prince ajouta qu'on soupçonnoit le roi de Sicile d'être en cette occasion de concert avec le roi d'Espagne, et même disposé de remettre entre les mains des Espagnols quelques places de Sicile pour la sûreté du traité. Provane, surpris, voulut effacer un tel soupçon comme injurieux à son maître. Il assura que ce prince[3] seconderoit de toutes ses forces l'opposition que le Régent

1. Ci-dessus, p. 167 et 170. — 2. *Sicile* surcharge *Sar lai[gne]*.
3. Les mots *ce Prince* surchargent *son m^e^*.

apporteroit aux desseins du roi d'Espagne, si Son Altesse Royale vouloit en concerter les moyens; mais elle répondit qu'elle régleroit ses démarches suivant les événements que produiroient l'entreprise de la flotte d'Espagne, la paix de l'Empereur avec les Turcs, et la ligue du Nord; que, jusqu'au dénouement de ces grandes affaires, il ne convenoit pas aux intérêts du Roi de prendre aucun parti décisif; que, sur ce fondement, elle venoit de déclarer au comte de Stanhope qu'elle ne signeroit la Quadruple alliance qu'après que l'Empereur se seroit désisté de la difficulté qu'il formoit sur le projet de la paix, et qu'après que les Hollandois se seroient engagés dans l'alliance comme garants des promesses du roi d'Angleterre. Elle ajouta qu'elle prévoyoit qu'ils auroient peine à s'en charger, et que, d'un autre côté, elle trouveroit les Anglois opposés à rompre les premiers avec l'Espagne, et retenus par la crainte d'exposer leur commerce.

Convention entre la France et l'Angleterre de signer le traité sans changement, à laquelle le maréchal d'Huxelles refuse sa signature. Cellamare présente et répand un peu un excellent mémoire contre le

Tout étoit cependant réglé entre les cours de France et d'Angleterre; on s'obligeoit de part et d'autre à signer une convention portant que le Roi et le roi d'Angleterre ne souffriroient aucun changement au projet du traité de paix. Il devoit être inséré de mot à mot dans la convention, aussi bien que la promesse de le signer dès que le ministre de l'Empereur à Londres auroit pouvoir de le signer pareillement au nom de son maître[1]. Ce fut à cette occasion que le maréchal d'Huxelles, président du conseil établi pour les affaires étrangères, refusa sa signature[2]. Le comte de Cheverny, conseiller du même conseil, qui subsistoit encore[3], se montra plus facile[4].

1. Voyez l'ouvrage de Wiesener, p. 187 et suivantes.

2. Saint-Simon a déjà raconté cet incident par avance en 1717, mais en l'appliquant par erreur à la signature du traité de la Triple alliance : voyez notre tome XXXI, p. 36-38, et ci-après, p. 206.

3. En effet les divers conseils ne furent supprimés qu'en septembre 1718, comme on le verra dans le prochain volume.

4. Néanmoins Cheverny demanda un ordre exprès, signé de la main du Régent (Wiesener, p. 190).

L'ambassadeur d'Espagne, persuadé des dispositions du premier, comptoit toujours que les sollicitations de Stanhope seroient infructueuses, et que la cour de France étoit encore éloignée de souscrire à la Quadruple alliance. Il voyoit cependant, disoit-il, un nuage épais et noir, qu'il falloit dissiper; mais, se confiant en son éloquence, il se flatta d'éclaircir les ténèbres par un mémoire qu'il fit pour combattre les oppositions d'Angleterre et la négociation qu'il s'agissoit alors de conclure. On disoit à Paris qu'elle l'avoit été peu de jours auparavant dans un souper que le Régent avoit donné à Stanhope au château de Saint-Cloud[1]. Cellamare ne le pouvoit croire, persuadé que Son Altesse Royale attendoit le retour d'un courrier dépêché à Vienne, et que, jusqu'à son arrivée, les instances de Stanhope n'ébranleroient pas la volonté du Régent. Ainsi le moment lui parut propre à communiquer à Son Altesse Royale, ensuite aux maréchaux d'Huxelles et de Villeroy, le mémoire qu'il avoit fait contre les propositions du ministre d'Angleterre. Outre la force des raisons contenues dans ce mémoire, Cellamare espéroit beaucoup du secours des ministres de Moscovie et de Sicile. Le premier s'opposoit ouvertement à la Quadruple alliance jusqu'au point d'avoir présenté un mémoire au Régent pour la combattre[2]. Le second n'avoit rien oublié pour détourner Son Altesse Royale de s'unir si étroitement avec les Anglois. Il avoit peint le génie et les maximes de la nation avec les couleurs qui convenoient le mieux pour détourner tout François de prendre confiance en elle ; mais la ferveur de Provane se ralentissoit; il ne savoit plus quel langage il devoit tenir,

traité et se flatte vainement.

Le ministre de Sicile de plus en plus alarmé.

1. L. Wiesener, *Le Régent, l'abbé Dubois et les Anglais*, tome II, p. 190, note 3, a réfuté cette assertion; mais il la met sur le compte de Saint-Simon, qui en est bien innocent; car il la copie dans les Mémoires de Torcy (p. 749 et 781), et celui-ci ne rapporte la nouvelle que comme un bruit qui courait.

2. Ci-dessus, p. 185-186, notre auteur n'avait pas parlé de mémoire, mais seulement de représentations verbales.

et depuis quelques jours il paroissoit tout hors de lui, et consterné d'avoir appris de Stair que la flotte d'Espagne faisoit voile vers la Sicile. Cellamare n'avoit pu opposer aux assurances certaines de Stair que des raisonnements vagues et des présomptions, que les forces d'Espagne n'agiroient que de concert avec le roi de Sicile, avouant au reste qu'il ignoroit absolument les ordres dont les commandants de la flotte et des troupes étoient chargés. Il étoit vrai qu'Alberoni ne l'en avoit pas instruit ; mais il lui avoit communiqué, sous un grand secret et par des voies détournées, les propositions dures que le roi d'Espagne avoit faites au roi de Sicile[1], et Cellamare avoit pénétré que, nonobstant le secret qui lui étoit recommandé, le Régent avoit eu connoissance de ces propositions. Ce ne pouvoit être par la cour de Turin; car alors le roi de Sicile se flattoit encore de réussir dans sa négociation à Madrid ; il croyoit avoir fait toutes les offres que le roi d'Espagne pouvoit attendre et desirer de sa part, et, si le roi d'Espagne avoit gardé si longtemps le silence, le roi de Sicile ne sembloit l'attribuer qu'au desir qu'il avoit de voir, avant de conclure, quel seroit le succès de ses premières expéditions. Il étoit persuadé, et même plusieurs ministres d'Espagne croyoient pareillement, que, sans une union intime avec lui, l'Espagne ne réussiroit pas dans ses projets ; que, si l'intelligence étoit bien établie, et les entreprises faites de concert, le Milanois seroit bientôt enlevé aux Impériaux, qui déjà même songeoient à retirer leurs troupes à Pizzighettone et à Mantoue. Mais Alberoni, prévenu de ses propres talents, enivré de ce qu'il croyoit avoir fait pour l'Espagne, comptoit de pouvoir se passer de l'alliance et des secours de tous les potentats de l'Europe. Sûr du succès de ses projets, il n'étoit plus occupé que de savoir ce qu'on disoit de lui dans les pays étrangers. Il

Folie et présomption d'Alberoni.

1. De lui demander la livraison de ses places de Sicile (ci-dessus, p. 163-165.

espéroit que sa curiosité seroit payée par les louanges qu'on donneroit de toutes parts à ses lumières, à sa vigilance, à son activité, et par la comparaison flatteuse que chacun selon lui devoit faire de la misère précédente où les rois d'Espagne s'étoient vus depuis longtemps réduits, avec l'état de splendeur, de force et de puissance où ses soins avoient enfin fait remonter le roi Philippe. C'étoit aux talents d'un tel ministre, infiniment supérieur dans sa pensée à tous ceux qui l'avoient précédé en de pareils postes, que Sa Majesté Catholique devoit, disoit-il, le bonheur d'être désormais regardée avec respect et non traitée comme un petit compagnon.

Efforts de l'Espagne à détourner les Hollandois de la Quadruple alliance.

Il vouloit[1] que ces hautes idées fussent principalement données en Hollande, parce que l'accession de la République à la Quadruple alliance étoit toujours douteuse. Ainsi Cellamare, Monteleon et Beretti, comme étant les ministres du roi d'Espagne qui se trouvoient le plus à portée d'agir utilement auprès des États-Généraux, soit par écrit, soit par leurs discours, reçurent des ordres nouveaux et pressants d'employer tout leur savoir-faire pour exciter toute l'attention de la République sur les suites funestes qu'elle devoit craindre pour son gouvernement, si elle se laissoit entraîner aux sollicitations qu'on ne cessoit de lui faire d'entrer dans la Quadruple alliance. Ces ministres devoient en parler sans ménagement comme d'un projet injuste, abominable, criminel, dont l'unique but étoit de soutenir les intérêts particuliers et personnels du roi Georges et ceux du Régent; projet si détestable, disoit Alberoni, que l'univers étoit étonné que la Hollande l'eût seulement écouté; que bientôt elle s'en repentiroit et confesseroit humblement qu'en l'écoutant seulement elle se mettoit la corde au cou.

Alberoni tombe rudement sur Monteleon.

Ces invectives, et tant d'épithètes que la passion dictoit à Alberoni, seroient cependant tombées, même de son aveu, si les Anglois eussent offert la restitution de Gibral-

1. Mémoires de Torcy, p. 762 et suivantes.

tar[1]; mais, pour l'obtenir, il falloit, suivant la pensée d'Alberoni, un ambassadeur à Londres plus fidèle à son maître que Monteleon ne l'étoit au roi d'Espagne. Le cardinal l'accusoit de faire en Angleterre le métier de marchand bien plus que celui de ministre[2]. Il lui reprochoit de dire que l'air de Londres lui étoit mauvais, que sa santé y dépérissoit, prétexte qu'il cherchoit pour aller jouir quelque part en repos de ses gains illicites, aussi condamnable dans sa sphère que l'étoit dans la sienne Cadogan, insigne voleur, fripon achevé, qui avoit enlevé de Flandres plus de deux cent mille pistoles, indépendamment des autres vols ignorés, enfin vrai ministre d'iniquité[3].

Succès des intrigues de Cadogan et de l'argent d'Angleterre en Hollande.

Pendant qu'Alberoni déclamoit à Madrid, Cadogan agissoit en Hollande, et, pour engager cette république à souscrire à la Quadruple alliance, il n'épargnoit ni présents ni promesses. Les parents de sa femme[4], puissants à Amsterdam, travailloient à rendre utiles les moyens qu'il mettoit en usage pour assurer les succès de ses négociations. Les personnes privées, les magistrats même, touchés de l'appât d'un gain que peut-être ils ne croyoient pas contraire aux intérêts de leur patrie, se permettoient sans scrupule d'agir et de conseiller au préjudice de l'Espagne. Beretti, malgré sa vivacité, cédoit à la nécessité du temps; il conseilloit à son maître de dissimuler, de suspendre tout ressentiment, et de remarquer seulement ceux qui, dans ces temps difficiles, feroient paroître de bonnes intentions. Il

1. Il a été dit que Nancré et le colonel Stanhope avaient offert cette restitution à certaines conditions.

2. On a vu ci-dessus, p. 120, que Monteleon s'occupait en Angleterre d'opérations financières et commerciales, qu'il avait « acheté des actions. »

3. C'est Alberoni qui disait cela; mais il est certain que Cadogan était considéré comme n'ayant pas les mains très nettes. Dans le tome XVIII, p. 178, Saint-Simon a dit qu'il était, « *au désintéressement près,* le Puységur de l'armée angloise ».

4. Ci-dessus, p. 87.

mettoit dans ce nombre Van der Dussen[1], chef de la députation de la province de Zélande[2], qui tout nouvellement l'avoit assuré que cette province desiroit toutes sortes d'avantages au roi d'Espagne, et que l'expérience feroit voir comment elle se comporteroit. Beretti s'appuyoit encore sur l'éloignement et sur la crainte que la province d'Hollande et la ville d'Amsterdam en particulier avoient témoigné jusqu'alors, d'engager la République à soutenir une partie des frais de la guerre que le traité proposé pourroit entraîner, d'autant plus que ces dépenses retomberoient principalement sur la ville et sur la province, qui, dans les répartitions, supportent toujours le poids le plus pesant des charges de l'État. En effet, il s'étoit tenu quelque temps auparavant une conférence entre les deux ministres d'Angleterre en Hollande, Pancras, bourgmestre régent, et Buys, pensionnaire de la ville d'Amsterdam. Ce dernier avoit représenté aux Anglois qu'une des clauses du projet de l'alliance portoit : « Que si malheureusement toutes les conditions n'étoient pas acceptées, les alliés prendroient les mesures convenables pour en procurer l'accomplissement, et le rétablissement du repos de l'Italie ; » qu'une telle clause causoit une juste inquiétude aux Provinces-Unies, en leur donnant lieu de craindre qu'elles ne fussent liées et forcées d'entrer dans toutes les mesures que l'Angleterre proposeroit dans la suite. Pancras et Buys

1. Bruno-Jacob Van der Dussen, conseiller pensionnaire de la ville de Gouda en 1699, puis échevin et bourgmestre de la même ville, s'était trouvé mêlé en 1709 aux négociations secrètes de Rouillé (notre tome XVII, p. 178, note 11), puis avait été un des plénipotentiaires hollandais à Gertruydenberg et à Utrecht, et enfin pour le règlement du traité de la Barrière ; député au conseil d'État et aux États-Généraux en 1715 par la province de Hollande méridionale (et non de Zélande, comme va le dire Saint-Simon à la suite de Torcy), il prit une part assez active à la conclusion de la Quadruple alliance.

2. La Zélande, la plus méridionale des sept Provinces-Unies, est en grande partie formée par les vastes îles que forme l'embouchure de l'Escaut et dont les principales sont Beveland et Walcheren ; la capitale est Middelbourg.

protestèrent qu'un pareil scrupule venoit moins d'eux que des autres députés, mais qu'il étoit absolument nécessaire de le lever. Les ministres anglois condescendirent à la proposition des deux magistrats, et, pour dissiper l'alarme des Provinces-Unies, ils assurèrent qu'elles ne seroient engagées, en cas de refus, qu'à réunir leurs soins, leurs instances, leurs démarches, avec les alliés, et concerter avec eux les mesures qui seroient jugées les plus convenables; qu'elles auroient, par conséquent, une entière liberté d'agréer ou de rejeter les mesures qu'on leur proposeroit, aussi bien que de proposer celles qu'ils croiroient plus conformes, soit à l'intérêt de leur État, soit à l'accomplissement du principal objet du traité. Une telle déclaration, faite verbalement aux députés des affaires secrètes, parut suffisante pour calmer les soupçons des esprits foibles et difficultueux, et pour engager la province d'Hollande à souscrire au traité. Ce pas fait, les Anglois se promettoient que les États-Généraux se trouveroient trop engagés pour reculer. Ils étoient contents de la franchise et de la bonne volonté de Pancras et de Buys; ils ne le furent pas moins de celle de Duyvenwoorden, appelé depuis à la consultation de la même affaire. Tous convinrent unanimement qu'il ne suffisoit pas que l'Angleterre seule fît la déclaration proposée; qu'il étoit nécessaire que la France la fît en même temps par son ambassadeur. Ils crurent que Châteauneuf ne répugneroit pas à la faire telle qu'ils la desiroient, parce qu'il avoit déjà dit aux députés d'Amsterdam l'équivalent de ce qu'on lui demandoit. Mais, s'agissant de faire une déclaration au nom du Roi, ils comprirent que le ministre de Sa Majesté avoit besoin d'un ordre particulier et précis, pour s'en expliquer avec les députés aux affaires secrètes, et, pour obtenir cet ordre du Régent, ils avertirent les ministres du roi d'Angleterre à Londres qu'il étoit nécessaire d'engager l'abbé Dubois d'en écrire fortement à Son Altesse Royale.

Châteauneuf très suspect aux Anglois, qui gardent là-dessus peu de mesures.

Les intentions et la conduite de Châteauneuf leur étoient fort suspectes ; ils observoient jusqu'à ses moindres démarches. S'il dépêchoit un courrier en France, ils l'accusoient de travailler secrètement à séduire la cour par de fausses représentations. Il parut en Hollande un écrit contre l'alliance ; le nommé d'Épine, agent du duc de Savoie auprès des États-Généraux, passa pour en être l'auteur. Les ministres anglois répandirent qu'il avoit été composé de concert avec l'ambassadeur de France, et que son neveu jésuite[1] avoit eu part à l'ouvrage. Ils se plaignirent ouvertement des discours que Châteauneuf avoit tenus au greffier Fagel[2], prétendant que ce ministre avoit dit que les changements étoient si fréquents en Angleterre que le Régent ne pouvoit compter sur les secours de cette couronne, et qu'il seroit contre la prudence d'entrer en des engagements qui certainement conduiroient la France à la guerre, si les États-Généraux ne se lioient avec elle. Châteauneuf leur avoit dit à eux-mêmes que le Roi comptoit que la République entreroit ouvertement et franchement dans la dépense et les risques, et, comme le Régent devoit donner son bon argent[3], il s'attendoit aussi que l'État en devoit faire de même quant à sa proportion ; que jamais Son Altesse Royale ne se seroit embarquée en cette affaire si elle n'avoit été positivement assurée qu'il en seroit ainsi. Sur de tels discours les Anglois se crurent en droit de dire que Châteauneuf avoit prévariqué ; car enfin c'étoit un crime, à leur avis, de presser les États-Généraux de consentir à ce qui devoit être réservé pour faire la matière des articles secrets, avant que la République eût pris sa résolution sur l'alliance ; c'étoit agir

1. François-Maurice de Castagner ou Castagnère, fils d'un frère de l'ambassadeur, né à Chambéry le 17 décembre 1684, entra dans la Compagnie de Jésus en octobre 1701, professa la grammaire, les humanités et la rhétorique dans divers collèges, fut enfin préfet des études et recteur à Chambéry, où il mourut le 22 février 1740.

2. Tome XXXIII, p. 276.

3. C'est-à-dire, des subsides réels.

contre les mesures prises; c'étoit gâter les affaires en Hollande, où le moyen infaillible de les perdre étoit de les précipiter; un négociateur habile et sincère devoit savoir qu'on ne pouvoit amener l'État que par degrés à consentir au projet du traité; il devoit agir sur ce principe, et par conséquent Châteauneuf n'étoit pas excusable, puisqu'il savoit que les députés d'Amsterdam entendoient que leurs signatures les engageoient à prendre part à toutes les mesures qu'on jugeroit nécessaires pour l'exécution du traité, toutefois autant que leurs divisions et le mauvais état de leurs finances le pourroient permettre. Nonobstant cette clause, qu'on pouvoit effectivement regarder comme un moyen que le roi d'Angleterre laissoit aux Hollandois de s'exempter de toute contribution aux frais de la guerre que le traité pouvoit exciter, les ministres de ce prince ne pouvoient pardonner à Châteauneuf d'avoir laissé entendre au Régent que les États-Généraux, entrant dans le traité, ne seroient tenus qu'à la simple interposition de leurs bons offices. C'étoit à leur avis un crime à l'ambassadeur de France d'avoir donné lieu par sa conduite et par ses discours aux soupçons injurieux formés contre la pureté des intentions du Régent. Ils assurèrent le roi leur maître que la déclaration demandée par quelques députés étoit un acte qui n'engageoit ni la France ni l'Angleterre; qu'il n'en avoit pas même été fait mention sur le registre des États; que le Pensionnaire avoit seulement spécifié dans ses notes particulières, au bas du registre, en quels termes les députés desiroient que la déclaration fût conçue. Les termes étoient les suivants: « Que si, contre toute attente, les rois d'Espagne et de Sicile refusoient d'accepter les conditions stipulées pour eux dans ledit traité, et qu'il fût nécessaire de prendre des mesures ultérieures, les États-Généraux seroient dans une entière liberté de délibérer par rapport auxdites mesures, comme ils étoient avant que d'avoir signé le traité. »

Ainsi, disoient Cadogan et Whitworth, c'étoit une malice noire et un dessein formé d'embrouiller le traité que le retardement que Châteauneuf apportoit à s'expliquer comme eux aux députés des affaires secrètes; qu'un tel retardement pouvoit faire naître des jalousies incroyables; et, sur ce fondement, ils pressèrent le roi leur maître de solliciter vivement cette déclaration de la part de la France, comme un moyen nécessaire pour fixer enfin l'incertitude de quelques provinces qui hésitoient encore de signer le projet de l'alliance, quoique la plus grande partie des députés des principales villes de Hollande fussent autorisés à consentir au traité. Le pensionnaire Heinsius et les autres ministres de Hollande qu'on avoit toujours regardés comme amis et partisans de l'Angleterre, employoient tous leurs soins à vaincre la répugnance de quelques magistrats d'Amsterdam, trop persuadés que, le principal bien de la République consistant à demeurer en repos, il ne lui convenoit pas de s'engager dans les nouveaux embarras que le projet dont il s'agissoit pouvoit produire. Quelques autres magistrats des autres grandes villes de la province d'Hollande étoient aussi de la même opinion. Il falloit ramener ces esprits difficiles et leur inspirer avant l'assemblée des États de la province l'unanimité de sentiments pour concourir tous à l'acceptation du traité.

Courte inquiétude sur le Nord. Le Czar songe à se rapprocher du roi Georges. Intérêt de ce dernier d'être bien avec le

Chaque jour la chose devenoit plus pressante : car alors le Czar inquiétoit toutes les puissances du Nord par les mouvements qu'il faisoit faire à sa flotte[1]. Le roi d'Angleterre et les Hollandois étoient également alarmés des apparences qu'ils croyoient voir à une paix prochaine, suivie de liaisons secrètes entre le roi de Suède et le Moscovite. Quelques voyages du baron de Gœrtz[2],

1. *Gazette*, p. 388, 401, 411 et 422.

2. Gœrtz et Gyllenborg étaient aux îles d'Aland pendant les mois de juin et de juillet, et y conféraient avec les plénipotentiaires moscovites (*Gazette*, p. 318, 330, 353, 366, 388 et 401).

Czar et d'éviter toute guerre. Ses protestations sur l'Espagne.

ministre confident du roi de Suède, autorisoient les soupçons[1] qu'on avoit d'une alliance entre ces deux princes et de la jonction de leurs flottes. L'ambassadeur d'Espagne en Hollande se flattoit plus que personne d'une diversion du côté du Nord, et s'attribuoit tout le mérite de ce qu'elle produiroit de favorable aux intérêts de son maître, se donnant aussi la gloire de l'incertitude et même de la répugnance que la province d'Hollande témoignoit à l'acceptation du traité, chaque fois que les États de la province se séparoient sans avoir de résolution sur ce sujet. Mais l'inquiétude que les négociations secrètes entre le roi de Suède et le Czar avoient causée cessa bientôt[2]. Le Czar ne vouloit pas abandonner le roi de Prusse, et le roi de Suède refusoit alors de traiter avec les amis du Czar. La conjoncture n'étoit pas favorable pour retirer ce que le roi de Prusse avoit acquis en Poméranie. Le roi de Suède, attendant un moment heureux, ne put s'accorder avec les Moscovites. Ainsi le Czar, changeant de pensée, fit quelques démarches pour se réconcilier avec le roi d'Angleterre. Rien n'étoit plus à souhaiter pour le roi Georges : il n'y avoit qu'à perdre pour lui et pour les Anglois dans une guerre contre la Moscovie ; les conséquences en pouvoient être fatales à ses États d'Allemagne, et, quant aux Anglois, elle ruinoit sans profit un commerce avantageux à la nation. Il étoit d'ailleurs de l'intérêt de ce prince de conserver la paix en Europe, et la guerre pouvoit donner lieu à des révolutions dans la Grande-Bretagne. Persuadé de cette vérité, il témoignoit un desir ardent d'éviter toute rupture avec l'Espagne. Il vantoit les bons offices qu'il avoit rendus à cette couronne pour établir la paix générale en Europe. Il se plaignoit des mauvais traitements qu'il recevoit de la cour d'Espagne, en échange de ses attentions et de ses

1. Avant *soubçons*, Saint-Simon a biffé *liaisons*.

2. Les négociations continuèrent pourtant tout l'été, et n'étaient pas rompues en octobre (*Gazette*, p. 507).

empressements pour elle. Mais il s'en plaignoit tendrement, et Stanhope eut ordre de mesurer les discours qu'il tiendroit à Madrid, et de faire ses représentations de manière que le roi d'Espagne, persuadé des bonnes raisons et de l'amitié du roi d'Angleterre, voulût bien se porter à changer de conduite à son égard. Nancré étoit suspect aux ministres d'Angleterre. Stanhope eut ordre de le prier d'être témoin des représentations qu'il feroit, et de l'accompagner à l'audience d'Alberoni. Monteleon, ami de Stanhope, soupçonné même d'être intéressé à plaire au roi d'Angleterre et à ses ministres, n'avoit rien oublié pour préparer au négociateur un accueil favorable à la cour de Madrid, persuadé d'ailleurs qu'il se ressentiroit à Londres de la manière dont ce comte, ministre confident du roi d'Angleterre, seroit reçu en Espagne. Il assura donc, sur sa propre connoissance, que le comte de Stanhope avoit toujours été particulièrement porté pour les intérêts de l'Espagne, qu'il les regardoit comme inséparables de ceux de l'Angleterre, et, sur la foi de Craggs[1], l'autre secrétaire d'État d'Angleterre, il répondit hardiment que le motif du voyage de Stanhope à Madrid[2] étoit de porter à Sa Majesté Catholique non-seulement des assurances, mais des preuves de l'amitié que le roi d'Angleterre avoit pour elle, et de l'attention très particulière de ce prince aux intérêts de l'Espagne. Ainsi, dans cette vue, Stanhope tenteroit tous les moyens possibles pour établir la tranquillité publique par une paix stable entre l'Empereur et le roi d'Espagne; autrement un ministre de cette sphère demeureroit tranquillement auprès de son maître et ne s'exposeroit pas aux risques d'une longue absence, simplement pour être porteur de propositions peu convenables à l'honneur et à la satisfaction d'un grand roi tel que le roi d'Espagne, et par ces consi-

Les Anglois veulent la paix avec l'Espagne et la faire entre l'Espagne et l'Empereur, mais à leur mot et au sien. Monteleon y sert le comte Stanhope outre mesure.

1. Jacques Craggs : tome XXXIII, p. 267.
2. Nous verrons plus loin (p. 274-275) ce voyage de Stanhope à Madrid s'effectuer.

dérations Monteleon conclut que ce voyage ne pouvoit causer aucun préjudice à l'Espagne. Toutefois, exagérant l'affection singulière du roi Georges aussi bien que son zèle et la droiture de ses intentions pour la paix, il avoit dit très clairement, et comme une preuve incontestable des sentiments de ce prince, qu'il se déclareroit ennemi de celui qui refuseroit d'accepter la proposition qu'il avoit faite.

Le public[1] avoit lieu de juger que le refus ne viendroit pas de la part de l'Empereur, et Monteleon, bien instruit de l'état des affaires de l'Europe, auroit eu peine à penser différemment. Mais, comme il lui convenoit que le roi son maître fût persuadé de la sincérité du roi d'Angleterre et de ses ministres, il assura que la menace de ce prince regardoit uniquement la cour de Vienne, fondé sur ce que Craggs avoit dit que cette cour étoit inflexible sur les conditions du projet, qu'elle refusoit opiniâtrement les sûretés demandées pour les successions de Parme et de Toscane, qu'elle rejetoit avec une hauteur égale les changements proposés, enfin les autres conditions jugées si nécessaires, que sans elles les médiateurs ne pouvoient se charger de faire exécuter les traités; mais que, si elle se rendoit trop difficile, flattée par l'espérance d'une paix prochaine avec les Turcs, ses prétentions étant connues, le plan seroit facile à changer; qu'alors le roi d'Espagne connoîtroit l'injustice de ceux qui lui dépeignoient le ministère d'Angleterre comme partial pour l'Empereur.

Il y a des moments où les princes les plus liés d'intérêts pensent différemment; mais l'union entre eux est intime. Cette diversité de sentiments n'est qu'un nuage qui obscurcit la lumière du soleil pendant quelques instants, sans l'éteindre. Le conseil de Vienne avoit fait plusieurs changements au projet envoyé de Londres. Les ministres anglois avoient désapprouvé cette contradiction de la

1. Mémoires de Torcy, p. 771 et suivantes

part des Allemands; mais les ratures faites ensuite par les ministres d'Angleterre ne pouvoient altérer l'union entre les deux cours, et celle de Londres, travaillant uniquement pour la grandeur et les avantages de la maison d'Autriche, étoit bien assurée que l'Empereur seroit docile à ses décisions.

Le Régent, par l'abbé Dubois, aveuglément soumis en tout et partout à l'Angleterre, et le ministère d'Angleterre à l'Empereur.

Elle n'étoit pas moins sûre de la docilité de la France. L'abbé Dubois avoit déclaré qu'elle feroit tout ce que voudroit le roi d'Angleterre, que le Régent lui commandoit de signer tout ce que Sa Majesté Britannique jugeroit à propos de lui prescrire[1]. Ainsi les ministres d'Angleterre, maîtres de la conclusion, ne la différoient que pour essayer d'amener l'Empereur à se désister des conditions qu'il avoit ajoutées au projet, ou pour se faire honneur des tentatives, même inutiles, qu'ils feroient encore à Vienne; mais qui que ce soit ne croyoit que cette cour consentît à la condition que la France demandoit, comme condition capitale, de mettre dans les places des duchés de Toscane et de Parme des garnisons suisses entretenues et payées aux dépens de la France et de l'Angleterre[2]. Monteleon disoit lui-même que, si l'Empereur y consentoit, le roi d'Espagne ne pouvoit se dispenser d'accepter le projet. Ces raisonnements incertains ne faisoient rien au fond de l'affaire. L'union étoit intime entre le roi d'Angleterre et le Régent, et Stanhope avec Stair trouvoient à Paris les mêmes dispositions, les mêmes sentiments, les mêmes facilités dont l'abbé Dubois à Londres ne cessoit de renouveler les assurances[3]. Le Régent et le maréchal d'Huxelles évitoient encore d'avouer aux ministres étrangers l'état véritable

1. Ceci vient textuellement de Torcy; les ouvrages modernes sur les négociations de Dubois ne montrent pas qu'il eût cette absolue soumission.

2. Ci-dessus, p. 107-108.

3. Wiesener (tome II, p. 188-190) a fait ressortir au contraire les contretemps que subissait la négociation.

de la négociation. Cellamare importunoit par ses représentations et par ses questions pressantes[1] : on lui répondoit sèchement que le traité de la Quadruple alliance n'étoit pas encore signé, mais qu'il falloit prendre les mesures nécessaires pour assurer le repos de l'Europe. C'en étoit assez pour instruire un homme d'esprit du fait qu'il vouloit pénétrer. Il conclut donc sans peine qu'on travailloit vivement à finir le traité ; faute de ressources, il attendoit du secours du bénéfice du temps ou des inégalités de la Hollande, enfin des succès que l'armée d'Espagne auroit peut-être en Italie. Alberoni lui laissoit ignorer l'objet de cette expédition : mais les nouvelles publiques de la route que tenoit la flotte commençoient à dissiper les doutes, et on jugeoit, avec apparence de certitude, que le dessein du roi d'Espagne regardoit la Sicile. On croyoit le roi de Sicile de concert avec Sa Majesté Catholique, parce qu'il ne paroissoit pas vraisemblable qu'elle entreprît une guerre éloignée sans alliés, qu'il falloit soutenir par mer, et qu'elle voulût attaquer en même temps la maison d'Autriche et celle de Savoie. On supposoit donc des traités secrets entre le roi d'Espagne et le roi de Sicile, parce que la prudence et la raison d'État le vouloient ainsi. Le Régent dit à Provane qu'il savoit sûrement que le roi de Sicile avoit retiré ses troupes du château de Palerme, de Trapani[2], de Syracuse, pour y laisser entrer apparemment les troupes espagnoles[3]. Provane, de son côté, mettoit toute son application à pénétrer les intentions et le dessein du Régent, et, remarquant seulement des contradictions fréquentes dans les discours et dans les démarches de ce prince, il en inféroit que la vue principale, même l'unique vue de Son

Embarras de Cellamare et de Provane. Bruits, jugements et raisonnements vagues ; instances et menées inutiles.

1. Avant *pressantes*, Saint-Simon a biffé *fréquentes*.
2. Trapani, ville située à l'extrémité orientale de la Sicile, avec un port important, était le chef-lieu de la province du même nom.
3. Les garnisons siciliennes ne se retirèrent que devant l'approche de forces espagnoles supérieures.

Altesse Royale, étoit d'assurer la paix à la France pour s'assurer à lui-même la couronne. Fondé sur ce principe, Provane avertit son maître que le roi d'Angleterre pour se maintenir tranquillement sur le trône, et M. le duc d'Orléans pour y monter, procureroient de tout leur pouvoir les avantages du roi d'Espagne ; qu'ils sacrifieroient à leurs desseins les intérêts du roi de Sicile, s'ils pouvoient à ce prix engager Sa Majesté Catholique à l'alliance proposée. Comme la conclusion en demeuroit encore secrète, les ministres intéressés à la traverser continuoient d'agir auprès du Régent pour en représenter les inconvénients à ce prince. L'envoyé du Czar[1] réitéra ses instances, et lui dit qu'en vain son maître s'étoit proposé de mettre l'équilibre dans l'Europe, si Son Altesse Royale renversoit, par les conditions dont elle convenoit, les dispositions que le Czar avoit faites pour empêcher que la paix générale ne fût troublée par l'ambition des princes dont la puissance n'étoit déjà que trop augmentée. Le Régent répondit qu'il n'avoit pas signé la Quadruple alliance ; que la ligue qu'il avoit faite avec l'Angleterre ne l'empêchoit en aucune manière de s'unir avec le Czar et de concourir aux bonnes intentions de ce prince. Son Altesse Royale ajouta qu'elle souhaiterait de le voir dès ce moment réuni parfaitement avec les rois de Suède et de Prusse, la triple alliance entre eux signée, et ces princes déjà prêts à entrer en action : discours qui ne coûtoient rien à tenir, mais si peu conformes aux dispositions où se trouvoit alors le Régent, qu'il reprocha au maréchal de Tessé d'avoir formé les entrevues secrètes entre le prince de Cellamare et le ministre moscovite ; et ces reproches, dont le comte de Provane fut bientôt instruit, parvinrent bientôt à la connoissance du roi de Sicile. Toutefois l'attention que Provane apportoit à découvrir ce [qui] se passoit dans une conjoncture si cri-

Menées sourdes du maréchal de Tessé avec les Espagnols et les Russes. Le Régent

1. M. de Schleinitz.

les lui reproche.

tique et si délicate pour son maître, ses liaisons avec les ministres étrangers résidents lors à Paris, ses soins, ses peines, ses intrigues, ses amis, tous les moyens enfin qu'il employoit pour pénétrer la vérité et la situation des affaires, étoient moyens inutiles pour lui apprendre certainement et l'objet véritable de l'armement d'Espagne et l'état du traité d'alliance entre la France et l'Angleterre. Il ignoroit encore l'un et l'autre le 15 juillet[1]. Il inclinoit à croire avec tout Paris que l'alliance étoit signée. Mais le Régent l'assuroit si positivement du contraire qu'il se réduisoit à penser que Son Altesse Royale avoit simplement signé une convention particulière avec Stanhope pour assurer la garantie de la France en faveur des États que le roi Georges possédoit en Allemagne, clause omise dans le traité fait avec ce prince deux ans auparavant. L'expédition de deux courriers extraordinaires dépêchés en même temps, l'un à Londres par Stanhope, l'autre à Vienne par Königsegg, confirmoit le mouvement qui paroissoit dans les affaires, mais dont la qualité ne se démêloit pas encore. Cellamare crut que le Régent attendroit, pour signer l'alliance, le retour du courrier dépêché à Vienne. On disoit qu'elle l'avoit été après un souper[2] que le Régent avoit donné à Stanhope à Saint-Cloud; mais on en doutoit, et les politiques assuroient que le Régent mesureroit un peu plus ses pas, surtout après l'éclat que le maréchal d'Huxelles avoit fait en refusant de signer[3]. Le bruit que fit ce refus cessa bientôt et ne produisit nul effet. Les deux ministres anglois eurent

Le Régent menace Huxelles de lui

1. Cette date précise montre que Torcy eut entre les mains une lettre du ministre de Sicile datée de ce jour.

2. Saint-Simon écrit ici *soupé*. — Ce bruit a déjà été mentionné ci-dessus, p. 191. Saint-Simon le répète, parce qu'il en retrouve la mention dans Torcy (p. 781).

3. Nous avons déjà dit (ci-dessus, p. 190) que Saint-Simon a raconté par anticipation ce refus en 1716, en l'appliquant par erreur à la convention de la Haye (notre tome XXXI, p. 36-38, avec l'Addition au *Journal de Dangeau*, n° 1394 : *ibidem*, p. 396).

la satisfaction de voir le Régent, excité par leurs plaintes, prendre feu et ordonner au maréchal d'Huxelles de signer ou de se démettre de son emploi, et le maréchal signer[1]. Ils obtinrent aussi des ordres précis à Châteauneuf de se conformer à ce que les ministres d'Angleterre feroient à la Haye, et jugeroient à propos qu'il fît lui-même auprès des États-Généraux. Ainsi les ministres d'Espagne se flattoient inutilement de quelque résolution favorable et de quelque secours du côté de la Hollande. Ils interprétoient à leur avantage les délais que cette république apportoit à s'expliquer. Le soin qu'elle avoit de gagner du temps étoit, selon eux, une marque évidente du desir qu'elle avoit de se tirer du labyrinthe dangereux où on tâchoit de l'engager. Cellamare excitoit Beretti à continuer de représenter aux États-Généraux qu'il étoit de leur prudence autant que de leur intérêt d'observer une neutralité parfaite, et d'éviter non-seulement les dépenses, mais de plus le danger où on vouloit les entraîner, uniquement pour favoriser et pour soutenir les vues et les intérêts de deux princes, dont l'un vouloit monter sur le trône, l'autre se maintenir sur celui où la fortune l'avoit élevé. Les Hollandois différoient à se résoudre ; mais, la crainte seule les retenant, on jugeoit assez que le côté où elle seroit la plus forte seroit celui où la balance pencheroit. Les instructions manquoient aux ambassadeurs d'Espagne dans les cours étrangères. Alberoni, persuadé que le moyen le plus sûr de garder son secret étoit de ne le communiquer à personne, les laissoit dans une ignorance totale des desseins, même des résolutions du roi leur maître. Cellamare, mécontent des Anglois, surtout de Stair, étoit réduit à le rechercher, à l'inviter à des repas chez lui, à demander à ce même Stair à dîner dans sa maison de campagne, espérant par un tel commerce

ôter les affaires étrangères, et le maréchal signe la convention avec les Anglois, à qui Châteauneuf est subordonné en tout en Hollande.

Efforts de Beretti à la Haye. Embarras de Cellamare à Paris.

1. Les choses ne se passèrent point si simplement : voyez le récit très détaillé et précis de Wiesener (p. 189-201), et, dans le tome II de l'*Histoire de la Régence* par Dom Leclercq, tout le chapitre XXI.

pouvoir au moins découvrir quelque circonstance de ce qu'il se passoit, plus certaine que les nouvelles qu'on en répandoit dans le public. Le mois de juillet s'avançoit, et tout ce que Cellamare savoit encore de la flotte d'Espagne étoit qu'on avoit appris par des lettres de Marseille qu'elle étoit arrivée à Cagliari le 23 juin, que l'opinion commune étoit qu'elle feroit le débarquement des troupes espagnoles en Sicile[1].

Alberoni confie à Cellamare les folles propositions du roi de Sicile au roi d'Espagne, qui n'en veut plus ouïr parler. Duplicité du roi de Sicile.

Enfin, Alberoni s'ouvrit à cet ambassadeur et, lui confiant les propositions que le roi de Sicile avoit faites au roi d'Espagne, il étendit la confiance jusqu'à lui apprendre que Sa Majesté Catholique ne vouloit plus en entendre parler. Ces propositions étoient que le roi d'Espagne attaqueroit le royaume de Naples, feroit en même temps passer dix mille hommes en Lombardie pour y agir sous les ordres du roi de Sicile. Il demandoit que dans les places qui seroient prises, et dans le royaume de Naples, et dans l'État de Milan, les garnisons fussent composées moitié des troupes espagnoles, moitié des troupes savoyardes, sous le commandement d'un officier savoyard, à qui la garde de la place seroit confiée ; qu'après la conquête du royaume de Naples, le roi d'Espagne fît passer vingt mille hommes en Lombardie, que Sa Majesté Catholique payeroit ; que, pour suppléer à l'artillerie et aux munitions qu'elle ne pouvoit envoyer dans le Milanois, elle payeroit les sommes d'argent dont on conviendroit pour en tenir lieu. Le roi de Sicile exigeoit de plus un million d'avance pour faire marcher son armée, et par mois soixante mille écus de subsides tant que la guerre dureroit. Il vouloit commander également toutes les troupes, celles d'Espagne aussi absolument que les siennes, disposer pleinement des quartiers d'hiver. Il consentoit à partager les contributions qui se lèveroient sur le pays ennemi, et, se contentant de la moitié, il lais-

1. Voyez la correspondance de Gênes du 2 juin (erreur pour 2 juillet), dans la *Gazette*, p. 335.

soit l'autre à l'Espagne. Des conditions si dures, dictées en maître, irritèrent le roi d'Espagne et son premier ministre, d'autant plus qu'ils savoient que, pendant que le roi de Sicile les faisoit à Madrid, il travailloit à Vienne, et pressoit vivement la conclusion d'une ligue avec l'Empereur. Les Anglois même en avertirent Alberoni, et le ministre de Sicile à Madrid[1], ne pouvant nier une négociation entamée à Vienne, se défendit en assurant qu'elle ne rouloit que sur des propositions de mariage d'une archiduchesse avec le prince de Piémont ; que d'ailleurs il n'étoit nullement question de la Sicile, comme de fausses nouvelles le supposoient.

Ragotzi peu considéré en Turquie.

Ainsi l'Espagne, mécontente du roi de Sicile, entreprenoit, sans alliés, de chasser les Allemands de l'Italie. Le roi d'Espagne ne pouvoit même se flatter de l'espérance d'aucune diversion favorable au succès de ses desseins. Alberoni étoit désabusé des projets et des entreprises du Czar et du roi de Suède. Il en avoit reconnu la chimère aussi bien que celle qu'il s'étoit faite de susciter à l'Empereur de dangereux ennemis par le moyen et par le crédit du prince Ragotzi à la Porte ; car, au lieu de la considération que Ragotzi s'étoit vanté qu'il trouveroit auprès des Turcs, il avoit été obligé de dire, pour se relever auprès du Grand Seigneur et de ses ministres, que le roi d'Espagne lui proposoit de quitter la Turquie, et de venir prendre le commandement des troupes espagnoles que Sa Majesté Catholique vouloit lui confier. Pour autoriser la supposition, il avoit fait croire qu'un nommé Boissimène[2], envoyé véritablement auprès de

1. L'abbé del Maro ou Lascaris.

2. Dans le tome XXXII, p. 280, il a été dit en effet que ce personnage avait été envoyé par Alberoni vers Ragotzi. — Ici Saint-Simon écrit *Boischimène*, et Torcy *Boischymène*. — Un récit curieux de la première audience qu'il eut de Ragotzi est donné par la *Gazette de Leyde*, n° 72 de 1718, supplément. — Nos Mémoires ne parleront plus de lui. Revenu en Espagne, il servit en ce pays d'agent subalterne au gouvernement français, et il existe aux Archives nationales (car-

lui par Alberoni, étoit venu exprès lui faire cette proposition ; il avoit affecté de persuader à la Porte qu'il entretenoit une correspondance avec la cour de Madrid, assez vive pour y dépêcher des courriers ; et, pour y réussir, il avoit nouvellement profité de la bonne volonté ou plutôt de l'empressement et de l'impatience qu'un officier françois eut de sortir pour jamais de Constantinople, où il s'étoit rendu avec un égal empressement, attiré et persuadé par l'espérance qu'il s'étoit formée de s'élever à une haute fortune par la protection de Ragotzi. Cet officier, nommé Montgaillard [1], lui offrit de porter en Espagne les lettres qu'il voudroit écrire au cardinal Alberoni. L'offre acceptée, l'officier partit, bien résolu de ne rentrer jamais dans un tel labyrinthe, et, pour n'y plus retomber, il se mit au service du roi d'Espagne, et prit de l'emploi dans un régiment d'infanterie wallonne.

Le roi d'Espagne, dénué d'alliés, persista cependant dans la résolution qu'il avoit fortement prise d'essayer une campagne, déclarant que, quelque succès qu'eussent ses armes, il seroit également porté à recevoir des propositions de paix lorsqu'elles seroient honorables pour lui, et telles que le demandoit la sûreté de l'Europe, dont il vouloit maintenir le repos et la liberté. C'est ce qu'Alberoni répondit aux instances du colonel Stanhope, l'assurant en même temps que le plan proposé à Sa Majesté Catholique par la France et par l'Angleterre pour un traité, étoit si contraire à son idée, que jamais elle n'accepteroit un tel projet. Malgré tant de fermeté le co-

ton K 137) une liasse de lettres écrites par lui et par sa femme au Régent ou à d'autres personnes, et relatives aux affaires d'Espagne. Elles sont signées Boissimène, ce qui justifie l'orthographe que nous avons adoptée. Voyez ci-après aux Additions et Corrections.

1. Cet officier ayant fait sa carrière en Espagne, comme notre auteur va le dire, nous ne savons rien sur son compte. C'était peut-être un fils cadet de ce Jean-Marie de Percin, marquis de Montgaillard, qui eut le grade de brigadier en 1703 (Pinard, *Chronologie militaire*, tome VIII, p. 121).

lonel ne laissoit pas de remarquer que le cardinal, sachant la flotte angloise à la voile, parloit avec plus de modération et de retenue sur l'article des Anglois négociants en Espagne. « Leur sort, disoit-il, dépendra des ordres que l'amiral Byng a reçus du roi d'Angleterre. » Ce ministre[1] étoit persuadé qu'ils étoient bornés à traverser le passage et le débarquement des troupes espagnoles en Italie. L'un et l'autre étant exécutés suivant son calcul, il supposoit que l'Angleterre croiroit, en envoyant sa flotte, avoir satisfait aux engagements qu'elle avoit pris avec l'Empereur sans être obligée de les étendre plus loin, et de faire de gaieté de cœur la guerre à l'Espagne. Il vouloit ménager la cour d'Angleterre et la nation angloise ; il conservoit l'espérance d'y réussir, dans le temps même qu'il voyoit les forces navales de cette couronne couvrir les mers pour soutenir les intérêts de l'Empereur, et lui porter de puissants secours contre les entreprises du roi d'Espagne. Un officier de marine anglois s'étoit donné à Sa Majesté Catholique. Son nom étoit Camocke, et le projet dont il avoit flatté le cardinal étoit de corrompre environ quarante officiers de la flotte angloise, de les faire passer au service d'Espagne, quelques-uns même avec les vaisseaux qu'ils commandoient[2]. Stanhope se plaignit qu'une telle proposition eût été acceptée dans un temps de paix et d'union entre les couronnes d'Espagne et d'Angleterre. Alberoni répondit à ces plaintes en niant qu'elles fussent légitimes ; il traita Camocke de visionnaire, dit que son projet étoit celui d'un fou et d'un enragé ; que le roi d'Espagne avoit actuellement à son service plus d'officiers de marine qu'il ne pouvoit en employer. Il assura que jamais il n'avoit eu de correspondance avec ce Camocke, qu'il ne le connoissoit pas, quoique véritablement

Chimère d'Alberoni ; il renie Camocke au colonel Stanhope.

1. Ces deux mots sont en interligne, au-dessus d'*Alberoni*, biffé.

2. Saint-Simon, copiant Torcy, ne se souvient plus qu'il a parlé de ce transfuge ci-dessus, p. 27, et de ses projets p. 74-76.

il eût reçu de Paris plusieurs lettres en sa faveur, et que Cellamare le lui eût recommandé particulièrement. Il n'avouoit point encore le projet du roi d'Espagne, et le mois de juillet s'avançoit sans que le colonel Stanhope sût autrement que par les conjectures et par les raisonnements vagues du public quelle étoit la destination de l'escadre espagnole. On jugeoit qu'elle aborderoit aux côtes de Naples ou de Sicile, et on jugeoit par les conférences fréquentes que le ministre de Sicile avoit avec le cardinal, apparences d'autant plus capables de tromper, qu'il étoit vraisemblable que le roi d'Espagne, voulant porter la guerre en Italie, auroit apparemment pris ses liaisons et concerté ses projets avec le seul prince de qui l'union, la conduite et les forces pouvoient assurer le succès de l'entreprise, et rendre inutile l'opposition des Allemands. C'étoit pour le cardinal un sujet de triomphe, non-seulement de cacher ses desseins, mais de tromper par de fausses avances ceux mêmes qu'il desiroit le plus de ménager. Le colonel Stanhope l'avoit éprouvé, et pour lors il avoit eu besoin de tout le crédit du comte de Stanhope, son cousin, pour se justifier auprès du roi d'Angleterre d'avoir écrit trop légèrement que le roi d'Espagne accepteroit le traité si la Sardaigne lui étoit laissée. Il citoit Nancré comme témoin de l'aveu que le cardinal leur en avoit fait. Nancré, de son côté, convenoit qu'ils avoient souvent, Stanhope et lui, rebattu cet article avec Alberoni, que jamais ce ministre n'avoit rien dit qui pût tendre à désavouer la proposition qu'il en avoit précédemment approuvée ; mais Alberoni nia le fait absolument. Sa confiance étoit dans les événements, qu'il se flattoit d'avoir préparés avec tant de prudence, qu'il seroit difficile que le succès ne répondît pas à son attente, et, comme la décision en étoit imminente, il comptoit d'être incessamment débarrassé des instances importunes du roi d'Angleterre, des ménagements qu'il se croyoit obligé de garder avec ce prince, aussi bien que délivré de toute

Alberoni dément le colonel Stanhope sur la Sardaigne

crainte des menaces du Pape. Il espéroit enfin de se venger, avant qu'il fût peu, du refus absolu de sa translation à Séville, et de venger le roi son maître des ordres rigides que Sa Sainteté venoit d'envoyer à son nonce à Madrid.

Éclat entre Rome et Madrid; raisons contradictoires; vigueur du conseil d'Espagne.

En vertu de ces ordres[1], dont Rome menaçoit depuis longtemps la cour d'Espagne, le nonce Aldrovandi fit fermer, le 15 juin, le tribunal de la nonciature[2]. Il avertit les évêques du royaume par des écrits, portant le nom de monitoires[3], que le Pape suspendoit toutes les grâces qu'il avoit accordées au roi d'Espagne. La cause de cette suspension étoit l'usage que Sa Majesté Catholique avoit fait des sommes qu'elle en retiroit, très différent de l'exposé qu'elle avoit fait en obtenant ces grâces, et très opposé[4] aux intentions de Sa Sainteté. Car elle prétendoit qu'en permettant au clergé d'Espagne d'aider de ses revenus le roi Catholique, c'étoit afin de le mettre en état d'armer l'escadre qu'il avoit promis d'envoyer dans les mers de Levant pour la joindre à la flotte vénitienne, et faire ensemble la guerre contre les Turcs, au lieu que, sous le faux prétexte du secours promis, l'Espagne avoit effectivement armé et fait partir sa flotte pour porter la guerre en Italie. Alberoni prétendoit que le roi son maître ne méritoit en aucune manière les reproches que le Pape lui faisoit. « Ils sont injustes, disoit-il, puisque Sa Majesté Catholique soutient actuellement contre les Maures d'Afrique les sièges de Ceuta et de Melilla[5], qu'en

1. Mémoires de Torcy, p. 792 et suivantes.
2. Déjà dit plus haut, p. 177.
3. Ce nom s'appliquait ordinairement à des lettres épiscopales enjoignant, sous des censures ecclésiastiques, à ceux qui avaient connaissance d'un crime ou de faits dont on cherchait l'éclaircissement, de les révéler.
4. Il y a *très opposées*, par mégarde, dans le manuscrit.
5. Nous avons déjà rencontré Ceuta ci-dessus, p. 142. Melilla, autre petit port de la côte du Maroc, à égale distance de Ceuta et d'Oran, appartenait aux Espagnols depuis le quinzième siècle. Ces deux villes étaient continuellement assiégées par les Maures.

défendant ces deux places comme les dehors de l'Espagne, elle préserve le royaume de l'irruption des infidèles, que de plus une de ses escadres est en course contre les corsaires d'Alger. » Ces raisons dites, Alberoni jugea qu'il falloit employer d'autres moyens pour soutenir l'honneur du roi son maître, et maintenir en Espagne son autorité contre les entreprises de la cour de Rome; elle ne pouvoit être mieux défendue que par le premier tribunal du royaume. Ainsi le premier ministre fit décider par le conseil de Castille que le nonce, en fermant la nonciature en conséquence des ordres du Pape, s'étoit dépouillé lui-même de son caractère; qu'après cette abdication il ne devoit plus être souffert en Espagne; que tolérer plus longtemps son séjour, ce seroit offenser Sa Majesté et causer un notable préjudice à son service. Le même conseil décréta que tous monitoires répandus en Espagne par le nonce seroient incessamment retirés des mains de ceux qui les avoient reçus, et que la prétendue suspension des grâces accordées par le saint-siége à Sa Majesté Catholique seroit déclarée *insuffisante*[1]. Tout commerce entre Rome et l'Espagne étant ainsi rompu, on résolut de former une junte, de la composer de conseillers du conseil de Castille et de canonistes[2], et de les charger d'examiner l'origine de plusieurs introductions et pratiques prétendues abusives et aussi avantageuses à la cour de Rome que contraires au bien du royaume d'Espagne. Leurs Majestés Catholiques voulurent elles-mêmes parler en secret à quelques ministres, en sorte qu'il parut que cette affaire, très sérieuse et dont les suites deviendroient considérables, étoit leur propre affaire, non celle du cardinal Alberoni, et, soit qu'il voulût alarmer le Pape par des avis secrets, soit qu'il écrivît naturellement la vérité telle qu'il croyoit la voir, il confia

1. Ce mot est souligné dans le manuscrit de Saint-Simon, comme dans celui de Torcy.

2. « *Canoniste*, qui est savant en droit canon » (*Académie*, 1718).

au duc de Parme que le feu étoit allumé de manière que sans la main de Dieu on ne verroit pas si tôt la fin de l'incendie. Quelques agents de Rome à Madrid, ou séduits par le cardinal, ou formant leur jugement sur les discours qu'ils entendoient, pensoient aussi que les engagements que le roi d'Espagne prenoit pourroient faire une plaie considérable à l'Église ; ils condamnoient la précipitation du Pape, très opposée à la patience si convenable au père commun, et très dangereuse pour le saint-siége et pour l'Espagne, qu'elle exposoit également, au lieu que Sa Sainteté, temporisant, comme elle le pouvoit aisément et comme elle le devoit, jusqu'à la fin de la campagne, auroit pris sûrement les résolutions qu'elle auroit jugé à propos de prendre selon sa prudence et selon les événements. Ils l'accusoient d'avoir trop écouté et suivi les mouvements de sa vengeance contre le cardinal Acquaviva ; car le Pape se plaignoit amèrement de lui, persuadé qu'il lui avoit manqué de parole, et sur ce fondement Sa Sainteté avoit déclaré qu'elle ne traiteroit jamais avec lui d'aucune affaire.

Sagesse et précautions d'Aldrovandi ; ses représentations au Pape.

Aldrovandi[1], homme sage et nonce aimant la paix, assez expérimenté pour prévoir qu'une division entre les cours de Rome et de Madrid seroit encore plus fatale à sa fortune particulière qu'elle ne la[2] seroit aux affaires publiques, voulut ménager les choses, de manière que, en obéissant fidèlement à son maître, il prévînt, s'il étoit possible, l'éclat d'une rupture entre le Pape et le roi d'Espagne. Deux grands princes se réconcilient; mais le ministre de la rupture demeure souvent sacrifié. Aldrovandi ferma donc la nonciature suivant ses ordres, et envoya les lettres monitoires dont on a parlé pour avertir tous les évêques d'Espagne de la suspension des grâces accordées au roi d'Espagne par le Pape. Le nonce observa

1. Mémoires de Torcy, p. 797 et suivantes.

2. Dans le manuscrit de Saint-Simon, *la* corrige *le*, qui était dans le texte de Torcy.

d'employer différentes mains pour écrire[1] les inscriptions de ces lettres, persuadé que toutes, et certainement celles des ministres étrangers, étoient ouvertes à Madrid, et que le passage libre n'étoit accordé qu'à celles qui n'intéressoient pas la cour; il fit porter à Cadix, par un homme sûr, celles qui étoient adressées aux évêques des Indes. Ces précautions prises, après avoir obéi à son maître, il lui représenta vivement les inconvénients d'une rupture et l'embarras où Sa Sainteté se jetoit par les engagements qu'elle venoit de prendre. Elle vouloit se venger du roi d'Espagne et de son ministre, non de la nation espagnole dont le saint-père n'avoit point à se plaindre, et, par l'événement, la vengeance tomboit uniquement sur les Espagnols. Les revenus de la cruzade[2] et des autres grâces de Rome étoient affermés; le roi d'Espagne en étoit payé d'avance, et les fermiers attendroient sans beaucoup d'inquiétude que la querelle, qui ne pouvoit durer longtemps, finît. Mais un grand nombre de particuliers avoient payé pour jouir des grâces du saint-siége, par exemple, pour obtenir pendant le cours d'une année les dispenses accordées par la bulle de la croisade; l'argent étoit donné, les dispenses et autres grâces étoient révoquées. Le nonce appuya beaucoup à Rome sur les plaintes que cette révocation subite et inopinée lui avoit attirées; il différa d'ailleurs le plus qu'il lui fut possible son départ de Madrid, et soit vérité, soit artifice employé à bonne intention, il excusa ce retardement sur ce que le roi d'Espagne lui avoit fait proposer d'attendre encore et d'examiner s'il ne seroit pas possible de trouver quelque expédient pour conduire les affaires à la paix. Un tel délai parut au nonce moins dangereux et moins contraire aux intentions du Pape que ne le seroit un départ trop précipité, capable de fermer la porte à tout accommode-

1. *Écrire* corrige *inscrire*, et Torcy disait *les suscriptions*.

2. On a expliqué dans le tome XXX, p. 132, ce que c'était que l'impôt de la cruzade ou croisade; voyez ci-dessus, p. 31.

dement; mais, s'il jugeoit sainement des intentions de Sa Sainteté, il y a lieu de croire qu'il n'étoit pas assez bien informé de tous les ressorts que les Allemands faisoient agir auprès d'elle pour l'intimider au point de la forcer à rompre totalement avec l'Espagne.

Sordide intérêt du cardinal Albane.

Le Pape avoit résisté aux menaces de Gallasch, ambassadeur de l'Empereur; Sa Sainteté ne put résister à celles de son neveu, le cardinal Albane, plus foudroyantes que celles du ministre allemand. Ce cardinal ne cessoit, depuis longtemps, de dire au saint-père que la cour de Vienne avoit des sujets très légitimes de se plaindre de la conduite, ou partiale, ou tout au moins molle, que Sa Sainteté tenoit à l'égard du roi d'Espagne. Il avoit promis d'envoyer ses vaisseaux dans la mer de Levant; il avoit manqué de parole, et Sa Sainteté, insensible à un[1] tel affront, n'avoit rien fait encore ni contre ce prince ni contre son ministre. Albane représentoit à son oncle ce qu'il devoit craindre d'un gouvernement tel que celui de Vienne, justement irrité, qui donnoit des marques terribles de son ressentiment et de sa vengeance, quand même les prétextes de se plaindre lui manquoient. Un tel solliciteur servoit mieux l'Empereur que ses ministres, et les biens que ce prince lui faisoit dans le royaume de Naples l'assuroient de sa fidélité. Le roi d'Espagne ne pouvoit pas et peut-être n'aurait pas voulu lui accorder des bienfaits supérieurs à ceux qu'il recevoit de Vienne; c'étoit l'unique moyen de le faire changer de parti. L'amitié ni la haine ne le conduisoient pas; l'intérêt présent le déterminoit, et d'un moment à l'autre il embrassoit, suivant ce qu'il croyoit lui convenir davantage, des sentiments contraires à ceux qu'il avoit suivis précédemment[2]. Son intérêt, ses espérances pour sa famille, l'attachoient à l'Empereur. Aucune autre puissance ne

1. Avant *un*, Saint-Simon a biffé *l'affront*.

2. La vénalité du cardinal Albane a déjà été mentionnée précédemment : tome XXXII, p. 293-294, et ci-dessus, p. 179.

combattant ces motifs par d'autres plus forts et de même nature, le cardinal Albane travailloit avec succès pour le parti qu'il avoit embrassé.

Timidité naturelle du Pape.

Il réussissoit moins par la confiance que le Pape avoit en lui, que parce que le caractère d'esprit de Sa Sainteté étoit timide, et qu'il étoit facile de l'obliger par la crainte à faire les choses mêmes qui paroissoient le plus opposées à sa manière de penser. Ce moyen, employé à propos, força Sa Sainteté de rompre avec l'Espagne, et cependant elle écrivit au roi Catholique une lettre, où, mêlant les plaintes aux menaces, laissant entrevoir des sujets d'espérance, évitant de s'engager, il paroissoit qu'elle craignoit les suites de la démarche qu'on lui faisoit faire, et que, si elle eût suivi son génie, elle auroit simplement tâché de gagner du temps, pour voir quels seroient les événements de la campagne, et se déterminer en faveur du plus heureux.

Partage de la peau du lion avant qu'il soit tué.

Il y avoit alors lieu de douter de quel côté la fortune se déclareroit. L'Italie étoit persuadée que le roi d'Espagne étoit secrètement d'accord avec le roi de Sicile, parce qu'il n'étoit pas vraisemblable que le roi d'Espagne entreprît seul et sans alliés une guerre difficile, et que les Allemands, maîtres de Naples et de Milan, les soutiendroient aisément avec les forces qu'ils avoient dans ces deux États. On croyoit à Rome que la ligue étoit signée; le nonce l'avoit écrit de Madrid au Pape. Les partisans de la couronne d'Espagne commençoient à donner des conseils sur la conduite qu'elle devoit tenir pour se réconcilier avec les Italiens, et regagner leur affection qu'elle avoit perdue en faisant précédemment la guerre conjointement avec la France. Deux moyens selon eux suffisoient pour y parvenir. Le premier étoit de délivrer le Pape des vexations qu'il essuyoit de la part des Allemands: l'une au sujet de Comacchio[1], que l'Empereur avoit usurpé sur

1. Tome XXXII, p. 180.

l'Église, et qu'il retenoit injustement; l'autre en faveur du duc de Modène, que les Impériaux protégeoient aux dépens de la ville et du territoire de Bologne, à l'occasion des eaux dont le Bolonois couroit risque d'être inondé[1]. Les amis de l'Espagne comptoient qu'il lui seroit facile de faire restituer au saint-siége la ville et les dépendances de Comacchio, encore plus aisé de ranger à son devoir un petit prince tel que le duc de Modène; qu'un tel service rendu à l'Église, dans le temps même que le Pape en usoit si mal à l'égard de Sa Majesté Catholique, feroit d'autant plus éclater sa piété, qu'il augmenteroit les soupçons que les Allemands avoient déjà des intentions de Sa Sainteté, au point qu'elle n'auroit plus d'autre parti à prendre que de se jeter entre les bras d'un prince qui se déclaroit son protecteur, lorsqu'il avoit le plus de sujet de se plaindre de la partialité qu'elle témoignoit pour ses ennemis. Selon ces mêmes conseils, rien n'étoit plus facile que de s'emparer de l'État de Modène, de forcer le duc à restituer l'usurpation qu'il avoit faite de la Mirandole[2], et, comme le prince qu'il avoit privé de ce petit État étoit alors grand écuyer du roi d'Espagne[3], on supposoit que le duc de Modène, privé de son pays, iroit à son tour à Vienne briguer la charge de grand écuyer de l'Empereur[4]. On intéressoit dans ces projets la reine d'Espagne, et, pour la flatter, on vouloit aussi que le duc de Modène rendît au duc de Parme quelque usurpation faite sur le Parmesan. Les restitutions ne coûtoient rien à ceux qui les conseilloient. Ainsi rien ne les empêchoit de les étendre encore en faveur du duc de

1. *Innondé* surcharge *noyé* effacé du doigt.

2. Les Impériaux s'étant emparés de la principauté de la Mirandole pendant la guerre de la succession d'Espagne, l'empereur Joseph en avait investi le duc de Modène en 1711.

3. François-Marie Pic, prince de la Mirandole : tome XXVI, p. 174.

4. Ici Saint-Simon a biffé les mots : *Les restitutions ne coustoient rien à ceux qui les conseilloient,* qui se retrouvent un peu plus loin.

Guastalle[1], et de forcer l'Empereur à lui rendre Mantoue comme le patrimoine[2] de la maison Gonzague, usurpé et retenu très injustement par les Allemands. Le roi d'Espagne, devenu le protecteur non-seulement des princes d'Italie, mais le réparateur des pertes et des injustices qu'ils avoient souffertes, les engageroit aisément dans son alliance, et le même intérêt les uniroit pour fermer à jamais aux Allemands les portes de l'Italie. Pour achever sans inquiétude de telles entreprises proposées comme un moyen sûr d'établir solidement la paix et l'équilibre du monde, on demandoit seulement que, pendant que les troupes d'Espagne s'ouvriroient un chemin en Lombardie, le roi d'Espagne fît croiser quelques vaisseaux de sa flotte dans les mers de Naples, afin d'empêcher le transport des secours que les Impériaux ne manqueroient pas d'en tirer pour la défense du Milanois, si le passage demeuroit libre. On se promettoit, de plus, que la ville de Naples, bientôt affamée, seroit obligée de se rendre à son souverain légitime sans être attaquée. Enfin ceux qui desiroient de voir le roi d'Espagne engagé à faire la guerre en Italie, soit par zèle pour le bien public, soit par des raisons d'intérêt particulier, lui représentoient et l'assuroient que les Allemands étoient consternés, qu'ils ne doutoient pas que l'orage ne tombât sur l'État de Milan ; mais, ne sachant pas certainement où ils auroient à se défendre, que leurs commandants n'avoient d'autres ordres que de se tenir sur leurs gardes, et, lorque l'entreprise seroit déterminée, de secourir l'État que les Espagnols attaqueroient.

Le secret de l'entreprise

L'opinion publique étoit que l'armée d'Espagne devoit

1. Antoine-Ferdinand de Gonzague, né le 8 décembre 1687, avait succédé à son père comme duc de Guastalla le 28 avril 1714 et mourut le 19 avril 1729, marié depuis deux ans à peine à une princesse de Hesse-Darmstadt, dont il n'avait point d'enfants ; il a déjà été cité dans le tome XXXII, p. 179 et 306.

2. Saint-Simon a écrit par mégarde *partimoine*.

attaquer cet État[1]. Un des ministres de Savoie à Madrid assura son maître que, malgré le secret exact et rigoureux qu'on observoit encore sur la destination de l'armée d'Espagne, il savoit qu'elle débarqueroit à Saint-Pierre-d'Arène et à Final[2]. Alberoni lui avoit cependant confié que, depuis qu'il étoit appelé au ministère, il avoit écrit et chiffré de sa main tout ce qui concernoit les négociations et les affaires secrètes. Le cardinal ne fut pas trahi en cette occasion. C'étoit l'onze juillet que le ministre du roi de Sicile avertit son maître que le débarquement se feroit à Saint-Pierre-d'Arène, et le 16 du même mois on sut à Turin par un courier dépêché de Rome, que les Espagnols descendus en Sicile avoient pris la ville de Palerme[3]. Environ le même temps, l'amiral Byng, commandant la flotte angloise, arriva à Cadix[4]. Aussitôt il déclara de la part du roi d'Angleterre que ses ordres étoient d'insister auprès du roi d'Espagne pour en obtenir une suspension d'armes et cessation de toutes hostilités, comme un moyen nécessaire pour avancer la négociation de la paix ; que, si le débarquement des troupes espagnoles étoit déjà fait en tout ou en partie en Italie, il avoit ordre d'offrir

demeuré secret jusqu'à la prise de Palerme.

Déclaration menaçante de l'amiral Byng à Cadix, sur laquelle Monteleon a ordre de déclarer l'artificieuse rupture en Angleterre et la révocation des grâces du commerce.

1. L'État de Milan. Saint-Simon, en copiant Torcy, a passé une phrase où le Milanais était nommément désigné (p. 807).

2. Saint-Pierre d'Arena, faubourg de Gênes; Finale, petit port de la côte génoise, près de Savone : tomes X. p 169, et XXII, p. 175.

3. On savait cela à Gênes avant le 17 juillet (*Gazette*, p. 359); voyez ci-après, (p. 227).

4. La flotte anglaise mouilla en rade de Cadix le 4 juillet (*Gazette*, p. 353). Dès le 11 on écrivait de Madrid à la *Gazette de Leyde*, n° 61. « Il arriva hier ici un exprès de l'amiral Byng, qu'il a mis à terre à Cadix en passant avec sa flotte devant cette place. Il a apporté des lettres d'importance au colonel Stanhope, ministre du roi de la Grande-Bretagne, et ce dernier va partir aujourd'hui pour les aller communiquer au roi à l'Escurial. On assure que l'amiral doit attendre à Gibraltar ou à Port-Mahon la réponse que S. M. fera au colonel Stanhope,... et, comme on assure que ce ministre a ordre de faire des demandes fort sérieuses à S. M., on prévoit déjà que cela va beaucoup embarrasser son conseil. »

le secours de la flotte qu'il commandoit pour les retirer en toute sûreté ; qu'il offroit aussi la continuation de la médiation du roi son maître pour concilier le roi d'Espagne avec l'Empereur ; que, si Sa Majesté Catholique, la refusant, attaquoit les États que l'Empereur possédoit en Italie, ses ordres en ce cas l'obligeoient d'employer pour la défense de ces mêmes États et pour le maintien de la neutralité, les forces qu'il avoit sous son commandement[1]. Byng prétendoit qu'une telle déclaration étoit fondée sur le traité signé à Utrecht pour la neutralité de l'Italie, aussi bien que sur le traité de Londres, signé le 25 mai, entre l'Empereur et le roi d'Angleterre[2]. Les offres ni les menaces des Anglois n'ébranlèrent point le roi d'Espagne. Son ministre répondit que Byng pouvoit exécuter les ordres dont il étoit chargé, et, regardant comme une rupture la déclaration que cet amiral avoit faite, il écrivit à Monteleon qu'il étoit juste et raisonnable que tout engagement pris par le roi d'Espagne avec le roi d'Angleterre, fût rompu réciproquement ; que Sa Majesté Catholique cessoit donc d'accorder aux négociants anglois les avantages qu'elle avoit prodigués si généreusement en faveur de cette nation ; que la conduite prescrite à l'amiral Byng étoit la seule cause d'un changement que le roi d'Espagne faisoit à regret, et que, ayant suivi son inclination particulière en distinguant les Anglois des autres nations par les grâces singulières qu'il leur avoit faites, c'étoit aussi contre son gré qu'il en suspendoit les effets, même dans un temps où Sa Majesté Catholique vouloit, nonobstant les représentations du commerce de Cadix, accorder la permission que les ministres d'Angleterre avoient instam-

1. La correspondance de Londres du 2 août adressée à la *Gazette de Leyde*, n° 63, donnait le sommaire de cette déclaration et de la réponse d'Alberoni ; voyez la *Gazette* de France, p. 372-373. Le texte même de la déclaration de l'amiral parut en octobre dans la même *Gazette de Leyde*, supplément au n° 83.

2. Le 25 mai 1716 : Du Mont, *Corps diplomatique*, tome VIII, première partie, p. 477.

ment sollicitée, pour le départ du vaisseau que la compagnie du Sud devoit envoyer aux Indes[1]. Les Anglois en avoient obtenu la faculté par le traité de paix conclu à Utrecht entre l'Espagne et l'Angleterre. Le roi d'Espagne n'avoit pas jusqu'à cette année refusé l'exécution de cette condition. Il ne prétendoit pas la refuser encore, mais seulement en différer l'effet jusqu'à l'année suivante, et la raison du délai étoit que le voyage seroit inutile et infructueux, la contrebande ayant introduit en Amérique tant de marchandises d'Europe, que le commerce de Cadix, jugeant de la perte qu'il y auroit pour les négociants d'envoyer aux Indes de nouvelles marchandises avant que les précédentes fussent vendues, avoit obtenu sur ses remontrances que le départ des galions seroit différé jusqu'à l'année suivante. Le roi d'Espagne avoit par la même raison remis aussi à l'autre année le départ du vaisseau anglois, et, pour dédommager les intéressés, il avoit résolu de leur permettre d'envoyer deux vaisseaux au lieu d'un seul. Enfin il étoit sur le point de porter l'indulgence plus loin, même au préjudice du commerce de Cadix, quand l'entrée de la flotte angloise changea ces dispositions[2]. Monteleon devoit expliquer bien clairement aux négociants de Londres, intéressés dans le commerce de la mer du Sud, les intentions favorables du roi d'Espagne, et la raison qui les rendoit inutiles. Il devoit même chercher dans leurs maisons ceux qui n'auroient pas la curiosité de lui demander la cause d'un tel changement, et de les en instruire. Alberoni se promettoit de leur part quelque mouvement, si ce n'étoit un soulèvement général contre les ministres qui donnoient au roi d'Angleterre des conseils si pernicieux aux avantages du commerce de la nation.

Sentiments d'Alberoni à l'égard de

Soit haine, soit défiance, il laissoit peu de liberté à Monteleon sur l'exécution des ordres qu'il lui prescri-

1. Ci-dessus, p. 139 et 161.

2. Le texte de la déclaration faite par Monteleon au secrétaire d'État Craggs est inséré dans la *Gazette de Leyde*, n° 64.

Monteleon et de Beretti.

voit. Les exhortations fréquentes de cet ambassadeur à la paix, ses représentations sur les maux que la guerre entraîneroit étoient mal interprétées. Alberoni les regardoit comme des preuves ou d'infidélité, ou tout au moins d'une fidélité très équivoque, et disoit que c'étoit mal connoître le roi d'Espagne que de croire amollir ses résolutions par la terreur des périls, dont on prétendoit en vain l'effrayer. Beretti, sans être estimé du cardinal, étoit bien plus de son goût. Il louoit le zèle extrême de cet ambassadeur pour le service du roi son maître, et lui accordoit de montrer au moins un bon cœur, persuadé cependant que, si les Hollandois résistoient jusqu'alors aux instances de la France et de l'Angleterre, on ne le devoit pas attribuer aux négociations de Beretti, non plus qu'au crédit de ses prétendus amis, mais seulement à la sagesse de la République, trop prudente pour souscrire à des engagements dangereux, surtout dans une conjoncture très critique.

Alberoni, dégoûté des espérances du Nord, s'applique de plus en plus à troubler l'intérieur de la France; ne peut se tenir de montrer sa passion d'y faire régner le roi d'Espagne, le cas arrivant. Aventuriers étrangers, dont il se défie.

L'inaction[1] des Provinces-Unies étoit tout ce qu'Alberoni desiroit de leur part. Il avoit espéré davantage des princes du Nord; mais il commençoit à se détromper des différentes idées qu'il avoit formées sur les secours et sur les diversions du Czar, du roi de Prusse et du roi de Suède; car il avoit porté ses vues sur les uns et sur les autres, et, désabusé de ces projets, il avouoit qu'il n'entendoit plus parler de ces princes qu'avec dégoût. Il se flattoit de réussir plus heureusement en attaquant la France par elle-même. Il entretenoit dans le royaume des intelligences secrètes qu'il croyoit capables d'allumer le flambeau de la guerre civile, et, connoissant peu le crédit des conspirateurs, il attendoit les nouvelles du progrès de leurs complots avec la même impatience que si leurs trames eussent dû faire triompher le roi d'Espagne de tous ses ennemis. Cellamare avoit ordre de dépêcher des courriers pour instruire le roi son maître de tout ce qui

1. Mémoires de Torcy, p. 812 et suivantes.

regarderoit cette affaire capitale. La conjoncture paroissoit favorable[1] aux desirs de ceux qui souhaitoient de voir régner la division en France. Ils comptoient beaucoup sur le mécontentement du parlement de Paris, sur les vues qu'on lui attribuoit de profiter d'un temps de foiblesse du gouvernement pour étendre l'autorité de cette Compagnie. Ses entreprises, quand même elles ne réussiroient pas, seroient toujours autant de piqûres à l'autorité de la régence, et les corps dont le crédit [est[2]] établi par une longue suite de temps étoient, suivant l'opinion d'Alberoni, un puissant correctif au gouvernement despotique. Le temps lui paroissoit un grand modérateur dans toutes les affaires, et savoir le gagner étoit un grand art. Un aventurier, qui se faisoit nommer le comte Marini[3], vint le trouver, envoyé, disoit-il, par un autre aventurier danois, qu'on nommoit le comte Schlieben, trop connu pour son honneur sous le règne du feu Roi[4]. Marini pro-

1. Ce mot, oublié, a été ajouté en interligne.

2. Nous suppléons ce mot, omis par Saint-Simon, d'après les Mémoires de Torcy, qu'il copie textuellement.

3. Joseph, comte Marini, originaire de Gênes, fut mis à la Bastille en juin 1726 pour espionnage et la quitta en octobre; il est alors qualifié de brigadier des armées (Funck-Brentano, *Les Lettres de cachet avec la liste des prisonniers de la Bastille*, n° 2953 ; voyez aussi le dossier Bastille 10 936). On trouvera d'autres détails sur lui, ci-après, aux Additions et Corrections.

4. Saint-Simon, comme Torcy, écrit *Schleiber*. Il s'agit du comte de Schlieben, danois en effet, au sujet duquel Chamilly, ambassadeur de France, avait eu quelques difficultés à Copenhague en 1702 (*Mémoires de Lamberty*, tome II, p 185-187). Il passa plus tard en Espagne, s'y attacha à Mme des Ursins, qui l'employa comme espion à Paris, et après elle il resta aux gages de Cellamare. Il prit part à la conspiration de 1718, et fut alors mis en prison (*Correspondance de Madame*, recueil Brunet, tome II, p. 42 et 47 ; néanmoins son nom ne figure pas dans la liste des prisonniers de la Bastille donnée par M. Funck-Brentano). Relâché plus tard, il se réfugia en Prusse, parvint à y avoir une place de conseiller privé des finances, de la guerre et des domaines, et mourut à Berlin le 22 novembre 1748, décoré de l'Aigle noir et très âgé (*Gazette*, p. 600).

posa, de concert avec son ami, une ligue entre le roi d'Espagne et le roi de Prusse. Alberoni, en garde contre l'industrie de ces sortes de gens, avertit Cellamare que Marini partoit pour Paris, et le pria d'éclaircir ce que c'étoit que cet aventurier et quelle foi on pouvoit donner à ses paroles. Il est naturel à celui qui fait un grand usage d'espions de croire qu'on lui rend la pareille, et que plusieurs inconnus qui lui offrent leurs services n'ont pour objet que de pénétrer ses secrets et d'en informer ceux qui les emploient. Les principales vues d'Alberoni étoient sur la succession du roi d'Espagne à la couronne de France, et, quoiqu'il fût de la prudence de cacher ces vues avec beaucoup de soin, il ne put s'empêcher de dire un jour à un des ministres du roi de Sicile que, si le cas arrivoit, le parti du roi d'Espagne en France seroit plus fort que celui du Régent.

Rupture éclatante entre le Pape et le roi d'Espagne ; raisonnements.

La rupture entre les cours de Rome et de Madrid acheva d'éclater par l'ordre que le nonce reçut de la part du roi d'Espagne, au commencement de juillet, de sortir des États de Sa Majesté Catholique[1], et, comme le motif de cet ordre étoit principalement le refus des bulles de l'archevêché de Séville pour le cardinal Alberoni, cette cause parut si légère que bien des gens crurent la chose concertée entre les deux cours uniquement pour cacher à l'Empereur leur intelligence secrète ; mais ces politiques, comme il arrive souvent, se trompèrent[2] dans leurs raisonnements, et la rupture étoit sérieuse. Le sort du Pape

1. Correspondance de Madrid du 18 juillet dans la *Gazette de Leyde*, n° 63 : « Ces jours passés, le président du conseil de Castille envoya un alcade de la cour chez le nonce du Pape pour lui signifier qu'il eût à sortir de cette ville dans vingt-quatre heures et en vingt jours des États de cette monarchie. Ce prélat parut fort mortifié de ce message et demanda un délai de quelques jours, afin de pouvoir régler ses affaires domestiques, ce qui lui fut accordé ; mais le 13 au soir il partit de cette capitale. Cependant il va à petites journées, espérant, etc. » Notre *Gazette* ne parla de cette expulsion qu'à la fin d'août (p. 427).

2. Il y a *se trompent*, par erreur, dans le manuscrit.

étoit de passer le cours de son pontificat brouillé avec les premières puissances catholiques. La France, etc[1].

Soupçons mal fondés d'intelligence du roi de Sicile avec le roi d'Espagne. Frayeurs du Pape, qui le font éclater contre l'Espagne et contre Alberoni pour se réconcilier l'Empereur avec un masque d'hypocrisie.

L'armée[2] d'Espagne, débarquée en Sicile sous le commandement du marquis de Lede, avoit pris Palerme le 2 juillet[3]. Maffei, vice-roi de l'île[4], s'étoit retiré à Messine, et personne ne doutoit que cette ville, attaquée par les Espagnols, ne se rendît aussi facilement que Palerme[5]. On doutoit encore si le roi de Sicile, averti depuis longtemps par l'abbé del Maro, son ambassadeur à Madrid, des dispositions de l'Espagne, n'étoit pas secrètement de concert avec Sa Majesté Catholique, et si ce ne seroit pas en conséquence de cette intelligence secrète que les troupes de Piémont avoient été augmentées depuis peu jusqu'au nombre de quatorze mille hommes. De tels doutes augmentoient plutôt que de calmer les agitations du Pape. Les armes du roi d'Espagne offensé paroissoient de nouveau comme aux portes de Rome, puisqu'il ne savoit pas encore quel progrès elles pourroient faire. Le duc de Savoie, s'il étoit son allié, pouvoit faciliter le succès; il ne pouvoit les empêcher s'il étoit ennemi. L'Empereur vouloit croire qu'il y avoit intelligence et liaison étroite entre le Pape et le roi d'Espagne, et que les Espagnols n'avoient rien entrepris que de concert avec Sa Sainteté. La ven-

1. Saint-Simon saute ici les pages 816 à 827 des Mémoires de Torcy, relatives aux affaires de la bulle *Unigenitus*.

2. Mémoires de Torcy, p. 827 et suivantes.

3. On n'en eut nouvelle à Paris que le 20 par une lettre du roi de Sicile au Régent que son ambassadeur le comte de Provane s'empressa d'apporter au prince (*Dangeau*, tome XVII, p. 345). La *Gazette* du 23 juillet annonça seulement l'arrivée de la flotte espagnole devant Palerme (p. 338), et elle ne parla de la prise de la ville que dans le numéro du 6 août (p. 359, correspondance de Gênes du 17 juillet). La *Gazette de Leyde* l'annonça dans son supplément du 2 août.

4. Annibal, comte Maffei : tome XXV, p. 129.

5. A l'approche des troupes espagnoles, les habitants ouvrirent leurs portes le 23 juillet et forcèrent la garnison piémontaise à se retirer dans la citadelle et les forts (*Gazette*, p. 417 et 424).

geance des Allemands, plus prochaine, plus facile et plus dure que toute autre, lui paroissoit aussi la plus à craindre; elle crut par ces raisons que son intérêt principal et celui du saint-siége étoit de tout employer pour en prévenir les effets. Il falloit, pour calmer le ressentiment vrai ou feint que l'Empereur témoignoit, que le Pape fît voir évidemment qu'il n'avoit pas la moindre part à l'entreprise du roi d'Espagne; que jamais le projet ne lui en avoit été communiqué; que même Sa Sainteté avoit été abusée par les mensonges d'Alberoni; qu'elle étoit irritée au point de rompre ouvertement avec le roi d'Espagne. Elle lui écrivit donc un bref fulminant, et pour justifier ses plaintes et sa conduite, en même temps que ce bref fut imprimé, elle rendit publique une lettre que ce prince lui avoit écrite le 29 novembre de l'année précédente. Il promettoit expressément par cette lettre d'observer exactement la neutralité d'Italie sans inquiéter les États que l'Empereur y possédoit, et sans y porter la guerre, pendant que les Turcs continueroient de faire la guerre en Hongrie. Sur une parole si précise, le Pape avoit exhorté et pressé l'Empereur de poursuivre les avantages que Dieu lui donnoit sur les infidèles, Sa Sainteté s'étoit positivement engagée à ce prince qu'il ne seroit troublé par aucune diversion; que, s'il se livroit entièrement à la guerre du Seigneur, nulle autre n'interromproit le cours de ses victoires. Elle justifioit la cour de Vienne des infractions à la neutralité que les ministres d'Espagne lui imputoient. Ces prétendus chefs de plaintes étoient, disoit-elle, antérieurs à la promesse solennelle que Sa Majesté Catholique avoit faite, et le seul incident à reprocher aux Allemands étoit l'enlèvement de Molinès arrêté et conduit au château de Milan, retournant à Madrid de Rome où il avoit rempli pendant plusieurs années la place d'auditeur et de doyen de la rote. Mais l'aventure d'un particulier, sujette à discussion, ne dégageoit pas le roi d'Espagne de la parole qu'il avoit donnée, et dont le Pape étoit le dépositaire. Sa Sainteté, persuadée qu'il étoit de son honneur comme de son devoir d'en procurer l'effet, vouloit que, dans le temps qu'elle traitoit le plus durement le roi d'Espagne, ce prince lui sût gré des ménagements qu'elle avoit eus pour lui. Elle alléguoit donc, comme preuves de considération portée peut-être trop loin, l'inaction où elle étoit demeurée tout l'hiver; le parti qu'elle avoit pris, au lieu d'instances vives et pressantes, au lieu d'user de menaces et de passer aux effets, de se borner à des insinuations tendres et pathétiques, mais inutiles, dont les réponses avoient été injures et nouvelles offenses; qu'elle étoit donc forcée de publier ce bref terrible, comme la dernière ressource et le dernier moyen qu'elle pouvoit avoir encore pour vaincre l'opiniâtreté du roi d'Espagne, arrêter dans son commencement une guerre si fatale à la chrétienneté, empêcher enfin le mauvais usage des grâces que le saint-siége avoit accordées à cette couronne, dont le produit devoit être employé contre les infidèles, et par un abus intolérable servoit à faire une diversion utile et avantageuse au rétablissement de leurs affaires. On croyoit encore à Rome que les mêmes intérêts unissoient les cours de France et d'Espagne, et le Pape craignoit que le Régent ne prît vivement le parti du roi Catholique. Mais, depuis la Régence, les maximes étoient changées. Sa Sainteté pouvoit agir librement à l'égard de l'Espagne; la France ne songeoit pas à détourner ni même à retarder les coups qui menaçoient Madrid. Toutefois le Pape prit la précaution superflue d'avertir son nonce à Paris, et de ses résolutions et de ses motifs. Le seul étoit l'obligation et le desir de faire son devoir; car il importe bien plus, disoit Sa Sainteté, de ne pas tomber entre les mains du Dieu vivant que de tomber dans les mains des hommes. Cette nécessité, détachée de tout intérêt et de toute vue humaine, l'avoit fait agir. Nulle réflexion sur la cour de Vienne n'avoit part à sa conduite. Elle n'en étoit pas mieux traitée que de celle d'Espagne; elle recevoit également des injures de l'une et de l'autre. Mais dans le cas présent la justice et la raison de se plaindre étoient du côté de l'Empereur, qui se croyoit trompé par la confiance qu'il avoit prise en la parole du roi d'Espagne garantie par Sa Sainteté. Aldrovandi avoit ordre de s'expliquer ainsi à Madrid, au sujet des résolutions de son maître; mais, tout accès lui étant fermé, il fallut se contenter d'une longue conférence qu'il eut avant son départ avec le P. Daubenton, confesseur du roi d'Espagne. On sut que ce jésuite lui avoit conseillé de marcher lentement, de régler chacune de ses journées à quatre lieues, et de s'arrêter à la frontière de France. Le reste demeura secret. Aubenton avoit de grandes vues. Son élévation dépendoit de la cour de Rome; la rupture avec celle d'Espagne renversoit ses projets. Il voulut faire le pacificateur. Un tel rôle déplut à Alberoni, personnellement offensé, et autant irrité contre Aldrovandi que contre le Pape. Il se plaignit du nonce comme ayant manqué de confiance pour lui, et c'étoit à cette défiance que ce ministre, disoit Alberoni, devoit attribuer son malheur, qu'il auroit évité par une meilleure conduite, s'il n'avoit pas perdu la tramontane[1].

Ambition d'Aubenton vers la pourpre romaine. Alberoni, de plus en plus irrité contre Aldrovandi, est déclaré par le Pape avoir encouru les censures. Rage, réponse, menaces d'Alberoni au Pape.

Le Pape offensoit Alberoni en faisant déclarer qu'il avoit encouru les censures. Le cardinal voulut croire son honneur attaqué par une telle déclaration. Il auroit desiré persuader le public que ce point étoit ce qu'il avoit de plus cher au monde, et, comme le croyant lui-même, il dit hautement qu'il ne lui étoit plus permis de se taire[2]; qu'il avoit gardé le silence tant que le Pape, ajoutant foi aux calomnies des ministres impériaux, avoit seulement essayé de le faire mourir de faim[3]; que la même retenue devenoit impossible à conserver, s'agissant d'accusations

1. Locution déjà annotée dans nos tomes V, p. 371, et XVI, p. 222.
2. Les mots *se taire* sont en interligne, au-dessus de *garder le silence*, biffé.
3. En lui refusant les bulles de Séville.

énormes portées contre lui, effet ordinaire de la haine et de l'artifice infâme et grossier des Allemands; que le motif des censures si formidables de la cour de Rome étoit apparemment le profit de quatre baïoques qu'il avoit retiré de l'évêché de Tarragone[1]; qu'il ne connoissoit pas d'autres prétextes pour appuyer un jugement si rigoureux; qu'il étoit triste pour lui que le Pape le réduisît à la fâcheuse nécessité d'oublier qu'il étoit sa créature; mais peut-être que cette extrémité ne seroit pas moins désagréable pour Sa Sainteté; que Leurs Majestés Catholiques soutiendroient leur engagement, et que de sa part il feroit tout ce que les lois divines et humaines lui suggéreroient; que, s'il secondoit seulement le génie de certaines gens, on verroit bientôt de si belles scènes, que le Pape regretteroit d'y avoir donné lieu.

Les deux Albanes, neveux du Pape, opposés de partis. Le cadet avoit 12 000# de pension du feu Roi.

Le[2] cardinal Albane, neveu du Pape, étoit dévoué à l'Empereur. Don Alexandre Albane, frère cadet du cardinal, qui n'étoit pas encore honoré de la pourpre[3], avoit pris une route contraire à celle que suivoit son aîné, et, soit par antipathie, soit par une politique assez ordinaire dans les familles papales, il avoit reçu du feu Roi une pension secrète de douze mille livres[4]. Il continuoit par les mêmes motifs de se dire attaché à la France et à l'Espagne. Alberoni lui fit part de ses plaintes. Il affectoit de ne pouvoir croire que le Pape voulût ajouter foi à la calomnie dont les Allemands prétendoient le noircir dans l'esprit de Sa Sainteté; mais il protestoit en même temps que, si elle étoit assez foible pour se porter à quelque résolution contraire à la dignité comme à la réputation d'un cardinal, il avoit reçu de Dieu assez de force comme assez de courage pour se défendre; qu'on verroit

1. Ci-dessus, p. 173.
2. Mémoires de Torcy, p. 836 et suivantes.
3. Elle ne lui fut pas donnée par son oncle, mais seulement par Innocent XIII en 1721.
4. C'est Torcy qui dit cela, et il était en mesure de le savoir.

de belles scènes, et qu'elle seroit fâchée d'y avoir donné lieu. Il fit prier don Alexandre de ne rien cacher au Pape, même de lui dire que, si les choses continuoient comme elles avoient commencé, le marquis de Lede seroit aux portes de Rome avant le mois d'octobre. Alberoni louoit la reine d'Espagne d'avoir dit que le saint-père abusoit de la bonté, de la piété et de la religion du roi Catholique. Ce ministre annonçoit une division[1] prochaine, qui ne seroit pas honorable pour le Pape, parce qu'enfin Sa Majesté Catholique, se voyant forcée d'exposer par un manifeste ce qu'elle avoit souffert, rouvriroit des plaies refermées, qu'il seroit plus à propos pour Sa Sainteté de laisser oublier; que le public disoit déjà que le Pape ne refusoit les bulles de Séville que parce que le comte de Gallasch avoit menacé Sa Sainteté de se retirer si elle les accordoit, et annoncé qu'en ce cas le nonce seroit chassé de Vienne; mais Alberoni prétendoit que l'Espagne pouvoit aussi menacer à plus juste titre. Il se plaisoit à parler de la flotte qu'il avoit équipée et mise en mer, des forces de cette couronne, et de sa puissance, qu'il se vantoit d'avoir relevée. L'Europe devoit voir de plus grands efforts et de plus grands succès l'année suivante, et dès lors, il prenoit les mesures nécessaires pour y réussir. Des machines en l'air devoient produire des scènes curieuses, et tel qui se croyoit alors obligé à des respects humains, joueroit un autre jeu s'il pénétroit dans l'avenir. C'étoit ainsi qu'Alberoni s'applaudissoit de ses projets et des ordres qu'il avoit donnés pour leur exécution, s'expliquant mystérieusement, même à ceux qui devoient concourir au succès de ces grands desseins.

Vanteries d'Alberoni et menaces.

Le marquis de Lede, général de l'armée, ignoroit en s'embarquant quelle en étoit la destination. Il devoit, quand il seroit à la hauteur de l'île de Sardaigne, ouvrir un paquet écrit de la main d'Alberoni, signé du roi d'Espagne. Il y trouveroit seulement le lieu du rendez-vous

Secret de l'expédition poussé au dernier point. Vanité folle d'Alberoni. Il espère et

1. Il y a bien *division* dans le manuscrit; il faudrait plutôt *décision*.

de la flotte indiqué aux îles de Lipari[1]. En y arrivant, il ouvriroit une seconde enveloppe, qui renfermoit les ordres de Sa Majesté Catholique. C'étoit ainsi que le cardinal prétendoit conserver le secret, l'âme des grandes entreprises, et, pour y parvenir, il se plaignoit de se voir obligé de faire en même temps les fonctions de ministre, de secrétaire et d'écrivain, d'être réduit à ne sortir de son appartement que pour aller en ceux de Sa Majesté Catholique et des princes, consolé cependant dans cette vie pénible, par la satisfaction que le roi d'Espagne goûtoit du changement subit qu'il voyoit dans sa monarchie. En cet état florissant, le cardinal ne pouvoit croire que l'amiral Byng, commandant la flotte angloise, eût ordre ni la hardiesse d'en venir à des actes d'hostilité. Il croyoit voir la crainte et l'agitation du gouvernement d'Angleterre clairement marquée par l'arrivée du comte de Stanhope à Paris, en intention de passer à Madrid. Il supposoit que ce ministre ne se seroit pas engagé à faire le voyage d'Espagne, si le roi d'Angleterre pensoit à rompre avec le roi Catholique. Toutefois Cellamare eut ordre de persuader, s'il pouvoit, au Régent de suspendre tout engagement jusqu'à ce que Son Altesse Royale eût vu l'effet que produiroit à Madrid l'éloquence du comte de Stanhope. De part et d'autre, on vouloit gagner du temps. Le ministre d'Espagne embrassoit beaucoup d'affaires; il étoit fertile en projets, se flattoit aisément de les voir tous réussir. Aucun cependant ne s'accomplissoit. Cellamare, par ordre du roi son maître, cultivoit le ministre du Czar à Paris[2]. Jamais, disoit-il, Sa Majesté Catholique n'accepteroit le traité qu'on lui proposoit; elle le regardoit comme injuste, offensant son honneur. Elle étoit prête, au contraire, à travailler avec le Czar. Elle s'obligeoit à mettre en mer trente vaisseaux[3] de guerre, en

travaille de plus en plus à brouiller la France.

1. Groupes d'îles volcaniques sur la côte nord de la Sicile.
2. M. de Schleinitz.
3. Les mots *30 vr* surchargent *300*.

même temps qu'elle agiroit par terre avec une armée de trente ou quarante mille hommes. Une telle parole étoit plus aisée à donner qu'à exécuter; mais Alberoni n'étoit point avare de promesses qui ne lui coûtoient rien. Il falloit aussi que, s'il ne pouvoit y satisfaire, les mouvements qu'il comptoit de susciter en France le dédommageoient assez de ce qu'il perdoit en manquant de parole aux alliés de son maître[1]. Il espéroit alors beaucoup des liaisons que Cellamare avoit formées. Il falloit les conduire avec prudence, ménager les intérêts, la considération, le crédit, le rang, la fortune de ceux qui entroient dans ces intrigues, leur laisser le loisir de les conduire sagement, et de profiter des conjonctures. Le temps étoit donc nécessaire, et pour les alliances à contracter, et pour les trames secrètes dont Alberoni espéroit encore plus que des alliances et des secours des étrangers.

Le Régent serre la mesure et se moque de Cellamare et de ses croupiers, qui sont enfin détrompés.

Le Régent, méprisant les discours du public et les raisonnements sur l'intérêt particulier qui portoit Son Altesse Royale à rechercher avec tant d'empressement l'alliance du roi d'Angleterre, pressoit la négociation, et, quoiqu'elle fût près de sa conclusion, le temps étoit nécessaire aussi pour lui donner sa perfection. Ainsi ce prince dissimuloit si bien l'état où elle étoit, que les ministres étrangers les plus intéressés à le savoir l'ignoroient. Celui d'Espagne faisoit des représentations et des déclarations très inutiles; il ameutoit quelques ministres étrangers et faisoit valoir à Madrid, comme fruits de ses soins, quelques déclamations vaines des ministres du Czar et du duc d'Holstein contre la Quadruple alliance. Il ne leur coûtoit rien de les faire; elles ne faisoient aussi nulle impression. Le Régent laissoit cependant à Cellamare le plaisir de croire que ses manéges et ses représentations réussissoient; il l'assuroit, de temps en temps, que les bruits répandus sur la conclusion de l'alliance étoient faux, et, suivant le pen-

1. Tel est bien le texte du manuscrit.

chant qui conduit à croire ce qui flatte et ce qu'on souhaite, Cellamare vouloit se persuader que ces assurances, qu'il trouvoit fondées en raison, étoient vraies, parce qu'elles lui paroissoient vraisemblables. Le Parlement faisoit alors de fréquentes remontrances, souvent sans sujet, quelquefois avec raison. L'extérieur suffisoit pour donner des espérances à l'ambassadeur d'Espagne, et, comme le bruit se répandit que bientôt le procureur général appelleroit comme d'abus de tout ce que le Pape pourroit faire au préjudice des libertés de l'Église gallicane et contre les évêques opposés à la bulle *Unigenitus*, ce ministre espéra de voir aussi, à cette occasion, des mouvements dans le royaume; car il comprenoit qu'un tel dénouement devenoit enfin nécessaire pour arrêter cette fatale négociation, qu'il ne pouvoit rompre et que le roi d'Espagne son maître ne pouvoit approuver. Les avis que Cellamare recevoit sans cesse, et de différents endroits, l'emportoient enfin sur les assurances que le Régent lui avoit données. Il commençoit à croire, malgré ce que Son Altesse Royale lui avoit dit au contraire, que la proposition de la Quadruple alliance avoit été portée au conseil de régence, qu'elle y avoit été approuvée à la pluralité des voix, nonobstant l'opposition [de] quelques ministres bien intentionnés. Il n'osoit cependant rien affirmer encore, parce que le Régent continuoit de nier également aux autres ministres étrangers qu'il y eût rien de conclu. Provane, ministre de Sicile, sur les assurances du Régent, doutoit comme Cellamare; mais bientôt tous deux furent éclaircis, l'un de manière à ne conserver ni doute, ni espérance; l'autre, voulant se flatter et se réserver un prétexte de prolonger son séjour en France, trouva dans les discours qui lui furent tenus les moyens qu'il cherchoit de parvenir à son but.

Conduite du roi de Sicile avec

Un courrier, dépêché par l'ambassadeur de France à Turin[1], apporta la nouvelle du débarquement des troupes

1. C'était le marquis de Prye.

l'ambassadeur d'Espagne à la nouvelle de la prise de Palerme.

d'Espagne, descendues le 3 juillet près de Palerme[1]. Elles s'étoient emparées de la ville sans résistance. Dans un événement que le roi de Sicile n'avoit pas prévu, il fit arrêter le marquis de Villamayor[2], ambassadeur d'Espagne, et, s'adressant au Régent et au roi d'Angleterre, il demanda l'effet de la garantie[3] du traité d'Utrecht, promise par la France et par l'Angleterre. Villamayor donna parole de demeurer dans les États du roi de Sicile, jusqu'à ce que les ministres piémontois qui étoient alors à Madrid[4] sortissent d'Espagne. Après cet engagement, il ne fut plus gardé[5]. Provane jugea sans peine que c'étoit demande et sollicitation inutile que celle de la garantie de la France et de l'Angleterre. Cellamare, au contraire, vouloit faire croire qu'il ajoutoit foi aux promesses que lui fit le comte de Stanhope, avant que de passer de Paris à Madrid. Elles n'auroient pas abusé un ministre moins clairvoyant que lui ; mais il y a des conjonctures où on ne veut pas voir, et Cellamare, ménageant à Paris des affaires secrètes où sa présence étoit nécessaire, voulut prendre pour des assurances réelles et solides les vains discours de Stanhope, croire ou faire semblant de croire, comme lui disoit cet Anglois, qu'il y avoit dans le nouveau projet de traité des changements tels, qu'ils étoient beaucoup plus conformes à ce que le roi d'Espagne desiroit qu'aux espérances de la cour de Vienne. Stanhope n'expliqua ni la qualité des changements, ni celle des propositions avantageuses dont il se disoit chargé. Il ajouta seulement qu'il avoit dépêché un courrier à

Cellamare fait le crédule avec Stanhope pour éviter de quitter Paris et d'y abandonner ses menées criminelles. Ses précautions.

1. On a vu ci-dessus, p. 227, note 3, que c'était l'ambassadeur de Sicile qui avait fait connaître la nouvelle au Régent ; la lettre de M. de Prye n'arriva qu'après.

2. Tome XXX, p. 133.

3. Après ce mot, Saint-Simon a biffé *promise*,

4. L'abbé del Maro, le président Lascaris et Corderi.

5. Il quitta Turin lorsque Victor-Amédée eut adhéré à la Quadruple alliance ; il passa par Gênes à la fin de décembre (*Gazette de Rotterdam*, 1719, n° 9, correspondance de Gênes).

Vienne, et qu'il espéroit, lorsqu'il seroit à Madrid, surmonter les grandes difficultés que les médiateurs avoient trouvées jusqu'alors de la part de cette cour. Cellamare, recevant pour bon et valable tout ce qu'il plut à Stanhope de lui dire, avertit cependant le roi son maître qu'il y avoit une alliance intime et particulière entre le Régent et le roi d'Angleterre, et, se défiant des sujets de querelle qu'on lui susciteroit en France, il pria instamment Beretti, de qui la prudence lui étoit très suspecte, de ne lui adresser aucun paquet d'Hollande capable d'exciter des soupçons ou de lui attirer la moindre affaire, voulant en éviter avec une attention extrême, non-seulement les causes, mais même les prétextes. Il auroit été difficile alors de désabuser le public de l'opinion généralement répandue d'une alliance secrète entre le roi d'Espagne et le roi de Sicile. L'entreprise des Espagnols étoit regardée comme un jeu joué entre ces deux princes, et, quoique l'un agît réellement en ennemi, pour dépouiller l'autre d'un royaume dont il étoit en possession, il sembloit qu'il ne fût pas permis de douter de l'intelligence qui étoit entre eux pour donner une apparence de guerre capable de cacher leurs conventions secrètes. Stanhope, bien instruit de la vérité, dit à Provane que, si le roi de Sicile approuvoit le projet de paix, sitôt qu'il en feroit remettre la déclaration entre les mains de Stair, Provane en échange recevroit des mains [de] ce ministre un ordre du roi d'Angleterre à l'amiral Byng de faire ce que le roi de Sicile lui commanderoit pour s'opposer aux Espagnols. Ces offres, loin de plaire à Provane, zélé pour les intérêts de son maître, le firent gémir sur l'étrange situation où se trouvoit ce prince, forcé d'accepter un projet qu'il ne pouvoit goûter, ou de perdre la Sicile, dont la perte devenoit encore plus malheureuse que n'en avoit été l'acquisition.

Conduite du comte de Stanhope avec Provane ; situation du roi de Sicile.

Le Régent ajouta aux discours de Stanhope qu'il déclareroit incessamment au roi d'Espagne que, s'il ne retiroit

Abandon plus qu'aveugle de

la France à l'Angleterre.

ses troupes de la Sicile, la France ne pouvoit refuser l'effet de sa garantie. Stanhope partit pour Madrid[1], portant à ceux qui étoient chargés des affaires de France en cette cour-là les ordres que lui-même avoit dictés. Ce n'étoit pas seulement en Espagne que le ministère d'Angleterre les prescrivoit, comme il n'a que trop continué, et même depuis que l'intérêt particulier a changé; en tout endroit de l'Europe où la France tenoit un ministre, s'il vouloit plaire et conserver son poste, il falloit qu'il fût non-seulement subordonné, mais obéissant aux Anglois, et de cette obéissance qu'ils appellent passive[2].

Rage des Anglois contre Châteauneuf.

Châteauneuf, ambassadeur en Hollande, leur étoit insupportable parce que, ce joug lui étant nouveau, il sembloit quelquefois vouloir y résister. Les Anglois ne cessoient donc de représenter que, tant que cet homme demeureroit à la Haye, il embarrasseroit la négociation. Ils l'accusèrent d'intelligence avec le secrétaire de Savoie, avec le baron de Noortwijck, du collége des nobles, partisan d'Espagne[3], et avec beaucoup d'autres amis de cette couronne. Ils prétendoient que tout ce qu'ils communiquoient de plus important et de plus secret étoit aussitôt révélé par l'ambassadeur de France.

On[4] pressoit vivement la conclusion de la triple alliance entre cette couronne, l'Empereur et l'Angleterre. Stair,

1. Il quitta Paris dans la nuit du 21 au 22 juillet (*Dangeau*, p. 346); il devait attendre à Bayonne les passeports espagnols. Sur le séjour du ministre anglais à Paris et à Madrid et sur ses négociations, voyez Dom Leclercq, *Histoire de la Régence*, tome II, p. 4 et suivantes, 197 et suivantes.

2. Ces réflexions sont curieuses sous la plume de Torcy (p. 850 de son manuscrit); elles montrent qu'il n'approuvait pas la politique anglaise du Régent. Saint-Simon avait déjà noté cette emprise de l'Angleterre : tome XXXII, p. 257 et 259, et nous en retrouverons la mention exagérée dans la suite des *Mémoires*, tome XVI de 1873, p. 182.

3. Tome XXXII, p. 11.

4. Mémoires de Torcy, p. 851 et suivantes.

ardent à exécuter les ordres qu'il recevoit de Londres, étoit parvenu à régler les conditions du traité au commencement du mois de juillet. S'il y restoit encore quelques difficultés de la part de l'Empereur, elles devoient être aplanies par Penteurieder, son envoyé à Londres, muni des pouvoirs nécessaires pour signer au plus tôt un traité que ce prince regardoit comme avantageux pour lui et pour sa maison. L'avis de ses ministres étoit conforme au sien, et, selon eux, cette alliance étoit l'unique moyen d'assurer à leur maître la conservation des États qu'il possédoit en Italie. Ils jugeoient en même temps qu'il étoit de l'intérêt de l'Empereur de s'opposer au succès des pratiques du duc de Savoie, qui n'avoit rien oublié pour engager le roi d'Espagne dans ses intérêts, et ne désespéroit pas encore d'y réussir, nonobstant la descente des Espagnols en Sicile.

Pratiques, situation et conduite du roi de Sicile sur la garantie.

En effet, jusqu'alors, le ministre d'Espagne à Vienne[1] s'étoit intéressé en faveur de ce prince, et ne cessoit d'appuyer la proposition d'une alliance entre l'Empereur, le roi d'Espagne et le roi de Sicile ; mais alors Sa Majesté Catholique se désistoit de cette proposition, et demandoit qu'en l'abandonnant l'Empereur consentît à laisser à l'Espagne l'île de Sardaigne, offrant en échange de consentir réciproquement que Sa Majesté Impériale reprît la partie du Milanois qu'elle avoit cédée au duc de Savoie, et que le Montferrat y fût encore ajouté. Un Suisse, nommé Saint-Saphorin[2], homme plus intrigant qu'il n'appartient à la franchise de sa nation, employé autrefois par le roi Guillaume et toujours opposé aux intérêts de la France, étoit encore employé par le roi Georges, et même avoit gagné trop de confiance de la part du Régent. Cet homme, devenu négociateur, soutenoit qu'il étoit de l'intérêt de

1. Il n'y avait pas de ministre d'Espagne à Vienne, pas plus que de ministre impérial à Madrid. Saint-Simon reproduit exactement les Mémoires de Torcy.

2. Il a déjà été nommé plusieurs fois ; voyez tome XXXII, p. 129.

toutes les puissances de l'Europe d'abaisser celle du duc de Savoie. Ce prince, étonné de la descente imprévue des Espagnols en Sicile, suivie de la prise de Palerme, écrivit aussitôt au Régent pour lui demander, en exécution du traité d'Utrecht, les secours de troupes que la France étoit obligée de fournir pour la garantie du repos de l'Italie[1]. Le courrier, dépêché à Paris au comte de Provane, remit aussi au comte de Stanhope, qui s'y trouvoit encore alors[2], une lettre pour le roi d'Angleterre, contenant les mêmes instances. Cellamare ne manqua pas de s'y opposer; mais le Régent lui répondit que par le traité d'Utrecht le Roi étoit également garant et du repos de l'Italie et de la réversion de la Sicile à la couronne d'Espagne; que Sa Majesté, manquant à l'un de ses engagements, ne pourroit se croire obligée à l'autre, stipulé par le même traité. Son Altesse Royale offrit donc des secours à Provane; mais on jugeoit par la manière dont ce prince les offroit qu'il n'avoit nulle intention d'exécuter ce qu'il promettoit. On sut même qu'il avoit fait quelques railleries de l'état où se trouvoit le duc de Savoie, et il revint dans le public qu'il avoit dit que le renard étoit tombé dans le piége, que le trompeur avoit été trompé, enfin plusieurs discours dont ceux qui les avoient entendus n'avoient pas gardé le secret.

Blâme fort public de la politique du Régent; il est informé des secrètes machinations de Cellamare.

La discrétion n'étoit pas plus grande alors sur les affaires d'État, dont les particuliers n'ont pas droit de raisonner, encore moins de censurer les résolutions du gouvernement: on condamnoit librement et sans la moindre contrainte tant de traités différents, tant d'engagements opposés les uns aux autres, tant de liaisons avec les ennemis anciens et naturels de la France, prises secrètement et sans la connoissance du conseil de régence. On

1. Par la lettre dont parle Dangeau, p. 345, et qui arriva à Paris le 20 juillet; ci-dessus, p. 236.

2. Il ne partit en effet que le 21 dans la nuit, comme il a été dit dans une note précédente.

ne blâmoit pas moins les dépenses immenses faites mal à propos pour s'assurer de la foi légère et de la constance plus que douteuse de ces puissances, et les raisonneurs concluoient qu'il étoit difficile de comprendre comment et par quelle maxime on se séparoit de l'Espagne dont l'alliance, loin d'être à charge à la France, seroit toujours très utile à ses amis, et qu'on l'abandonnoit dans la fausse vue d'acquérir chèrement des amis très infidèles. Cellamare étoit préparé à faire cette réponse au Régent s'il lui eût parlé, comme il s'y attendoit, des bruits répandus alors d'un parti considérable que le roi d'Espagne avoit en France ; mais ce n'étoit pas par un aveu de l'ambassadeur d'Espagne que Son Altesse Royale comptoit de découvrir toutes les circonstances des trames secrètes, dont elle savoit déjà la plus grande partie.

Triste état du duc de Savoie.

Le duc de Savoie, s'adressant de tous côtés pour être secouru, ne trouva pas en Angleterre plus de compassion de son état qu'il en avoit trouvé en France. La Pérouse, son envoyé à Londres, exposoit le triste état de son maître. Il demandoit inutilement, en conséquence du traité d'Utrecht, des secours contre l'invasion que les Espagnols faisoient de la Sicile. Loin de toucher et de persuader par ses représentations, l'opinion commune à Londres, comme à Paris, étoit que le roi d'Espagne et le roi de Sicile agissoient de concert, et sur ce fondement les ministres d'Angleterre répondirent à la Pérouse que l'escadre angloise secourroit son maître au moment qu'il auroit signé le traité d'alliance que le roi d'Angleterre lui avoit proposé[1].

Infatuation de Monteleon sur l'Angleterre.

Monteleon persistoit cependant à croire que le roi d'Espagne n'avoit rien à craindre de la part de l'Angleterre, et, soit persuasion, soit desir de flatter Alberoni et de lui plaire, il l'assura que le comte de Stanhope, nouvellement parti pour Madrid, joignoit à son penchant pour l'Espagne

1. Ci-dessus, p. 237.

une estime singulière pour ce cardinal, en sorte que, possédant la confiance intime du roi d'Angleterre, son voyage à Madrid ne pouvoit produire que de bons effets.

Alberoni fait secrètement des propositions à l'Empereur, qui les découvre à l'Angleterre et les refuse. Le roi de Sicile et Alberoni crus de concert, et crus de rien partout.

Alberoni ne donnoit à qui que ce soit sa confiance entière, et l'auroit encore moins donnée à Monteleon qu'à tout autre ministre. Il se défioit généralement de tous ceux que le roi d'Espagne employoit dans les cours étrangères. Alors il avoit envoyé secrètement à Vienne un ecclésiastique, qu'il avoit chargé de proposer à l'Empereur un accommodement particulier avec le roi d'Espagne, sans intervention de médiateur. Les conditions étoient que la Sardaigne seroit laissée au roi d'Espagne ; qu'en même temps l'Empereur lui donneroit l'investiture des duchés de Toscane et de Parme ; que le roi d'Espagne réciproquement mettroit l'Empereur en possession de la Sicile ; et que de plus qu'il l'aideroit[1] à recouvrer la partie de l'État de Milan qu'il avoit cédée au duc de Savoie. Enfin on procureroit de concert la propriété du Montferrat au duc de Lorraine[2].

Ce siècle étoit celui des négociations, en même temps celui où régnoit entre les souverains une défiance réciproque, leurs ministres bannissant la bonne foi et se croyant habiles autant qu'ils savoient le mieux tromper. L'Empereur, persuadé que nulle alliance n'étoit aussi solide pour lui que celle d'Angleterre, ne perdit pas de temps à communiquer au roi d'Angleterre les propositions secrètes d'Alberoni. La droiture et la sincérité du ministre n'étoient pas mieux établies que celles du duc de Savoie. Ainsi l'opinion commune à Londres comme à Vienne étoit que, malgré les apparences, tous deux agissoient de con-

1. Nous avons eu déjà des exemples de pléonasmes de ce genre employés par Saint-Simon ; mais ici c'est peut-être une inadvertance ; car il ne se trouve pas dans Torcy, que notre auteur copie complètement.

2. Les historiens de la Régence ne paraissent pas avoir attaché d'importance à cette négociation secrète d'Alberoni à Vienne ; car aucun d'eux n'en parle avec quelque détail.

cert, et que l'Espagne n'envahissoit la Sicile que du consentement secret du duc de Savoie, quelque soin que prît ce prince de déguiser une convention cachée, et demander des garanties qu'il seroit fâché d'obtenir. Sur ce fondement, l'Empereur répondit aux propositions d'Alberoni qu'il en accepteroit le projet, lorsqu'il seroit sûr du consentement et du concours des médiateurs. Mais l'artifice d'un ministre tel qu'Alberoni, dont la bonne foi étoit plus que douteuse, et suspecte également dans toutes les cours, loin de suspendre, comme il l'espéroit, la conclusion du traité de la triple alliance[1], en pressa la signature; car il ne suffit pas que la probité des princes soit connue et hors de doute, si la réputation de ceux dont ils se servent dans leurs affaires les plus importantes n'est aussi sans tache ni susceptible par leur conduite passée d'accusation ni même de soupçon. Alberoni ne jouissoit pas de cette réputation si flatteuse et si nécessaire au succès des affaires dont un ministre est chargé. La cour de Rome ne se plaignoit pas moins que le duc de Savoie de la fausseté des promesses et des assurances qu'il avoit faites et données à l'une et à l'autre de ces deux cours. Leurs plaintes n'arrêtoient pas le progrès des Espagnols, et la Sicile étoit soumise au roi d'Espagne à la fin de juillet.

Belle et véritable maxime et bien propre à Torcy.

Cette conquête[2] si rapide et si facile déplaisoit aux Anglois, à mesure du peu d'opposition que les Espagnols trouvoient à s'emparer totalement de l'île. Les agents d'Angleterre en différents lieux d'Italie représentoient qu'il étoit de l'intérêt de cette couronne d'anéantir la flotte d'Espagne, sinon qu'elle seroit bientôt employée en faveur du Prétendant; qu'on devoit se souvenir à Londres du projet formé en sa faveur peu de temps auparavant avec les princes du Nord, et de l'arrêt[3] du comte de

Les Anglois frémissent des succès des Espagnols en Sicile, et veulent détruire leur flotte.

1. C'est-à-dire de la Quadruple alliance; mais la Hollande n'avait pas encore donné son adhésion.
2. Mémoires de Torcy, p. 859 et suivantes.
3. Au sens d'arrestation, comme dans le tome XI, p. 275.

Gyllenborg, alors ambassadeur du roi de Suède[1]; qu'on ne devoit pas non plus oublier que Monteleon étoit instruit de son dessein; que, ruinant la flotte d'Espagne, chose facile, non-seulement l'Angleterre auroit la gloire et l'avantage de secourir le duc de Savoie, mais qu'il seroit impossible à l'Espagne de réparer la perte qu'elle auroit faite de ses vaisseaux et de son armée, au lieu que, laissant à cette couronne la liberté entière de poursuivre ses desseins, elle joindroit bientôt la conquête du royaume de Naples à celle de la Sicile. Les ennemis de l'Espagne craignoient le génie de son premier ministre, et n'oublioient rien pour inspirer de tous côtés la crainte des projets et des entreprises qu'il étoit capable de former et d'exécuter. Mais, pendant qu'ils travailloient à décrier Alberoni, il s'applaudissoit à Madrid du succès étonnant des mesures prises et des ordres donnés pour la conquête de la Sicile. Il admiroit qu'une flotte de cinq cents voiles, partie de Barcelone le 27 juin, eût débarqué heureusement dans le port de Palerme, le 3 juillet, toutes les troupes dont elle étoit chargée avec l'attirail nécessaire pour une descente. Cet heureux début lui ouvrit de grandes vues pour l'avenir. Comme il falloit cependant donner une couleur à cette entreprise et justifier une expédition faite en pleine paix, au préjudice des traités, Alberoni supposa que le roi d'Angleterre, médiateur de la triple alliance qui se négocioit actuellement, avoit intention d'engager le duc de Savoie de livrer la Sicile à l'Archiduc[2], contre les dispositions du traité d'Utrecht portant expressément que cette île retourneroit au pouvoir de l'Espagne au défaut d'héritiers mâles du duc de Savoie, à qui la Sicile étoit cédée. Alberoni vouloit persuader qu'une telle contravention aux traités de paix avoit forcé le roi d'Espagne à prévenir le coup en s'assu-

1. Tome XXXI, p. 114-115.
2. C'était le titre que la diplomatie espagnole donnait encore à l'empereur Charles VI.

rant d'un royaume qui lui appartenoit par toutes les raisons de droit divin et humain.

Étranges et vains applaudissements et projets d'Alberoni ; son opiniâtreté ; menace le Régent.

Le projet d'Alberoni étoit d'entretenir en Sicile une armée de trente-six mille hommes, nombre de troupes suffisant non-seulement pour conserver sa conquête, mais encore pour tenir en inquiétude les Allemands dans le royaume de Naples et leur faire sentir les incommodités d'un pareil voisinage. La conquête de la Sicile, l'espérance de la conserver, de passer facilement à celle de Naples, et l'idée de chasser ensuite les Allemands de toute l'Italie, devinrent pour le roi d'Espagne de nouveaux motifs de rejeter absolument le traité d'alliance proposé par le roi d'Angleterre, et de s'irriter de la facilité que le Régent avoit eue d'acquiescer aux propositions de ce prince, d'envoyer même Nancré à Madrid pour appuyer les instances que le comte de Stanhope devoit faire, et persuader à Sa Majesté Catholique d'y consentir. Alberoni prétendit que, bien loin que tant de mouvements dussent toucher Sa Majesté Catholique, ils faisoient voir, au contraire, quelle étoit l'agitation des ministres du roi d'Angleterre, la crainte qu'ils avoient des recherches d'un nouveau parlement qui s'élèveroit contre une conduite si contraire aux véritables intérêts de la nation, enfin la partialité déclarée du roi Georges pour l'Empereur et sa maison. « On ne comprend pas, disoit Alberoni, comment le Régent ne connoît pas une vérité si évidente, comment il veut s'unir à un ministère si incertain et avec une nation sur qui on ne peut pas compter. » De ces réflexions Alberoni passoit à une espèce de menace : « Si, disoit-il, Son Altesse Royale veut signer une ligue si détestable, le roi d'Espagne fera les pas qu'il estimera convenables aux intérêts du Roi son neveu aussi bien qu'à la conservation d'une monarchie et d'une nation qu'il protégera et qu'il défendra jusqu'à la dernière goutte de son sang. Sa Majesté Catholique pourra dire qu'elle a satisfait à tous ses devoirs par les représentations qu'elle a faites pour mettre le Régent dans le chemin de la justice. Enfin *curavimus Babylonem.* » Alberoni ajoutoit : « Dieu sait ma peine à modérer la juste indignation du roi d'Espagne, quand il a su les sollicitations du Régent envers la Hollande; je suis las de parler davantage de modération; Leurs Majestés Catholiques commencent à s'ennuyer de cette chanson. » Cet échantillon des conférences de Nancré avec Alberoni peint à peu près le fruit qu'il remporta de sa mission en Espagne, où il avoit été envoyé principalement pour appuyer et seconder les instances des Stanhope. Alberoni disoit que le Régent auroit été convaincu de la solidité des réponses du roi d'Espagne, s'il eût été question de persuader *l'entendement et non la volonté.*

Ivresse d'Alberoni. Il menace le Pape et les siens, et son insolence sur les grands d'Espagne.

Le cardinal, encore plus piqué du refus des bulles de Séville que des négociations du Régent avec le roi d'Angleterre, ne doutoit pas que la conquête de la Sicile ne lui donnât les moyens de se venger du Pape personnellement, aussi bien que des principaux personnages de la cour de Rome. Il menaçoit déjà la maison Albane d'*une estafilade*[1] *que le roi d'Espagne pouvoit aisément lui donner*[2]. Il voulut aussi avoir une liste exacte des cardinaux et prélats romains possesseurs d'abbayes ou de pensions ecclésiastiques dans la Sicile. Ébloui du desir de vengeance, il bravoit par avance les censures de Rome, et disoit que, « puisque Sa Sainteté n'avoit pas osé en lancer la moindre contre le cardinal de Noailles, qui s'étoit fait chef d'une hérésie en France, elle oseroit encore moins faire un coup d'éclat contre le roi d'Espagne, bien informé que l'acharnement de la cour de Rome contre lui étoit tel, que Sa Majesté Catholique devoit penser à la réprimer à quelque prix que ce pût

1. « *Estafilade,* coupure faite avec une épée, un rasoir, ou autre instrument tranchant, principalement sur le visage » (*Académie,* 1718).

2. Tous les mots que nous mettons en italiques sont soulignés dans le manuscrit de Saint-Simon, comme dans celui de Torcy.

être. » Elle se trompoit, selon lui, « si elle comptoit sur l'ancienne superstition espagnole. *Altri tempi,* etc. Ces superstitions étoient l'ouvrage des grands, persuadés qu'il étoit de leur intérêt de les imprimer dans l'esprit des peuples; mais ces mêmes grands étoient sans autorité, sans crédit, toujours dans la crainte et le tremblement, enfin comptant pour beaucoup de vivre en repos. » Alberoni donc ajoutoit[1] « que, le roi son maître, ayant fait connoître qu'il n'étoit pas un *zéro,* et que ceux qui l'avoient méprisé auroient un jour à s'en repentir, trouveroit des amis; que plusieurs même s'empresseroient d'être admis dans ce nombre. Du temps, disoit-il, de la santé, et de la patience ! »

Le Pape désapprouve la clôture du tribunal de la nonciature faite par Aldrovandi. Exécrable caractère du nonce Bentivoglio.

Il savoit que le Pape avoit désapprouvé la demande[2] que le nonce Aldrovandi avoit faite de fermer, sans ordre de Sa Sainteté, le tribunal de la nonciature à Madrid, et véritablement le ministre de Sa Sainteté faisoit tort à la jurisdiction que le saint-siége s'étoit attribuée et maintenoit dans ce royaume. Ainsi le Pape fit voir par un bref postérieur que son intention avoit été seulement de suspendre les grâces et priviléges que ses prédécesseurs avoient accordés aux rois d'Espagne. Le nonce Bentivoglio, averti de ce bref et de ce qu'il contenoit, jugea que la cour de France s'intéresseroit peu à l'embarras qu'il pourroit causer à celle d'Espagne, et, de plus, que le Régent ne seroit pas fâché de voir croître en même temps le nombre des ennemis du Pape et les oppositions que le roi d'Espagne trouveroit à l'exécution de ses projets. Le caractère de ce nonce, impétueux, violent, sans érudition, uniquement occupé que du desir effréné de parvenir au cardinalat, se montroit dans toute sa conduite. Persuadé que le moyen le plus sûr, le

1. Ce mot, oublié, a été remis après coup en interligne. Le texte de Torcy était : « Alberoni se flattoit donc ».

2. Il y a dans Torcy « la démarche »; *demande* ne se comprend pas : voyez ci-dessus, p. 177.

plus prompt, le plus aisé d'obtenir cette dignité étoit d'irriter le Pape et de mettre le feu dans l'Église de France, il n'oublioit rien pour arriver à son but, etc[1].

Sagesse d'Aldrovandi. Représentations d'Aubenton à ce nonce pour le Pape.

Le nonce du Pape à Madrid, plus sage que celui qui résidoit en France, avoit aussi mieux connu de quelle importance il étoit pour le saint-siége de ménager les grandes couronnes ; il jugea donc qu'il étoit essentiel pour le bien de l'Église de conserver une voie à l'accommodement, lorsque le temps auroit un peu calmé l'aigreur de part et d'autre[2]. Aubenton, jésuite, confesseur du roi d'Espagne, ouvrit cette voie. Il vint trouver Aldrovandi la veille de son départ de Madrid, et, le priant de ne le nommer jamais dans ses lettres, il le chargea bien expressément de bien représenter au Pape quel mal il feroit s'il fermoit la voie à tout accommodement; que déjà la cour d'Espagne se croyoit méprisée, et qu'elle s'irriteroit au point de perdre le respect et l'obéissance due au saint-siége, si Sa Sainteté n'y prenoit garde et n'adoucissoit par sa prudence les différends survenus au sujet des bulles de Séville ; il représenta que l'intérêt d'un particulier tel qu'Alberoni ne devoit point causer de pareils désordres.

Audacieuse déclaration d'Alberoni à Nancré.

La cour d'Espagne[3] étoit alors occupée d'affaires plus sensibles pour elle que ne l'étoient celles de Rome. La mission de Nancré n'avoit pas eu tout le succès que le Régent s'en étoit promis, et le cardinal avoit déclaré à cet envoyé que le roi d'Espagne[4], informé de la résolution que Son Altesse Royale avoit prise de signer un traité d'alliance avec l'Empereur et le roi d'Angleterre, souhaitoit qu'elle voulût abandonner un tel projet ou tout au moins en suspendre l'exécution. En ce cas, Sa Majesté Catholique s'engageroit à regarder les intérêts du Régent comme les siens propres. Au contraire, le ressentiment

1. Saint-Simon passe ici les pages 867 à 872 du manuscrit de Torcy.
2. Les mots *de part et d'autre* corrigent *de l'un et de l'autre*.
3. Mémoires de Torcy, p. 873 et suivantes.
4. Les mots *le Roy d'Esp.* sont ajoutés en interligne.

d'un refus seroit tel que ni le temps ni même les services ne le pourroient effacer, et qu'il auroit en toute occasion le roi d'Espagne pour ennemi personnel. Nancré, pressé par le cardinal d'envoyer un courrier à Paris porter une telle déclaration, le refusa, et dit de plus que, quand même il se pourroit charger d'en rendre compte, il seroit inutile, parce que le traité devoit être déjà signé. Alberoni répliqua que, lorsque le roi d'Espagne seroit assuré de la signature, Nancré ne demeureroit pas encore un quart d'heure à Madrid. Alberoni ne s'expliquoit pas moins clairement aux ministres d'Angleterre qu'il avoit parlé à Nancré au sujet du traité, dont le roi d'Espagne rejetoit toute proposition. Ainsi le colonel Stanhope, ne pouvant douter de la résolution de Sa Majesté Catholique, détournoit le comte de Stanhope, son cousin, ministre confident du roi d'Angleterre, de faire le voyage de Madrid, prévoyant que la peine en seroit inutile, ainsi que les fréquentes déclarations du cardinal réitérées à toute occasion ne permettoient pas d'en douter[1]. En effet, le traité étoit signé à Londres[2], et le roi d'Angleterre avoit conseillé au duc de Savoie d'y souscrire, comme le meilleur parti qu'il pût prendre pour résister à l'invasion des Espagnols.

Le traité entre la France, l'Angleterre et l'Empereur signé à Londres.

La flotte angloise navigeoit[3] en même temps vers la Sicile, et déjà les ministres d'Angleterre avoient déclaré à

1. Voyez l'ouvrage de Wiesener, tome II, p. 233-234.

2. Le traité fut signé à Londres le 2 août par Dubois pour la France, Sunderland pour l'Angleterre et Pentenrieder pour l'Empereur; mais lord Stanhope, parti pour Madrid le 21 juillet et arrivé dans cette ville le 12 août (*Gazette*, p. 413), n'eut que le 18 la nouvelle de la signature.

3. Nous avons noté dans le tome XXX, p. 116, note 1, que Saint-Simon écrivait *naviger*. Cette forme était la seule donnée par le *Dictionnaire de l'Académie* de 1718, qui ajoutait : « Quelques-uns disent *naviguer*, » et qui remarquait que c'était la forme ordinairement adoptée par les gens de mer. On peut citer des exemples de *naviger* dans les *Lettres de Chapelain*, tome I, p. 483, dans la dixième satire de Boileau, dans la *Gazette* de 1687, p. 419, dans le *Mercure* de novembre 1701, p. 139, etc.

Monteleon que le roi leur maître n'avoit pu se dispenser d'envoyer ses vaisseaux pour maintenir la neutralité d'Italie, et défendre, en conséquence des traités, les États possédés par l'Empereur; que cependant Sa Majesté Britannique attendoit encore quel seroit le succès du voyage que le comte de Stanhope feroit à Madrid, d'où dépendoit la paix générale ou une malheureuse rupture[1]. Quoique le roi de Sicile n'eût de secours à espérer que de la part de l'Angleterre, il hésitoit cependant à l'accepter avec la condition d'accéder au traité d'alliance, comme le demandoit le roi d'Angleterre. Stair, son ambassadeur en France, offroit à Provane, ministre de Savoie à Paris, de lui remettre l'ordre par écrit de Sa Majesté Britannique, adressé à l'amiral Byng pour attaquer les Espagnols, sitôt que le duc de Savoie auroit accepté le projet de traité[2], et Provane n'étoit pas autorisé à promettre que cette acceptation seroit faite. Il se bornoit à demander au Régent la garantie de la Sicile; instances inutiles. Son Altesse Royale lui répondoit que la France n'avoit point d'armée navale. Le mariage d'une des princesses ses filles avec le prince de Piémont étoit alors une de ses vues[3], et c'étoit vraisemblablement un moyen d'y réussir que de dégager le duc de Savoie de la guerre de Sicile en persuadant au roi d'Espagne de consentir aux propositions de Stanhope. Deux motifs pouvoient y porter Sa Majesté Catholique. L'un étoit la difficulté de réduire les places de Sicile[4];

Trêve ou paix conclue entre l'Empereur et les Turcs.

1. L'ordre d'attaquer la flotte espagnole, si elle débarquait en Sicile ou en Italie, avait été envoyé de Paris par Stair et lord Stanhope, dès le 21 juillet, jour même du départ de Stanhope pour l'Espagne (Wiesener, p. 228).

2. Déjà dit ci-dessus, p. 241.

3. Dès 1717, Pléneuf avait entamé cette négociation à Turin (notre tome XXXII, p. 204); mais notre auteur a dit alors que le Régent n'y semblait pas disposé. Il en sera parlé de nouveau dans la suite des *Mémoires*, tomes XV de 1873, p. 382 et 411, et XVI, p. 317-319.

4. Sauf la citadelle de Messine, les autres places s'étaient rendues sans difficulté.

l'autre motif, la conclusion d'une trêve entre l'Empereur et les Turcs, dont la nouvelle étoit récemment arrivée[1].

Idées du Régent sur le Nord.

Ces apparences de pacification et d'assurer la tranquillité générale de l'Europe n'empêchoient pas le Régent de chercher encore d'autres moyens d'en assurer le repos, et, soit pour en être plus sûr, soit que le génie dominant du siècle fût de négocier, Son Altesse Royale vouloit que les monarques du Nord, particulièrement le Czar, crussent que la conclusion du traité proposé au roi d'Espagne ne l'empêcheroit pas de s'unir avec ces princes; même, s'il étoit nécessaire, qu'elle renouvelleroit de concert avec eux la guerre contre l'Empereur; mais, soit vérité, soit dessein d'amuser, les ministres de ces princes, principalement celui du Czar[2], ajoutèrent peu de foi à de tels discours. Ce dernier assura Cellamare que le Czar, ne pouvant approuver les liaisons nouvelles de la France avec l'Angleterre et la maison d'Autriche, vouloit, de concert avec le roi de Suède, unir leurs intérêts communs à ceux du roi d'Espagne. On attribuoit à de mauvais conseils (Dubois[3]) la confiance que le Régent avoit prise aux promesses du roi d'Angleterre, et Cellamare, persuadé de l'utilité dont une ligue des princes du Nord pouvoit être à son maître, pressoit le ministre du Czar de le représenter à Son Altesse Royale, et de l'engager, s'il étoit possible, à fomenter les troubles qu'on croyoit prêts à s'élever en Écosse.

Cellamare travaille à unir le Czar et le roi

Le duc d'Ormond, nouvellement arrivé à Paris, où il se tenoit caché, prétendoit qu'il y avoit en Angleterre un parti pour le roi Jacques plus ardent que jamais pour les

1. Traités signés le 21 juillet entre les Turcs, l'Empereur et la République de Venise, à Passarowitz, en Serbie, au confluent de la Morava et du Danube. Les textes en sont dans le *Corps diplomatique* de Du Mont, tome VIII, première partie, p. 524 et suivantes, et dans les *Mémoires de Lamberty*, tome X, deuxième partie, p. 20-39.

2. M. de Schleinitz.

3. Ce nom entre parenthèses est ajouté par Saint-Simon au texte de Torcy.

de Suède pour rétablir le roi Jacques.

intérêts de ce prince. L'argent pour le soutenir et le fortifier étoit absolument nécessaire, et, ne pouvant en espérer de France, il s'étoit adressé à l'ambassadeur d'Espagne pour obtenir l'assistance de Sa Majesté Catholique. Ce ministre ne doutoit pas de la bonne volonté de son maître; mais il connoissoit l'état de l'Espagne et son impuissance. Étant donc persuadé qu'elle ne pouvoit fournir les sommes nécessaires pour le succès d'une[1] si grande entreprise, son objet étoit de la faire goûter au Czar, mécontent du roi d'Angleterre, et de l'engager à s'unir avec le roi de Suède pour se venger tous deux de concert des sujets qu'ils pouvoient avoir d'être mécontents de la conduite de ce prince à leur égard. Le temps étoit précieux, et Cellamare, connoissant l'importance d'en ménager tous les moments, n'en perdit aucun pour animer le ministre de Moscovie. Il alla secrètement le trouver à la campagne où il étoit auprès de Paris, et, l'ayant informé des dispositions du roi d'Espagne, il le pressa de dépêcher au plus tôt un courrier à Pétersbourg, pour instruire le Czar des dispositions de Sa Majesté Catholique, et demander des instructions sur une négociation dont il connoissoit parfaitement toutes les conséquences. Cellamare informa le roi de Suède par une voie détournée des mêmes avis qu'il donnoit au Czar, et, non content d'exciter les puissances étrangères à traverser les desseins du Régent, il cherchoit encore à détacher du service du Roi des gens dont le nom, plutôt que le mérite peu connu, pouvoit faire plus d'impression dans les pays étrangers qu'ils n'en faisoient en France[2].

Artifice des Anglois pour

Si la descente des Espagnols en Sicile, la conquête

1. Les mots *le succès d'* sont en interligne, au-dessus de *soustenir*, biffé.

2. Phrase copiée textuellement sur Torcy, et qui est une allusion aux personnages que Cellamare avait embauchés, de concert avec la duchesse du Maine, pour la conspiration qu'il projetait contre le Régent et qui devait, à la fin de l'année, déterminer son arrestation.

facile de Palerme et celle de toute l'île, qu'on regardoit déjà comme assurée, avoit surpris toute l'Europe, on ne l'étoit pas moins d'avoir vu paroître, et comme sortir du fond de la mer une flotte en ordre, armée par une couronne qui ne s'étoit pas distinguée par ses armements de mer depuis le règne de Philippe II. Cette nouvelle puissance maritime alarmoit déjà les Anglois. Ils croyoient aisément, et publioient que la véritable vue du conseil d'Espagne en relevant ses forces de mer, étoit de s'opposer généralement à tout commerce que les nations étrangères pourroient faire aux Indes occidentales. Il étoit facile qu'un tel soupçon fît en peu de temps un grand progrès en Hollande et en Angleterre. Alberoni, prévoyant l'effet que la jalousie du commerce pourroit causer dans l'un et l'autre pays, écrivit par l'ordre du roi d'Espagne à son ambassadeur en Hollande d'assurer non seulement les négociants hollandois, mais encore les Anglois qui se trouveroient dans ce pays, et généralement tout homme de commerce, que jamais Sa Majesté Catholique n'altéreroit les lois établies, et ne manqueroit aux traités. Ce ministre devoit aussi leur dire que le peu de forces que le roi son maître avoit en mer étoit seulement pour la sûreté de ses côtes dans la Méditerranée, aussi bien que pour la défense et la conduite de ses galions; qu'à la vérité Sa Majesté Catholique avoit lieu de se plaindre de la déclaration des Anglois; mais un tel procédé de leur part n'avoit pas empêché qu'elle n'eût donné ordre de ne pas toucher aux effets qui appartiendroient aux Anglois sur la flotte nouvellement arrivée à Cadix, l'intention de Sa Majesté Catholique étant de faire remettre à chacun des intéressés ce qui pouvoit leur appartenir.

alarmer tous les commerces par la jalousie des forces maritimes des Espagnols. Attention d'Alberoni à rassurer là-dessus.

Le ministre d'Espagne n'étoit pas cependant sans inquiétude du succès qu'auroit la descente des Espagnols en Sicile, et de la suite de leur premier succès. Son projet n'étoit pas encore bien formé, et ses résolutions incertaines dépendoient de l'événement. Alberoni vouloit

Inquétude et projets d'Alberoni.

croire que la Sicile seroit soumise en peu de temps; il se proposoit de faire ensuite passer l'armée d'Espagne dans le royaume de Naples; mais il sentoit, et l'avouoit même, que c'étoit uniquement aux officiers généraux qui commandoient l'armée à délibérer et décider des résolutions qu'il conviendroit de prendre. L'escadre angloise lui donnoit de justes inquiétudes; il savoit qu'elle voguoit vers le Levant; mais depuis assez longtemps il ignoroit sa route, et, les premiers jours d'août, il n'en savoit de nouvelles que du 14 juillet, écrites de Malaga. Ce même jour 14, le château de Palerme se rendit aux Espagnols[1]. Le vice-roi de Naples faisoit quelques mouvements, comme ayant dessein d'envoyer en Sicile un détachement des troupes de l'Empereur pour fortifier la garnison de Messine[2]. Ce secours paroissoit difficile, et l'opinion publique étoit que les ministres allemands ne faisoient ces démonstrations que pour satisfaire par des apparences les ministres de Savoie, et d'ailleurs le public étant persuadé que, si les troupes allemandes marchoient effectivement et secouroient Messine, ce ne seroit pas pour le rendre aux Piémontois. La défiance étoit généralement répandue dans toutes les cours, et les sentiments du Pape n'étoient pas exempts de soupçon, en sorte que, quelques brouilleries qu'il y eût actuellement entre la cour de Rome et celle de Madrid, l'opinion publique étoit qu'il régnoit secrètement une union intime entre Sa Sainteté et le roi d'Espagne. Les troupes de ce prince, après une légère résistance à Palerme, dont elles s'étoient emparées, avoient marché vers Messine, et les galères du duc de Savoie s'étoient retirées à leur approche[3].

Jusqu'alors[4] l'entreprise de Sicile réussissoit comme

1. *Gazette*, p. 389 et 401.
2. Voyez la correspondance de Naples du 26 juillet, dans la *Gazette*, p. 403.
3. *Gazette*, p. 402-403 et 405.
4. Mémoires de Torcy, p. 881 et suivantes.

le roi d'Espagne et son ministre le pouvoient desirer, et, ces succès heureux augmentant la fierté du ministre, irrité du refus constant des bulles de Séville, il se déchaîna sans mesure contre Sa Sainteté, et l'accusoit de se laisser conduire par les conseils du comte de Gallasch, ambassadeur de l'Empereur auprès d'elle, qui de son côté prétendoit que le Pape étoit secrètement uni avec le roi d'Espagne. Mais Alberoni s'élevoit sans ménagement contre la personne de M. le duc d'Orléans et l'empressement qu'il avoit fait paroître à signer le traité de la Quadruple alliance. « Ainsi, disoit Alberoni, ce prince s'est déclaré à la face de tout l'univers ami d'une puissance ennemie d'un roi son parent, et le temps est venu où vraisemblablement il sera obligé à se porter contre ce même roi à des actes d'hostilité. Le maréchal d'Huxelles, qui a consenti à cette alliance pour n'avoir point de guerre, verra la France agir contre le roi d'Espagne, qui de son côté sera ferme à continuer éternellement la guerre plutôt que de consentir à l'infâme projet, et tant qu'il aura de vie et de forces, il se vengera de ceux qui prétendent le forcer à l'accepter. Si Stanhope veut parler du ton de législateur, il sera mal reçu. Le passeport qu'il a demandé a été expédié, on entendra ses propositions; mais il sera difficile de les écouter si elles ne sont pas différentes en tout de la substance du projet. Stanhope, ajoutoit-il, sera surpris d'entendre que le roi d'Espagne ne veut pas qu'on parle présentement des États de Toscane et de Parme, se réservant d'user de ses droits en temps et lieu. » Alberoni, s'expliquant hautement contre le traité de la Quadruple alliance, voulut en même temps faire voir aux Anglois que, si le roi d'Espagne rejetoit un pareil projet, il n'en étoit pas moins prêt à donner à la nation angloise des preuves de son affection pour elle; que c'étoit un témoignage bien sensible de cette affection, que la modération dont Sa Majesté Catholique donnoit une preuve évidente en défendant à ses sujets d'exercer

Alberoni se déchaîne contre M. le duc d'Orléans.

aucun acte d'hostilité contre les négociants anglois demeurant dans ses États, quoiqu'on dût l'attendre comme une suite naturelle de la rupture faite à contretemps par le commandant de la flotte angloise[1].

Fautes en Sicile.

Alberoni, flatté des premiers succès de l'entreprise de Sicile, ne laissoit pas de remarquer les fautes que le marquis de Lede avoit faites dans cette expédition, et de prévoir les suites funestes qu'il y avoit lieu de craindre du flegme de ce général et de sa lenteur à finir une conquête aisée. Tout délai en cette occasion étoit d'autant plus à craindre que l'escadre angloise faisoit voile vers la Sicile. Il falloit donc prévenir son arrivée, et sans perdre de temps faire marcher les troupes vers Messine, dont il seroit désormais difficile de s'emparer, le coup de la prise de Palerme ayant mis en mouvement, suivant l'expression du cardinal, toutes les puissances infernales, et les mesures étant prises de tous côtés pour embarrasser l'Espagne. Il reprochoit encore au marquis de Lede, général de l'armée d'Espagne, d'avoir laissé au comte Maffei, vice-roi de l'île pour le duc de Savoie, la liberté entière de se retirer à Syracuse, qu'on devoit regarder non-seulement comme la meilleure forteresse du royaume, mais qu'on savoit de plus être en état de recevoir les secours d'hommes et de vivres proportionnés au besoin qu'elle en auroit. Il étoit encore de la prudence de faire suivre Maffei par un détachement de cavalerie, et, quoique fatiguée, ce n'étoit pas une raison pour l'exempter de marcher, la conjoncture étant si importante qu'il n'étoit pas permis de ménager les troupes, quand même il auroit été sûr qu'elles périroient dans la marche. Don Joseph Patiño étoit alors intendant de l'armée. Alberoni l'exhorta pour l'amour de Dieu, disoit-il, à donner un peu plus de chaleur au naturel froid de son ami le marquis de Lede. « S'il est bon, disoit le cardinal, d'épar-

1. C'est-à-dire de la déclaration comminatoire qu'il avait fait présenter au roi d'Espagne par le colonel Stanhope : ci-dessus, p. 221.

gner les troupes quand on le peut, il faut aussi songer qu'elles sont faites pour fatiguer et pour crever quand il convient; qu'à plus forte raison, on doit en user de même à l'égard des bêtes. » La facilité de faire passer des troupes de Naples en Sicile augmentoit les difficultés que les Espagnols trouvoient à s'emparer de Messine, dont ils auroient pu se rendre maîtres sans peine, si leur général, à qui Dieu pardonne son indolence, n'avoit perdu le temps à prendre Palerme, ville sans résistance.

Projets d'Alberoni. Il se moque des propositions faites à l'Espagne par le roi de Sicile.

Alberoni comptoit déjà que la France, l'Angleterre, l'Empereur et le duc de Savoie s'uniroient contre l'Espagne. Le projet du cardinal étoit en ce cas de laisser quinze mille hommes en Sicile, pour en faire la conquête entière, et, lorsqu'elle seroit achevée, il prétendoit transporter toutes ces troupes en Espagne. Il soutenoit que le duc de Savoie n'avoit songé qu'à tromper le roi d'Espagne, employant différentes voies pour l'amuser par de vaines propositions de traités; qu'enfin Lascaris, le dernier des ministres que ce prince avoit employé, étoit venu, au moment que la flotte partoit, déclarer qu'il avoit un pouvoir de son maître dans la forme la plus solennelle, pour conclure avec le roi d'Espagne une ligue offensive et défensive à des conditions véritablement à faire rire. Ce qu'on en sait est que la première de ces conditions étoit deux millions d'écus que le duc de Savoie demandoit pour se mettre en campagne, et par mois soixante mille écus de subside; la seconde, que le roi d'Espagne fît passer en Italie douze mille hommes, pour les unir aux troupes de Savoie et faire la guerre dans l'État de Milan[1]. Mais Alberoni, persuadé qu'on ne pouvoit s'assurer sur la foi du duc de Savoie tant qu'il seroit maître de la Sicile, avoit jugé nécessaire que le roi d'Espagne s'en rendît maître, soit pour la garder, soit pour la rendre au duc de Savoie si Sa Majesté Catholique, faisant la guerre aux Allemands, ne pouvoit procurer à

1. Déjà dit ci-dessus, p. 208.

ce prince une récompense plus avantageuse de son alliance avec l'Espagne.

Alberoni pense à entretenir dix mille hommes de troupe étrangère en Espagne ; fait traiter par Leurs Majestés Catholiques comme leurs ennemis personnels tous ceux qui s'opposent à lui. Inquiet de la lenteur de l'expédition de Sicile ; introduit une négociation d'accommodement avec Rome ; son artifice.

Le cardinal, persuadé qu'il étoit de l'honneur et de l'intérêt de cette couronne d'avoir toujours un corps de troupes en Espagne, prenoit alors des mesures pour maintenir sur pied huit ou dix mille hommes de troupes étrangères. Ce fut à Cellamare qu'il s'adressa pour savoir de lui quelles mesures il jugeroit nécessaires à prendre pour accomplir ce dessein. Cette marque de confiance ne s'accordoit guères avec le traitement que le cardinal del Giudice, oncle de Cellamare, recevoit alors de la cour d'Espagne, tous les revenus des bénéfices qu'il possédoit en Sicile ayant été mis en séquestre. Il est vrai que les revenus des bénéfices que d'autres cardinaux et prélats avoient dans le même royaume eurent aussi le même sort depuis la descente des Espagnols en Sicile[1] ; mais le vrai motif étoit l'animosité particulière d'Alberoni, qui ne cessoit d'aigrir Leurs Majestés Catholiques contre Giudice : car il n'oublioit rien pour les engager à regarder et à traiter comme leurs ennemis personnels ceux qui se déclaroient contre leur premier ministre. Il n'avoit pas même ménagé le Pape, desirant de se venger du refus constant qu'il lui faisoit des bulles de Séville. Il changea cependant de conduite, lorsque la lenteur de l'expédition de Sicile lui donna lieu de craindre qu'après de beaux commencements la fin de l'entreprise ne répondît pas à ses espérances. Alors il jugea nécessaire de ménager la cour de Rome, et de la prudence d'introduire une négociation pour un accommodement entre cette cour et celle d'Espagne. Le cardinal Acquaviva eut ordre de le confier à don Alexandre Albane, second neveu du Pape. Il falloit flatter ce jeune homme, neveu chéri de Clément XI, en lui faisant entendre que le roi d'Espagne n'ayant encore formé aucune prétention au préjudice de la cour de Rome, tous différends entre les deux cours étoient faciles à terminer; que don

1. Ainsi qu'Alberoni en avait menacé par avance : ci-dessus, p. 246.

Alexandre en auroit l'honneur, par conséquent avanceroit sa promotion au cardinalat, si son oncle, profitant d'une conjoncture heureuse, l'envoyoit nonce à Madrid. Mais, pour y réussir sûrement, il seroit absolument nécessaire qu'il y vînt porteur des bulles de Séville, préliminaire indispensable pour finir à son entière satisfaction toutes les affaires qu'il trouveroit à régler. Autrement Leurs Majestés Catholiques deviendroient inexorables, et s'engageroient sans retour à suivre les projets formés par le conseil de Castille, et par la junte des théologiens et des canonistes[1]. Alberoni, voulant mêler à cette espèce de menace quelque espérance de toucher le Pape, instruisit Acquaviva de ce qu'il avoit fait pour détromper Leurs Majestés Catholiques de l'opinion où elles étoient que Sa Sainteté avoit donné ordre au nonce Aldrovandi de fermer le tribunal de la nonciature ; qu'il y avoit ajouté que Sa Sainteté offroit même d'envoyer un nouveau nonce, soit ordinaire, soit extraordinaire, comme il plairoit le plus à Leurs Majestés Catholiques. Alberoni, s'applaudissant d'avoir eu le bonheur, grâces à Dieu, de leur persuader que cette démarche du Pape étoit fort honorable, concluoit que Sa Sainteté devoit profiter d'une porte qui lui étoit ouverte pour sortir d'un engagement qui dureroit autant que sa vie, s'il négligeoit ce moyen facile de s'en débarrasser ; que ce seroit une satisfaction, pour un ministre revêtu de la pourpre, d'avoir donné cette nouvelle preuve de son respect et de son obéissance[2] au Pape et au saint-siége ; mais que Sa Sainteté devoit aussi commencer par un acte de générosité tel que seroit l'expédition et l'envoi des bulles de Séville, grâce légère, telle qu'on ne la pouvoit refuser aux services importants d'un ministre dont le travail assidu avoit mis les finances du roi son maître en si bon état que, non-seulement il

1. Ci-dessus, p. 214.

2. Le mot *obéissance* est en interligne au-dessus d'*attachem^t*, biffé, dans le manuscrit de Saint-Simon.

n'étoit rien dû à personne, mais qu'il restoit encore quelques sommes pour les dépenses journalières et casuelles, outre les consignations données sur les provinces pour le payement des troupes, en sorte qu'il n'avoit pas été détourné ni employé un seul maravédi sur les fonds de l'année suivante.

Pendant que la cour de Rome cherchoit les moyens d'apaiser celle d'Espagne, et qu'il s'en falloit peu qu'Alberoni ne dictât les conditions, dont le premier article étoit de lui accorder une grâce contraire aux plus saintes règles, le Pape n'en usoit pas de même à beaucoup près à l'égard des prélats qui tenoient le premier rang dans l'Église de France, etc.[1]

Les Espagnols dans la ville de Messine.

On apprit en France au commencement d'août que les Espagnols, continuant leurs progrès en Sicile, étoient entrés sans résistance dans la ville de Messine, aux acclamations unanimes du sénat et du peuple, les troupes piémontoises s'étant retirées dans la citadelle[2]. Mais en même temps on apprit que la flotte angloise étoit à Naples[3], événements dignes[4] d'occuper l'attention des princes de l'Europe et de leurs ministres. Il est par conséquent à propos de rappeler ce qui s'étoit passé depuis l'année 1716[5].

1. Saint-Simon passe ici deux pages des Mémoires de Torcy, relatives aux affaires religieuses de France, et reprend à la page 894.

2. *Gazette*, p. 417 : « On a su que les Messinois avoient ouvert leurs portes à l'approche de l'armée espagnole, et que la noblesse, le sénat et les bourgeois étoient allés au-devant du marquis de Lede, qu'ils lui avoient porté les clefs de la ville et qu'ils avoient prêté serment de fidélité au roi d'Espagne. » On imprima un *Journal des armes des Espagnols devant Messine* (Archives nationales, AD xv 33).

3. L'amiral Byng mouilla dans la rade de Naples le 1er août dans l'après-midi ; on le sut à Paris le 28 août seulement (*Dangeau*, p. 373) et la *Gazette* ne l'annonça que dans son numéro du 3 septembre (p. 413) ; la *Gazette de Leyde* (supplément au n° 68) en donnait la nouvelle dès le 26 août.

4. Torcy met ces deux mots au singulier, comme ne qualifiant que l'arrivée de la flotte anglaise à Naples ; notre auteur les écrit au pluriel.

5. L'exposé historique qui va suivre est aussi de Torcy.

Court exposé depuis 1716.

La république de Venise, alors attaquée par les Turcs, engagea l'Empereur à la secourir en vertu des traités et de l'alliance qu'il avoit contractée avec elle ; il déclara donc la guerre au Grand Seigneur[1], et le roi d'Espagne, uniquement par zèle pour la religion, joignit sa flotte à celle de la République, si à propos, que ce secours préserva Corfou de l'extrême danger de tomber sous la puissance des infidèles[2]. L'année suivante, 1717, le roi d'Espagne mit encore une flotte en mer. Elle paroissoit destinée à porter des secours aux Vénitiens ; mais elle fut employée à enlever la Sardaigne à l'Empereur ; le prétexte de cette invasion fut que ce prince manquoit[3] à la parole qu'il avoit donnée de retirer ses troupes de la Catalogne et de l'île de Majorque. L'entreprise faite en Sicile en 1718 étoit la suite de l'invasion de la Sardaigne, et fondée sur le même prétexte. Le comte de Königsegg étoit alors à Paris ambassadeur de l'Empereur auprès du Roi. On peut juger de l'attention d'un ministre éclairé et vigilant, attentif à pénétrer quelle part la France pouvoit avoir à l'entreprise des Espagnols, aussi bien qu'à découvrir les résolutions qu'elle prendroit pour ou contre le duc de Savoie. Le bruit commun étoit que ce prince avoit signé un traité d'alliance offensive et défensive avec l'Empereur ; mais son ambassadeur à Paris l'ignoroit, et, quoiqu'il ne pût douter que le Régent ne fût très disposé à cultiver une intelligence parfaite avec l'Empereur, Königsegg, soupçonnant l'intention des ministres, étoit scandalisé du peu de joie que la cour avoit fait paroître à la nouvelle de la conclusion de la paix entre l'Empereur et le Turc[4]. Le

1. Voyez notre tome XXX, p. 30, 49, 52 et 122.
2. *Ibidem*, p. 352, note 3.
3. Il faudrait plutôt *avoit manqué* ; car la conquête de la Catalogne avait été achevée en 1714 et celle de Majorque en 1715 (nos tomes XXV, p. 103 et suivantes, et XXVII, p. 235-236).
4. Dangeau enregistra simplement la nouvelle de cette paix le 1er août (p. 351), et la *Gazette* ne la donna que le 13 août, d'après une lettre de la Haye du 7 (p. 373) ; voyez ci-dessus, p. 251.

desir de cet ambassadeur étoit alors d'obtenir comme récompense de ses services la vice-royauté de Sicile, persuadé que la possession de cette île retourneroit immanquablement à l'Empereur.

Négociation secrète de Cellamare avec le duc d'Ormond caché dans Paris, où cet ambassadeur continue soigneusement ses criminelles pratiques, que le Régent n'ignore pas. Avis, vue et conduite de Cellamare.

Les mouvements du Parlement contre la banque de Law attiroient dans ces conjonctures l'attention particulière des ministres étrangers résidents à Paris. Celui d'Espagne continuoit ses conférences secrètes avec le duc d'Ormond[1], et ce dernier, suivant le génie ordinaire des bannis, espéroit toujours et se promettoit des révolutions sûres en Angleterre, si les mécontents du gouvernement étoient soutenus. Il demandoit, pour les secourir avec succès, douze vaisseaux, six mille[2] hommes de débarquement, quinze mille fusils, des armes pour mille dragons, et des munitions de guerre. Il ajoutoit à ces demandes l'assurance d'une retraite en quelque ville de Biscaye, et son projet étoit d'y faire passer le roi Jacques pour le conduire ensuite comme en triomphe en Angleterre, où il assuroit que les deux tiers de la nation se déclareroient pour lui. Le duc d'Ormond, caché aux environs de Paris et changeant souvent de demeure, comptoit d'attendre ainsi la réponse d'Espagne à ces mêmes propositions, que le cardinal Acquaviva avoit déjà communiquées au cardinal Alberoni, et qui depuis avoient été portées à Madrid par un capitaine de vaisseau anglois nommé Camocke, dévoué au roi Jacques[3].

L'objet d'exciter ou de fomenter des troubles en Angleterre n'étoit pas le principal dont Cellamare fût alors occupé ; il savoit qu'Alberoni donnoit sa première attention à la suite des mouvements qu'il espéroit qu'on verroit incessamment éclore en France, article qui touchoit le plus sensiblement le roi et la reine d'Espagne et leur

1. Ci-dessus, p. 251-252. — 2. *6000* corrige *10000*.

3. C'est ce transfuge anglais dont il a été question ci-dessus, p. 27, 74-76 et 211. Saint-Simon, comme Torcy, semble avoir oublié qu'il l'a déjà nommé.

premier ministre. C'étoit, par conséquent, l'affaire que Cellamare suivoit avec le plus de soin, et qu'il croyoit traiter avec le plus de secret, quoique M. le duc d'Orléans fût bien informé de ses démarches et des noms de ceux qui croyoient faire ou avancer leur fortune en s'engageant imprudemment avec le ministre d'une cour étrangère. L'ambassadeur d'Espagne envoyoit à Madrid, sous le nom de pattes[1], le rapport des conférences qu'il avoit avec eux, et, par le récit favorable qu'il leur faisoit des réponses de Leurs Majestés Catholiques, il s'appliquoit à fortifier de plus en plus les engagements imprudents qu'ils avoient déjà pris. Cellamare n'oublioit rien aussi pour faire entendre au roi son maître la nécessité de les appuyer, si ce prince vouloit maintenir leur bonne volonté et les mettre en état d'agir avec succès. La France étoit alors dans une profonde paix, et, comme on ne voyoit nulle apparence d'une guerre prochaine, plusieurs officiers sans emploi desiroient de passer au service d'Espagne. Cellamare, persuadé qu'il étoit de l'intérêt de son maître d'avoir à son service non-seulement des officiers, mais encore un corps de troupes françoises, et sachant qu'Alberoni avoit dessein de lever jusqu'au nombre de huit mille étrangers[2], lui proposa de former un corps de soldats qu'on lèveroit aisément en France, et qu'on enrôleroit dans les régiments wallons et irlandois que le roi d'Espagne avoit actuellement à son service. Il y avoit en effet lieu de croire que plusieurs officiers se trouvant sans emploi ne demanderoient pas mieux que d'en obtenir en Espagne, et Cellamare en étoit persuadé par les demandes fréquentes de ceux qui s'adressoient à lui pour être reçus dans le

1. On ne peut pas lire autre chose sur le manuscrit de Saint-Simon et sur celui de Torcy, qu'il copie. Il est probable qu'il faudrait écrire *Pattes* et que c'était un pseudonyme pris par Cellamare. A notre connaissance, aucun des historiens qui ont écrit sur la conspiration n'a élucidé ce petit point d'histoire.

2. Ci-dessus, p. 258.

service d'Espagne[1]. Le chevalier Folard[2] étoit du nombre; mais il vouloit auparavant faire ses conditions, et ne pas passer comme aventurier. L'ambassadeur connoissoit ses talents et lui rendit justice, ajoutant seulement qu'il battoit beaucoup la campagne, et que par cette raison il avoit jugé à propos d'éluder sa proposition[3]. On pouvoit encore, suivant l'avis de l'ambassadeur, former quelques nouveaux

1. Sur ces recrues, voyez Lémontey, *Histoire de la Régence*, tome I, p. 213-214; A. Baudrillart, *Philippe V et la cour de France*, tome II, p. 343.

2. Charles, chevalier de Folard, né à Avignon le 13 février 1669, s'engagea à dix-huit ans comme cadet dans le régiment de Béarn et passa comme lieutenant à celui de Berry, dont le colonel, M. de Goesbriand, gendre de Desmaretz, fut toujours son protecteur décidé. En 1704, il obtint une compagnie dans le régiment de Quercy; dès lors, il s'occupait de l'art de l'ingénieur, de l'attaque et de la défense des places, et des questions de tactique militaire. Pendant les dernières années de la guerre de succession d'Espagne, il servit à titre d'ingénieur dans diverses places de Flandre et eut en 1711 le commandement de Bourbourg. En 1714, il se rendit à Malte, où on lui donna le titre d'ingénieur en chef (*Gazette d'Amsterdam*, 1715, n° XXXIII); mais il n'y resta pas longtemps et alla en Suède se mettre au service de Charles XII, qui l'apprécia et auprès de qui il se trouvait, lorsque ce roi fut tué en décembre 1718 au siège de Frederikshald. Revenu en France au début de 1719, Folard obtint du Régent le grade de colonel réformé à la suite du régiment de Picardie, et prit part à ce titre à la courte campagne du maréchal de Berwick en Espagne. Depuis lors, il ne servit plus et s'occupa de ses études militaires. Il mourut dans sa ville natale le 23 mars 1753. Les maréchaux de Saxe et de Belle-Isle l'estimaient beaucoup; mais il eut le malheur de se laisser séduire par les jongleries des convulsionnaires (*Mémoires du chevalier de Quincy*, tome II, p. 289-292). Le capitaine Sautai a donné une bonne notice sur lui à la suite de sa *Bataille de Malplaquet* (p. 103-122), et le baron Marc de Vissac en a publié une autre dans les *Mémoires de l'Académie de Vaucluse*, année 1912; enfin M. Charles de Coynart a fait paraître en 1914 *le Chevalier de Folard* (1669-1752). Il y a des états de ses services dans les volumes 2136 (n° 277) et 2139 (n°s 181-182) du Dépôt de la guerre. Ses principaux ouvrages sont des *Commentaires sur Polybe* en six volumes in-4° et un *Traité de la défense des places*.

3. Folard ne put être avec Cellamare qu'en rapport de correspondance, puisqu'il était alors en Suède.

régiments françois et, pour cet effet, recevoir sur la frontière de Catalogne, d'Aragon et de Navarre, ceux qui se présenteroient pour s'enrôler sous des commandants de leur nation. Outre les avantages du service, il s'en trouveroit encore d'autres par rapport à la politique. Cellamare ne laissoit pas d'être effrayé de la difficulté qu'il prévoyoit à puiser des eaux hors de leur source, et vaincre les obstacles que le gouvernement de France apporteroit à de telles levées. Comme on reçut alors la nouvelle de l'entrée des troupes d'Espagne dans Messine[1], il assura Alberoni que toute la nation françoise s'étoit réjouie de cet événement, qu'on ne parloit à Paris que de la gloire du roi d'Espagne, et qu'il seroit à souhaiter que le Régent eût les mêmes sentiments, au moins intérieurement ; mais Cellamare, persuadé que Son Altesse Royale en étoit bien éloignée, ramassoit avec soin tous les discours de la ville, comptant faire sa cour en Espagne en rendant compte exact non-seulement de ce qui étoit, mais encore des faits qu'on supposoit contre le gouvernement du Régent.

Fâcheux état du gouvernement en France.

Les nouveautés introduites dans l'administration des finances, l'établissement de la Banque, les projets qu'on attribuoit à Law, l'abus que le Régent avoit fait de toutes ces nouveautés, l'opposition du Parlement, une espèce de guerre entre les arrêts du Conseil et les arrêts de cette Compagnie pour les annuler, donnoient lieu d'ajouter foi à toutes les funestes prédictions qui se débitoient d'une guerre intestine et prochaine non-seulement dans la capitale, mais encore dans toutes les parties du royaume. Cellamare recueilloit avec joie les faux avis et les étudioit avec d'autant plus de soin qu'il croyoit, en les donnant à Alberoni, effacer l'impression que ce premier ministre pourroit avoir prise contre le neveu du cardinal del Giudice, tel que l'étoit Cellamare. Il grossissoit donc tous les objets, et croyoit donner une bonne nouvelle à

1. Ci-dessus, p. 260.

Madrid en assurant que le Régent faisoit venir autour de Paris plusieurs régiments, que l'ordre étoit donné aux gardes ainsi qu'aux mousquetaires de se tenir prêts. Il espéroit en même temps que la république d'Hollande refuseroit d'entrer dans le traité qui se négocioit à Londres, pour former l'alliance dont il étoit question depuis longtemps entre l'Empereur, la France, l'Angleterre et les États-Généraux, traité dans lequel on s'efforçoit inutilement de faire entrer le roi d'Espagne, et dont la négociation étoit le sujet de l'envoi du sieur de Nancré à Madrid de la part de la France, et de celui du comte de Stanhope de la part de l'Angleterre.

Quadruple alliance signée à Londres le 2 août, puis à Vienne et à la Haye. Ses prétextes et sa cause. Dubois.

Mais[1], pendant que l'ambassadeur d'Espagne se flattoit de tant de vaines espérances, le traité de la Quadruple alliance négocié à Londres fut signé premièrement dans cette ville le 2 août[2], et ensuite à Vienne et à la Haye[3], le roi d'Espagne ayant refusé d'y entrer, nonobstant les vives instances qui lui en avoient été faites. Le prétexte de cette Quadruple alliance étoit premièrement de réparer les troubles apportés, soit à la paix conclue à Baden en septembre 1714, soit à la neutralité d'Italie établie par le traité d'Utrecht en 1713. Une paix solide, bien affermie, et soutenue par les principales puissances de l'Europe étoit le but que celles qui contractoient sembloient se proposer, et pour y parvenir, elles régloient entre elles non-seulement de quelle manière la France accompliroit parfaitement la démolition du port et des fortifications de Dunkerque promise par le traité d'Utrecht; comment elle détruiroit le canal de Mardyck, dont l'Angleterre regar-

1. Mémoires de Torcy, p. 903 et suivantes.

2. Ci-dessus, p. 249.

3. Le traité signé à Londres par Pentenrieder comme plénipotentiaire impérial fut ratifié par l'Empereur à Vienne le 14 septembre suivant; l'adhésion des Provinces-Unies ne se produisit que plus tard. Voyez Dom H. Leclercq, *Histoire de la Régence*, tome II, p. 17-21, qui donne un bon résumé des conditions du traité

doit l'ouverture comme une infraction faite à ce même traité[1]. On disposoit de plus de différents États souverains situés en Italie ; on donnoit des successeurs aux princes qui possédoient encore les mêmes États, lorsque ces possesseurs actuels viendroient à mourir[2] ; en sorte que, suivant ces dispositions, nul des changements qui renouvellent ordinairement les guerres ne troubleroit désormais le repos de l'Europe.

Mais ce grand objet du bien et de la tranquilité publique n'étoit pas le seul de tant de mesures prises en apparence pour en assurer le repos : un intérêt particulier et trop à découvert étoit le ressort de cette alliance. Le Régent, persuadé que, si malheureusement le Roi encore enfant étoit enlevé aux desirs comme aux vœux que ses sujets formoient pour sa conservation, Son Altesse Royale auroit peine à faire valoir les renonciations exigées du roi d'Espagne, elle avoit jugé que le meilleur moyen d'en assurer la validité étoit de se préparer des défenseurs tels que le roi d'Angleterre et les États-Généraux pour soutenir la disposition faite à Utrecht pour le bien de la paix, mais contre toutes les lois et la constitution inviolable du royaume. Celles de la Grande-Bretagne n'avoient pas été moins violées en faveur de la maison d'Hanovre, et le prince appelé en Angleterre au préjudice du roi légitime n'avoit pas moins à craindre une révolution qui le priveroit quelque jour, lui ou sa postérité, du trône qu'il avoit usurpé. Ainsi, l'intérêt réciproque unissant le roi d'Angleterre avec le Régent[3], tous deux consentirent sans peine à garantir, l'un le maintien des renonciations du roi d'Espagne à la succession de France, l'autre l'ordre de

1. Ces deux questions ne furent pas réglées par le traité lui-même, mais par une convention particulière entre la France et l'Angleterre.

2. L'article V attribuait en effet les duchés de Parme et de Plaisance et le grand-duché de Toscane à un fils du second lit du roi d'Espagne, lorsque seraient éteintes les maisons Farnèse et Médicis.

3. Voyez ci-après aux Additions et Corrections.

succession à la couronne établi nouvellement en Angleterre au préjudice du véritable roi de la Grande-Bretagne et de ses héritiers légitimes. On peut ajouter à ces grands intérêts l'ambition du négociateur employé par M. le duc d'Orléans[1], qui de valet d'un docteur de Sorbonne étoit parvenu, par ses intrigues et ses fourberies, à devenir précepteur de ce prince, et que le caprice de la fortune, ou plutôt la juste colère de Dieu, éleva depuis à l'archevêché de Cambray et à la dignité de cardinal, enfin au poste de premier ministre, avec une telle autorité que, lorsqu'il mourut au mois d'août 1723, Son Altesse Royale avoit lieu de craindre le pouvoir excessif dont elle voyoit clairement qu'il étoit prêt d'abuser contre son maître et son bienfaiteur.

Morville en Hollande, très soumis aux Anglois. Conduite de Beretti et de Monteleon.

Les États-Généraux des Provinces-Unies entrèrent sans peine dans les vues de la France et de l'Angleterre[2], et les ministres anglois en Hollande parurent d'autant plus contents de Morville, nouvellement arrivé à la Haye en qualité d'ambassadeur de France[3], qu'ils le trouvèrent soumis à leurs conseils, pour ne pas dire à leurs ordres, conduite très différente de celle de Châteauneuf son prédécesseur, dont ils avoient souvent éprouvé la contrariété et qu'ils avoient enfin fait révoquer. Beretti, ambassadeur d'Espagne, travailloit inutilement à traverser les ministres de France et d'Angleterre. Ses instances, qu'il exaltoit à Madrid, étoient tournées en ridicule à la Haye et ne per-

1. Ce qui va suivre, jusqu'à la fin du paragraphe, sur l'abbé Dubois, qu'on pourrait croire une réflexion de Saint-Simon, est copié intégralement par lui sur le texte des Mémoires de Torcy, p. 907.

2. Nous avons déjà dit qu'il n'y eut d'abord de la part de la Hollande qu'une adhésion tacite, et non pas réelle, à la Quadruple alliance ; ce ne fut que le 15 décembre 1719 qu'elle se décida à signer (P. Bliard, *Dubois cardinal et premier ministre*, tome I, p. 351-363).

3. M. de Morville arriva à la Haye le 17 août (*Gazette*, p. 419 ; *Gazette de Leyde*, n°s 66 et supplément, et 67). Quant à son prédécesseur Châteauneuf, il s'attarda en Hollande jusqu'à la fin de septembre (*ibidem*, n° 77).

suadoient personne. Il interprétoit à sa fantaisie les démarches les plus indifférentes de chacune des Provinces-Unies[1]. Si les États étoient assemblés, ou si chaque province délibéroit séparément, Beretti se persuadoit, et vouloit se persuader, que c'étoit pour l'intérêt du roi son maître, et s'attribuoit l'honneur et l'utilité prétendue des résolutions prises sans qu'il y eût la moindre part. Pendant qu'il se vantoit des heureux effets de sa vigilance, de son industrie et du crédit de ses amis en Hollande, la signature du traité d'alliance démentit les éloges qu'il donnoit à tant de démarches qu'il supposoit avoir faites. Il est vrai que le traité ne fut pas si aisément signé, nonobstant le desir unanime et l'intérêt qui pressoit les parties contractantes de le conclure au plus tôt; mais plus cette conclusion étoit ardemment desirée, plus on vouloit aussi prévoir et prévenir toutes les difficultés capables d'ébranler une alliance qui devoit être le fondement solide de la paix générale de l'Europe. Comme il est plus aisé de prévoir le mal que d'empêcher qu'il n'arrive, on voulut, avant de conclure le traité, remédier à chacun des inconvénients qui se présentoient à la pensée. La multitude en étoit si grande, que le résident de l'Empereur à la cour d'Angleterre prétendit savoir que les ministres du roi d'Angleterre avoient apposé vingt-quatre fois leurs signatures et leurs cachets aux articles de ce traité, secrets et séparés. Monteleon, sans témoigner d'inquiétude de cette alliance, demanda qu'elle lui fût communiquée, et s'adressa pour cela à Craggs, alors secrétaire d'État. Il répondit à l'ambassadeur d'Espagne que, s'il en vouloit voir tous les articles, il ne lui en seroit fait aucun mystère; que, s'il vouloit en informer le roi d'Espagne, le comte de Stanhope, encore à Madrid, le communiqueroit

1. Saint-Simon a embrouillé cette phrase et l'a rendu presque inintelligible en copiant mal Torcy; nous rétablissons le texte du ministre, que notre auteur reproduit intégralement dans toutes les pages présentes.

à Sa Majesté Catholique sans la moindre réserve. Monteleon répondit que, n'ayant jamais eu de curiosité de ce qui s'étoit traité et conclu, il rendroit simplement compte au cardinal Alberoni de la réponse du secrétaire d'État d'Angleterre.

Plaintes réciproques des Espagnols et des Anglois sur le commerce.

Le traité de la Quadruple alliance n'étoit pas le seul sujet d'aigreur qu'il y eût alors entre l'Espagne et l'Angleterre. Les esprits s'aliénèrent de part et d'autre à l'occasion des prérogatives que l'Espagne avoit accordées à l'Angleterre pour son commerce aux Indes. Les Espagnols se plaignoient de l'abus que les Anglois faisoient des conditions avantageuses que l'Angleterre avoit exigées et obtenues par le traité d'Utrecht, et réciproquement on prétendoit en Angleterre que ces conditions n'étoient pas exécutées de la part de l'Espagne, principalement en ce qui regardoit le privilége de la traite des nègres, en sorte que le préjudice que le commerce des sujets de la Grande-Bretagne en souffroit aigrissoit une nation également superbe et avare, plus facile à blesser qu'il n'est facile de l'adoucir. Les Hollandois eurent en même temps sujet de craindre un trait de la vengeance du Czar, aussi facile au moins que les Anglois à s'irriter, et plus difficile à calmer. Le résident d'Hollande auprès de lui avoit dit imprudemment, et même écrit, que le Czaréwitz étoit mort de mort violente, et que le penchant à la révolte étoit général en Moscovie. Le Czar, offensé d'un pareil discours, avoit fait arrêter ce résident sans égard au droit des gens, et s'étoit emparé de tous ses papiers[1]. Non content d'une expédition si violente et si contraire à la sûreté dont un ministre

Violence du Czar contre le résident d'Hollande.

1. On écrivait de Hambourg à la *Gazette* le 2 septembre (p. 436) : « On écrit de Pétersbourg que le sieur de Bie, résident de Hollande, avoit été mis en arrêt dans sa maison, et que ses papiers avoient été saisis par ordre du Czar, sur ce que ce ministre avoit envoyé et répandu une fausse relation touchant la mort du prince Alexis. » La *Gazette de Leyde* fit sur l'incident un silence absolu, comme sans doute les autres gazettes hollandaises.

étranger doit jouir, ce prince demanda satisfaction à la république d'Hollande, déclarant qu'il feroit arrêter tous les vaisseaux hollandois allant dans les ports de Suède, et qu'il retiendroit en prison le résident de la République, jusqu'à ce qu'il eût nommé ceux dont il tenoit de tels avis.

Plaintes et défiances du roi de Sicile. Conduite de l'Angleterre à son égard, et de la Hollande à l'égard du roi d'Espagne.

Quoique l'esprit de paix dût régner dans les principaux États de l'Europe, après avoir essuyé de longues guerres, dont le temps et le repos étoient les seuls moyens de réparer les dommages, la défiance réciproque entre les princes étoit telle, qu'aucun d'eux ne s'assuroit sur la bonne foi de ceux mêmes que l'intérêt commun et le desir de la paix engageoient à se secourir. Ainsi le roi de Sicile se défioit et de la France et de l'Angleterre, et différoit d'accepter les assistances qui lui étoient offertes de part et d'autre, s'il souscrivoit au projet que ces deux puissances lui proposoient. Il ne vouloit s'expliquer que lorsqu'il seroit rétabli dans la possession tranquille du royaume de Sicile, et que l'Espagne auroit restitué la Sardaigne à l'Empereur. En vain l'Angleterre le menaçoit de lui refuser tout secours s'il ne s'expliquoit. Il se plaignoit également de la France et de l'Angleterre. Ses ministres prétendoient que le Régent manquoit aux promesses qu'il avoit faites à leur maître, et Provane attribuoit cette variation aux vues secrètes que le Régent conservoit encore de marier une des princesses ses filles au prince de Piémont. Toutefois, dans la suite de la négociation, le roi d'Angleterre voulut que son ministre à Vienne appuyât celle du marquis de Saint-Thomas[1] auprès de l'Empereur, à condition que, si le roi d'Espagne rejetoit le projet de paix, et qu'il fût acccepté par

1. Joseph-Gaëtan-Hyacinthe Carron, marquis de Saint-Thomas, ministre et premier secrétaire d'État du duc de Savoie en décembre 1696 en survivance de son père, auquel il succéda en décembre 1699; il donna sa démission en 1717 et fut alors envoyé à Vienne comme ministre de Sicile. Il mourut le 1er mars 1748, décoré depuis 1713 de l'ordre de l'Annonciade.

le duc de Savoie, ce prince auroit, en considération de son acceptation, la Sardaigne, qui lui seroit cédée absolument sans la condition de retour en faveur de l'Espagne, et de plus encore quelques autres avantages que ses alliés lui procureroient. La république d'Hollande, soumise aux décisions de l'Angleterre, et desirant néanmoins pour son intérêt particulier de conserver les bonnes grâces du roi d'Espagne, amusoit l'ambassadeur de ce prince, en l'assurant que toutes les provinces étoient persuadées qu'il étoit de l'intérêt du public et des particuliers de se conserver les bonnes grâces de Sa Majesté Catholique, et que certainement ce seroit suivant cette maxime que les États-Généraux se conduiroient. Celle de Beretti étoit de faire sa cour au premier ministre, et par conséquent de lui donner les nouvelles et les assurances qui étoient le plus à son goût. Craignant cependant que l'événement ne démentît ce qu'il avoit écrit, il faisoit observer que la conduite de la République étoit amphibie, et que sa politique tendoit à ne pas déplaire au roi d'Espagne, en même temps qu'elle vouloit éviter avec beaucoup de soin de se rendre suspecte aux autres puissances.

Projet de l'Espagne avec la Suède contre l'Angleterre.

Le roi d'Espagne comptoit alors sur les projets de Charles XII, roi de Suède, et sur les grands armements que ce héros du Nord faisoit pour les exécuter. L'envoyé de Suède en Hollande assura Beretti que son maître avoit sur pied soixante-quinze mille hommes effectifs et vingt-deux navires armés; mais l'argent lui manquoit, et c'étoit le seul secours qu'il eût à demander à ses alliés pour l'aider à faire la guerre au roi d'Angleterre. Le roi d'Espagne, ayant les mêmes vues, promettoit au roi de Suède trente mille hommes et trente vaisseaux de guerre; et c'étoit par une diversion si puissante que Sa Majesté Catholique pouvoit avec raison se flatter de renverser et d'anéantir les projets de la Quadruple alliance, surtout s'il étoit possible d'engager le Czar et le roi de Prusse à s'unir avec le roi de Suède pour exécuter de concert de

Mouvements partout causés par l'expédition de Sicile.

si grands projets. Ils causoient peu d'inquiétude en Angleterre. Le roi de Sicile continuoit ses instances à cette cour pour en obtenir des secours. Elle pressoit, de son côté, le Régent de faire cause commune avec elle pour sauver la Sicile et la garantir de l'invasion totale de la part des Espagnols. Stair, ministre d'Angleterre, appuyé par les lettres de l'abbé Dubois, prêt à partir de Londres pour retourner en France, agissoit fortement, et ne désespéroit pas d'obtenir, au moins comme préliminaire, que Son Altesse Royale fît mettre au moins pour quelque temps à la Bastille le duc d'Ormond, qui pour lors étoit à Paris[1].

Les deux ambassadeurs[2] d'Espagne, l'un à Londres, l'autre à la Haye, pensoient bien différemment sur l'état où les affaires se trouvoient alors. Le premier déplaisoit et s'étoit rendu suspect au premier ministre du roi son maître en représentant ce qu'il voyoit des forces de l'Angleterre et des intentions de son roi et de ses ministres. Beretti ne déplaisoit pas moins par l'exagération continuelle de son crédit en Hollande et des services importants selon lui qu'il y rendoit au roi son maître. Monteleon pressoit Alberoni de terminer le plus tôt qu'il seroit possible l'affaire de Sicile. Il ne cessoit de représenter combien les moments étoient chers et les conséquences fâcheuses de laisser traîner cette expédition. Le duc de Savoie sollicitoit vivement des secours de la part de l'Empereur, et demandoit au roi d'Angleterre d'ordonner à l'amiral Byng de passer incessamment à Naples avec l'escadre angloise qu'il commandoit. Il n'y avoit pas lieu de douter que ce prince n'obtînt des demandes si conformes aux sentiments comme à l'inclination de la cour de Vienne et de celle d'Angleterre. L'unique moyen d'en empêcher l'effet étoit que le roi d'Espagne souscrivît au traité de la Quadruple alliance. Monteleon l'avoit toujours

1. Ci-dessus, p. 251-252 et 262.
2. Mémoires de Torcy, p. 917 et suivantes.

conseillé et desiré, et ses instances réïtérées le rendoient odieux à Alberoni, dont il étoit obligé de combattre les vues et les raisonnements, principalement pendant le séjour que le comte de Stanhope faisoit encore à Madrid, et l'événement dè la négociation étant regardé comme une décision certaine ou de l'affermissement de la paix, ou d'une rupture ouverte entre l'Espagne et l'Angleterre. L'envoyé de Savoie à Londres, pressant vivement les ministres d'Angleterre de garantir les États possédés par le roi son maître, obtint enfin l'assurance du secours que l'amiral Byng lui donneroit. Il étoit parti du Port-Mahon le 22 juillet pour se rendre à Naples[1], déclarant que, s'il rencontroit la flotte d'Espagne, il ne pourroit pas se résoudre à demeurer simple spectateur des entreprises des Espagnols, par conséquent faire une mauvaise figure à la tête d'une flotte angloise.

Vues, artifices, peu de ménagement de l'abbé Dubois pour M. le duc d'Orléans.

L'abbé Dubois, partant de Londres pour retourner en France[2], n'oublia rien pour persuader le ministre de Savoie de ce qu'il avoit fait et voulu faire pour le service de ce prince, et les protestations de son zèle allèrent au point de contredire à Londres ce que M. le duc d'Orléans avoit dit à Paris, en sorte que l'envoyé de Savoie en conclut qu'il falloit qu'il y eût nécessairement un mensonge, soit de la part de Son Altesse Royale, qu'on ne devoit pas en soupçonner, soit de la part de son agent en Angleterre. Le même accident arrivoit souvent dans un temps où les traités fréquents qu'on étoit curieux de négocier se contredisoient assez ordinairement, et que

1. On a vu ci-dessus, p. 260, son arrivée en rade de cette ville. Les répétitions et les retours en arrière du texte de Torcy, copié par Saint-Simon, sont fréquents, ainsi qu'on a pu le remarquer souvent. Cela tient à la nature des documents employés pour la confection des Mémoires du ministre, lettres de diplomates étrangers de toute espèce, copiées au cabinet noir, qui contiennent forcément beaucoup de redites et de répétitions.

2. Il quitta Londres le samedi 13 août (*Gazette de Leyde*, n° 67) et arriva à Paris le 17 à une heure du matin (*Dangeau*, p. 359).

[des] gens peu instruits des affaires politiques desiroient pour leur intérêt personnel d'être employés à les administrer[1].

Conduite et propos d'Alberoni; sa scélérate duplicité sur la guerre aux dépens du roi et de la reine d'Espagne; ses artificieux discours au comte Stanhope, qui n'en est pas un moment la dupe.

L'incertitude des événements de Sicile et du succès qu'auroit l'entreprise des Espagnols suspendoit toute décision de la négociation du comte de Stanhope à Madrid. L'intention d'Alberoni étoit de la prolonger et de la régler suivant les nouvelles qu'il recevroit d'Italie, persuadé d'ailleurs qu'on ne pouvoit être trop en garde contre les artifices de la cour de Vienne, dont toute la conduite, disoit-il, étoit un tissu de momeries[2], et dans l'opinion qu'il n'y avoit à la cour d'Espagne que des stupides et des insensés. Peut-être ne pensoit-il pas mieux de ceux qui se mêloient en France des affaires les plus importantes; car, en parlant du maréchal d'Huxelles, il disoit « que ce pauvre vieux maréchal avançoit comme un trait de politique profonde que, la supériorité de l'Empereur étant bien connue, il falloit travailler à l'augmenter, » raisonnement et conséquence qu'il étoit assez difficile de comprendre. Un ministre éclairé et pénétrant, tel que l'étoit Stanhope, comprit aisément, et dès les premières conférences qu'il eut avec Alberoni, que, malgré les protestations de ce cardinal de son aversion pour la guerre et du desir d'établir une paix solide, on ne devoit cependant attendre de sa part aucune facilité pour un accommodement. Alberoni, rejetant sur son maître tout ce qu'il y avoit d'odieux dans le desir de la guerre, protestoit qu'il n'en étoit pas l'auteur, et que, s'il en étoit le maître, la paix régneroit bientôt dans toute l'Europe, qu'il ne desiroit pour le roi d'Espagne aucune augmenta-

1. Cette phrase est un coup de patte de Torcy contre Dubois, qui va quelques jours plus tard, remplacer l'ancien secrétaire d'État des affaires étrangères.

2. « *Momerie*, au figuré, se prend pour déguisement de sentiments, qui fait faire au-dehors un personnage tout différent de ce qu'on a dans le cœur » (*Académie* de 1718).

tion d'États en Italie, parce que, gouvernant bien son royaume renfermé dans son continent, et possédant les Indes, il seroit beaucoup plus puissant qu'en dispersant ses forces. Oran, suivant la pensée d'Alberoni, valoit mieux que l'Italie. Leurs Majestés Catholiques avoient cependant pris à cœur les affaires d'Italie, et ne souffriroient pas que l'Empereur se rendît maître d'une si belle partie de l'Europe. A ces vues politiques, le cardinal ajoutoit que la paix et l'amitié des puissances voisines étoit ce qui convenoit le mieux à ses intérêts particuliers et personnels. Sans cette union, il étoit impossible de soutenir la forme de gouvernement qu'il avoit établie en Espagne, et qui ne subsisteroit pas toujours quand il auroit abandonné la pénible administration des affaires. Mais la paix, l'amitié des voisins convenoit à l'Espagne, et il n'importoit pas moins aux autres puissances d'empêcher que l'Empereur s'agrandît en Italie, et c'étoit pour elles une fausse politique que celle de s'opposer à un monarque qui, loin d'agir par un motif d'ambition, employoit contre ses propres intérêts les forces de son royaume pour établir et maintenir un juste équilibre en Europe. Stanhope et Nancré vécurent dans une grande intelligence pendant que tous deux demeurèrent à Madrid, et se communiquèrent réciproquement le peu de succès de leur négociation.

Alberoni et Ripperda en dispute sur un présent du roi d'Angleterre au cardinal.

Quelque temps auparavant le roi d'Angleterre avoit fait remettre au baron de Ripperda, ambassadeur d'Hollande, une somme de quatorze mille pistoles pour les donner au cardinal Alberoni de la part de Sa Majesté Britannique, et jamais Alberoni n'en avoit entendu parler. Il envoya chercher Ripperda pour approfondir cette affaire, dont on ignore quel a été l'éclaircissement[1]. Si le cardinal reçut cette somme, elle fut mal employée ; car il témoigna toujours la même opposition à la Quadruple alliance,

1. Anecdote déjà racontée en 1717 : tome XXXII, p. 325.

aussi peu goûtée dans les cours qui n'y furent pas invitées qu'elle l'avoit été à la cour d'Espagne. Celle de Rome crut avoir lieu de craindre l'association des deux premiers princes de l'Europe avec les principales puissances protestantes, et, voyant la guerre à ses portes, elle ne savoit à qui recourir, ni de quel côté elle attendroit du secours selon les événements, qui intéresseroient infailliblement les États de l'Église.

Embarras de Rome. Le Pape et le roi d'Espagne fortement commis l'un contre l'autre.

Le roi d'Espagne, mécontent du Pape, et qu'Alberoni ne cessoit d'animer contre Sa Sainteté, avoit ordonné aux réguliers ses sujets étant à Rome d'en sortir, et de retourner en leur pays[1]. Sa Sainteté leur avoit, au contraire, défendu de se retirer, et fait la même défense à tout Espagnol, sous peine d'excommunication et autres peines spirituelles[2]. On devoit s'attendre que le roi d'Espagne défendroit réciproquement à ses sujets d'obéir aux ordres du Pape, et par conséquent les deux cours, loin de se concilier, s'aigriroient chaque jour de plus en plus. Sa Sainteté n'espéroit guères de meilleures dispositions de la part de la France, malgré le grand nombre de partisans que Rome avoit dans le clergé du royaume, et leur empressement à rechercher et à pratiquer tous les moyens de lui plaire, aux dépens même de la paix et de l'union de l'Église. Ils croyoient s'avancer, obtenir des grâces particulières, parvenir à ces dignités supérieures si capables d'éblouir et d'aveugler les ecclésiastiques, dignités qui ne dépendent que du Pape, et que les rois, contre leur propre intérêt, ont admises et honorées en leurs cours[3]. Ces vues éloignées, et différentes suivant le rang de ceux dont elles faisoient l'objet, les animoient

Poison très dangereux du cardinalat.

1. Cette mesure a déjà été mentionnée p. 145 et 181, mais comme s'appliquant à tous les Espagnols, et pas seulement aux moines.

2. Les gazettes ne disent rien de ces défenses et de ces peines spirituelles.

3. Ces réflexions, si conformes aux idées exprimées maintes fois par Saint-Simon et en dernier lieu dans notre tome XXXII, p. 23, viennent cependant bien de Torcy (p. 926 de son manuscrit).

également à chercher et employer les moyens de plaire à Rome, les uns comme zélés défenseurs des maximes et de l'autorité du saint-siége, d'autres, d'un plus bas étage, comme espions, et capables de donner, soit au nonce, soit aux autres agents, des avis importants de ce qu'il se passoit en France, et des résolutions que le Pape devoit prendre pour maintenir ses droits et son autorité. Il y avoit longtemps qu'ils pressoient le Pape de, etc.[1]

Lit de justice des Tuileries, qui rend au Régent toute son autorité. Fausse joie de Stair. Les Espagnols défaits; leur flotte détruite par Byng.

Dans ces circonstances, le Roi tint son lit de justice[2]. Il n'y fut pas question des affaires de Rome, mais des prétentions des princes légitimés et de leurs contestations avec les princes du sang. L'opposition du Parlement à la création d'un garde des sceaux ne fut pas écoutée: il fallut obéir et enregistrer les lettres. L'autorité du Régent, attaquée par le Parlement, parut par le succès qu'il avoit eu au lit de justice, et les étrangers le considérèrent comme un premier fruit des traités que ce prince avoit signés dernièrement. La résistance du roi d'Espagne à souscrire à ces mêmes traités fit échouer son entreprise en Sicile, et de plus, elle lui coûta la perte de sa flotte. Elle étoit partie du Phare de Messine le 9 août, à quatre heures du matin, pendant que l'armée espagnole continoit de bombarder la citadelle de Messine. Cette flotte, fuyant celle d'Angleterre, commandée par l'amiral Byng, faisoit voile vers Catane[3]. Le lendemain 10 août, les vaisseaux anglois arrivèrent à deux heures après midi dans le Phare, et, le vent manquant à la flotte d'Espagne, ils l'atteignirent à douze lieues de Syracuse, vers le cap Passaro[4]. Les meilleurs vaisseaux espagnols, très mal-

1. Saint-Simon passe ici les pages 927 à 931 des Mémoires de Torcy, relatives aux affaires de la bulle *Unigenitus*.

2. Le 26 août; Saint-Simon le racontera dans le plus grand détail dans le prochain volume.

3. Ville et port de Sicile, sur la côte Est de l'île, au Sud du mont Etna, qui l'a plusieurs fois détruite par ses éruptions.

4. Le cap Passaro ou Passero forme l'extrême pointe Sud-Est de la Sicile, par conséquent très au Sud de Syracuse. La bataille commencée

traités, étoient encore poursuivis par Byng le 11 août à midi, et six ou sept navires anglois, demeurés en arrière pour attaquer l'arrière-garde espagnole, avoient déjà coulé bas quatre navires ; cinq autres étoient sautés en l'air à la vue de Syracuse, et l'amiral Byng avoit envoyé dire à Maffei, vice-roi de l'île, que le reste de la flotte étoit réduit à ne pouvoir ni fuir ni se défendre[1].

La nouvelle de la défaite de la flotte d'Espagne ne causa nulle peine au Régent[2] ; au contraire, l'union étoit si bien cimentée entre Son Altesse Royale et le roi d'Angleterre, que l'un et l'autre réciproquement se regardoient comme intéressés dans la même cause. Stair se réjouissoit de la foiblesse du parti opposé au Régent, de l'union du gouvernement, et de penser que Son Altesse Royale ne seroit plus exposée à l'infinité d'in-

au Nord de Catane se continua jusqu'à l'extrémité de la côte sicilienne, la flotte espagnole se retirant devant les vaisseaux anglais.

1. La bataille, commencée le 10 août, ne s'acheva que le 11. On en apprit le résultat à Paris dès le 30 août (*Dangeau*, p. 375-376 et 380). La *Gazette* du 10 septembre (p. 430-432) publia le texte de la relation que portait à Londres le fils de l'amiral Byng ; voyez aussi p. 438, 441, 451 et 484-485. La *Gazette de Leyde* l'annonça en deux mots dès le 6 septembre (supplément au nº 71), et en parla avec plus de détails dans les nºˢ 72, 73 et 74. Il y en a des relations dans le volume *Espagne* 285 du Dépôt des affaires étrangères, et aux Archives nationales, carton ADxv 33, une relation imprimée un peu différente de celle donnée par la *Gazette*. A Madrid on fit d'abord le silence sur l'affaire. L. Wiesener (*Le Régent, l'abbé Dubois et les Anglais*, tome II, p. 244-250) a donné un bon récit du combat et apprécié la conduite de Byng, avec des références aux archives anglaises. Voyez ci-après aux Additions et Corrections.

2. D'après Dangeau, p. 376, il dit en l'apprenant « que c'étoit une grande nouvelle ; qu'il n'en pouvoit pas être bien aise par rapport au roi d'Espagne, mais qu'il n'avoit rien oublié pour lui faire prendre un autre parti ; qu'il savoit bien que cela ne pouvoit aller autrement ;.... que le roi d'Espagne ne pouvoit à présent prendre de meilleur parti que d'entrer dans le traité ; qu'il tiendroit ferme et bon pour lui, à l'heure qu'il est, afin que l'on ne se prévale point de ce succès pour en faire changer les conditions ni lui en imposer de plus rudes. »

convénients et de dangers intestins dont elle étoit sans cesse environnée; enfin que ses amis au dehors pourroient se reposer sur lui et compter sur sa conservation. Peut-être Stair écrivoit et disoit ce qu'il ne pensoit pas, et souhaitoit, au contraire, de voir le feu de la division embraser tout le royaume; mais il étoit loin d'avoir cette satisfaction. L'esprit de paix régnoit en France, celui de sédition en étoit banni, et ceux qui connoissoient le bonheur d'y voir la tranquillité maintenue desiroient seulement que Dieu voulût donner à la Régence l'esprit de conseil, et de profiter des avantages que la France et l'Espagne trouveroient à bien vivre ensemble dans une parfaite intelligence.

Sages et raisonnables desirs.

Cellamare de plus en plus appliqué à plaire en Espagne par ses criminelles menées à Paris.

C'étoit ainsi que s'expliquoit l'ambassadeur d'Espagne à Paris; mais secrètement il agissoit différemment. Appliqué à l'exécution ponctuelle des commissions secrètes qu'il recevoit, il assuroit Alberoni de ses soins à bien instruire ceux qu'il nommoit les artisans, comment et quand ils devoient faire leurs travaux. Il tâchoit, disoit-il, de les tenir contents et disposés à servir de bon cœur. Il gardoit entre ses mains les matériaux qu'il recevoit du cardinal, et s'en serviroit seulement dans les temps convenables. Lorsqu'il seroit nécessaire d'envoyer de nouveaux modèles, il ne le feroit pas par la voie ordinaire, parce qu'elle étoit évidemment pernicieuse.

Les mémoires secrets et nécessaires pour achever le récit de ce qui s'est passé de particulier dans le reste de l'année 1718 manquent depuis la fin du mois d'août[1]. On sait seulement par les écrits publics que le comte de Stanhope, après avoir espéré un heureux succès de sa

1. Parce que Dubois, étant revenu de Londres le 27 août, prit dès lors la direction effective des affaires étrangères dont il fut nommé secrétaire d'État le 24 septembre. Torcy n'eut plus dès lors la faculté d'utiliser les correspondances des ambassadeurs copiées à la poste, ce qu'il appelle « les mémoires secrets », et il se voit obligé d'arrêter ses propres Mémoires, dont Saint-Simon copie ici le dernier paragraphe.

commission, cessa de se flatter lorsque les nouvelles arrivèrent en même temps à Madrid, où il étoit, de la destruction de la flotte espagnole par les Anglois dans les mers de Sicile, et de l'arrivée des galions à Cadix[1]. Alberoni avoit demandé pour conditions de l'accession du roi d'Espagne au traité de la Quadruple alliance, que la propriété des îles de Sardaigne et de Sicile fût laissée et cédée au roi Catholique, moyennant un équivalent pour la Sicile que l'Empereur donneroit au duc de Savoie dans le Milanois; que de plus Sa Majesté Impériale eût à satisfaire les princes d'Italie sur toutes leurs prétentions,

Galions arrivés à Cadix. Demandes du roi d'Espagne impossibles. Le comte Stanhope part de Madrid pour Londres par Paris. Fin des nouvelles étrangères.

A rappeler les troupes qu'elle faisoit alors marcher en Italie,

Fixer le nombre de celles qu'elle y maintiendroit à l'avenir,

S'engager à ne se pas mêler de la succession de la Toscane,

Renoncer à toute prétention sur les fiefs de l'Empire.

La flotte d'Angleterre venoit de causer trop de dommages à l'Espagne pour la laisser tranquillement séjourner dans la Méditerranée; Alberoni exigeoit donc que le roi d'Angleterre eût à la rappeler incessamment[2]. Ces demandes, soutenues avec opiniâtreté et si contraires aux instructions données au comte de Stanhope, aussi bien qu'aux pouvoirs qu'il avoit reçus du roi son maître, l'obligèrent à partir d'une cour où désormais il ne pouvoit que perdre son temps. Il prit donc congé du

1. Stanhope au contraire, certain que l'amiral Byng exécuterait ses ordres et convaincu que l'Espagne n'adhérerait pas au traité, n'avait pas attendu la nouvelle de l'événement pour quitter Madrid. Il partit de cette ville le 27 août et avait passé la frontière avant qu'on sût en Espagne la défaite de la flotte, dont la nouvelle n'y parvint que le 8 septembre. Le ministre anglais était arrivé à Bayonne dès le 2.

2. Ces demandes étaient antérieures à la bataille du cap Passaro.

roi et de la reine d'Espagne, et, retournant en France le 26 août[1], il trouva que le traité de la Quadruple alliance entre la France, l'Empereur, l'Angleterre et la Hollande avoit été signé le 22 du même mois et de la même année 1718[2].

J'ai pris tout ce qui est d'affaires étrangères de ce que M. de Torcy m'a communiqué.

On[3] a vu en plusieurs endroits de ces *Mémoires* que j'y ai toujours[4] parlé sur les affaires étrangères d'après Torcy[5]. Il les avoit administrées avec son père et son beau-père, puis seul après eux jusqu'à la mort du Roi; ensuite il en avoit conservé le fil par le secret de la poste dont il étoit demeuré directeur, puis devenu surintendant[6]. Quelque part qu'il plût au Régent de m'y donner dans son cabinet depuis que le conseil de régence n'étoit plus devenu qu'une forme à qui tout étoit dérobé en ce genre jusqu'à conclusion résolue, ma mémoire n'auroit pu m'en fournir la suite et les dates parmi tant de faits croisés, avec l'exactitude et la précision nécessaire si je n'avois eu d'autres secours. Torcy s'étoit fait à mesure un extrait de toutes les lettres, qu'il continua jusqu'à la fin d'août 1718, et c'est un dommage irréparable, et que je lui ai bien

1. Cette date est erronée; Stanhope ne quitta Madrid que le 27 (*Gazette*, p. 437), ayant passé juste quinze jours dans la capitale espagnole. Arrivé le 12, il avait eu une première entrevue avec Alberoni le 14, lui avait remis le 18 le texte de la convention de Paris et avait eu le même jour une audience de Philippe V, dans laquelle le roi avait déclaré ne pouvoir accepter le traité. Persuadé au bout de quelques jours qu'il n'obtiendrait pas l'adhésion de l'Espagne, il s'était décidé à repartir.

2. Nouvelle erreur du rédacteur. Le traité fut signé à Londres, sauf avec la Hollande, le 2 août, en style anglais 22 juillet. — Ici s'arrête le manuscrit des Mémoires de Torcy.

3. L'écriture du manuscrit de Saint-Simon change avec ce paragraphe, et cela indique un arrêt, puis une reprise de travail. Les pages qui vont suivre sont, dans le manuscrit, très chargées de corrections; nous n'indiquerons que les principales.

4. Le mot *toujours* est en interligne.

5. Notamment dans notre tome XXIX, p. 294.

6. En septembre 1715 : *ibidem*, p. 122.

reproché depuis, de ne l'avoir pas continué tant qu'il a eu les postes, que nous verrons que le cardinal Dubois lui arracha en 1721[1]. On y verroit jusque-là dans ces trois années bien des choses curieuses qui demeureront ensevelies, et tout le manége et l'intrigue de la chute d'Alberoni et du double mariage d'Espagne[2]. Torcy m'a prêté ses extraits; c'est d'où j'ai puisé le détail du récit que j'ai donné, depuis la mort du Roi, de la suite et du détail des affaires étrangères. Je les ai abrégées et n'ai rapporté que le nécessaire; mais ce qui s'est passé en 1718 m'a paru si curieux et si important que j'ai cru devoir non pas abréger ni extraire, mais m'astreindre[3] à copier fidèlement tout et n'en pas omettre un mot. J'ai seulement laissé tout ce qui regarde la Constitution, comme j'avois fait dans les extraits que j'ai abrégés sur les années précédentes, parce que je me suis fait une règle, ainsi que je l'ai dit plusieurs fois, de ne point traiter cette matière; mais j'ai conservé la copie exacte et entière de tous les extraits des lettres que M. de Torcy m'a prêtés et qu'il a faits[4], dans lesquels on pourra justifier tout ce que je rapporte des affaires étrangères, et voir de plus ce qui y regarde la suite de l'affaire de la Constitution, de laquelle je n'ai rien dit, et où on verra des horreurs à faire dresser les cheveux à la tête de la part du nonce Bentivoglio, des cardinaux de Rohan et de Bissy, et des principaux athlètes de cette déplorable bulle, de tout ordre et de toute espèce, avec une suite, une exactitude, une précision qui ôte tout moyen de s'inscrire en faux contre la moindre circonstance de tant

Matériaux indiqués sur la suite de l'affaire de la Constitution, très curieux par eux-mêmes et par leur exacte vérité.

1. Suite des Mémoires : tome XVII de 1873, p. 327. On a vu ci-dessus, p. 280, note 1, pour quelle raison Torcy n'eut plus le loisir d'utiliser les correspondances des ambassadeurs.

2. Les six derniers mots ont été ajoutés en interligne.

3. Avant *m'astreindre* il a biffé *devoir*.

4. On a dit dans le tome XXIX, p. 294, note 4, que ces copies faites pour Saint-Simon forment aujourd'hui les volumes *France* 464 à 468 du Dépôt des affaires étrangères.

de faits secrets, profonds, et presque tous plus scélérats et plus abominables les uns que les autres, et le parfait contradictoire en plein en droiture, candeur, douceur, vérité, et trop de patience et de mesure, dans le cardinal de Noailles et les principaux qui ont figuré de ce côté avec lui et sans lui.

Religion sur la vérité des choses* que je rapporte.

Quoique la netteté, le coulant, la noblesse[1] et la correction du style que j'ai copié, fasse par son agrément et sa douceur sauter aux yeux sa différence d'avec le mien, je n'ai pas voulu toutefois laisser ignorer au lecteur, si jamais ces *Mémoires* en trouvent, ce qui n'est pas de moi, par le mépris que j'ai pour les plagiaires, et lui donner en même temps la confiance la plus entière dans ce que je rapporte des affaires étrangères, en lui expliquant d'où je l'ai pris, pour suivre fidèlement la règle que je me suis imposée de ne rien exposer dans ces *Mémoires* qui n'ait passé par mes mains ou sous mes yeux, ou qui ne soit tiré des sources les plus certaines, que je nomme en exprimant de quelle manière je les y ai puisées.

Réflexions sur ce qui vient d'être rapporté des affaires étrangères.

Reste maintenant, avant que de reprendre le fil des événements de cette année 1718, à faire quelques courtes réflexions sur ce qu'on vient de voir des affaires étrangères. Ce n'est pas que j'ignore le peu de place et la rareté dont les réflexions doivent occuper qui fait et qui lit des Histoires[2], et plus encore des Mémoires, parce qu'on veut suivre les événements, et que la curiosité ne soit pas interrompue pour ne voir que les raisonnements souvent communs, insipides et pédants, et ce que celui qui écrit veut donner à penser de son esprit et de son jugement. Ce n'est point aussi ce qui me conduit à donner ici quelques réflexions, mais l'importance de la matière et les suites funestes de l'enchaînement qu'elles ont formé, sous lesquelles la France gémira peut-être des siècles.

1. *Noblesse* remplace *douceur* en interligne.
2. Tel est bien le texte du manuscrit.
* Le mot *choses* a été écrit en interligne, au-dessus de *faits*, biffé.

J'ai souvent ouï dire au P. de la Tour, général de l'Oratoire[1], qui étoit un homme de beaucoup de sens, d'esprit et de savoir, et d'une grande conduite et piété, qu'il falloit que les hommes fussent bien peu de chose devant Dieu, à considérer, dans la plupart des empereurs romains, quels maîtres il avoit donnés à l'univers alors connu, et en comparaison desquels les plus puissants monarques de ces derniers siècles n'égalent pas en puissance et en étendue de gouvernement les premiers officiers que ces empereurs employoient sous eux au gouvernement de l'Empire. Si, de ces monarques universels, on descend à ceux qui leur ont succédé dans la suite des siècles et dans les diverses divisions qu'a successivement formées la chute de l'empire romain, on y retrouvera en petit la même réflexion à faire, et on s'étonnera de qui les divers royaumes sont devenus la proie et le jouet sous les rois particuliers. Je ne sais si c'est que le spectacle frappe plus que la lecture; mais rien ne m'a fait tant d'impression que ce qui vient d'être exposé sur les affaires étrangères. On y voit les deux plus puissantes monarchies gouvernées par deux princes entièrement différents, dont le très différent caractère s'aperçoit pleinement en tout avec une supériorité d'esprit transcendante et très pénétrante dans l'un des deux, également conduits comme deux enfants par deux hommes de la lie du peuple, qui font, tranquillement et sans obstacle chacun, leur maître et la monarchie qu'il domine l'esclave et le jouet de leur ambition particulière contre les intérêts les plus évidents des deux princes et des deux monarchies. Deux hommes sans la moindre expérience, sans quoi que ce soit de recommandable, sans le plus léger[2] agrément personnel, sans autre appui chacun que de soi, qui ne daignent ou ne peuvent ca-

Alberoni et Dubois.

1. Tome VII, p 85.

2. Les mots *le plus léger* sont en interligne, au-dessus de *moindre*, biffé.

cher leur intérêt et leur ambition à leur maître, ni leur fougue et leurs fureurs, et qui presque dès le premier degré ne ménagent personne, et ne montrent que de la terreur. Un court détail trouvera son application importante.

État de la France et de l'Espagne avant et après les traités d'Utrecht *.

Il faut premièrement se rappeler ce qui s'est passé dans la guerre qui a suivi l'avénement de Philippe V à la couronne d'Espagne, les funestes revers qui ont ébranlé les trônes du grand-père et du petit-fils, les circonstances affreuses et déplorables où ils se sont trouvés de ne pouvoir ni soutenir la guerre davantage ni obtenir la paix; l'un prêt à passer la Loire pour se retirer vers la Guyenne et le Languedoc, l'autre à s'embarquer avec sa famille pour les Indes; l'énormité et la mauvaise foi des propositions faites à Torcy dans la Haye, et à nos plénipotentiaires à Gertruydenberg ; enfin les miracles de Londres, qui tirèrent ces deux monarques des abîmes par la paix d'Utrecht, et finalement par celles de Rastadt et de Baden. C'est ce qui se voit dans ces *Mémoires* pour les événements et pour les pourparlers de paix et les traités, par les copies des pièces originales que Torcy, par qui tout a passé, m'a prêtées, et dont j'ai parlé plus d'une fois; on les trouvera dans les Pièces[1]. D'une situa-

1. Cette dernière phrase a été ajoutée en interligne. En effet Saint-Simon n'a pas insisté dans ses Mémoires sur la paix d'Utrecht, les négociations qui la préparèrent et les traités qui la suivirent. Il avait dans ses Papiers une copie de la première partie des Mémoires de Torcy, celle qui a été publiée dans les collections de Mémoires, et c'est à cela qu'il fait allusion en disant qu' « on les trouvera dans les Pièces » justificatives de ses propres Mémoires. Cette copie, qui est de la main propre de Saint-Simon, forme aujourd'hui le volume 430 du fonds *France* au Dépôt des affaires étrangères et est intitulée « Relation des causes de la guerre commencée en l'année 1701 et de la paix signée à Utrecht en l'année 1713, par M. de Torcy, alors ministre et secrétaire d'État ayant le département des affaires étrangères. » Outre le récit de Torcy, Saint-

* Au commencement de cette manchette Saint-Simon a biffé *Gouvernement d'Alberoni*, qui se retrouve plus loin.

tion si forcée et si cruelle, des conditions affreuses ardemment desirées pour en sortir, du temps du voyage de Torcy à la Haye et de la négociation de Gertruydenberg, à l'état où la paix d'Utrecht et sa suite de Rastadt et de Baden ont laissé la France et l'Espagne, la disproportion est telle que de la mort à la vie. Tout conspiroit donc à persuader la jouissance d'un si grand bien, et si peu espérable[1], d'en profiter pour la longue réparation des deux royaumes, que de si grands et si longs revers avoient mis aux abois, et se garantir cependant avec sagesse de tout ce qui pouvoit troubler cette heureuse tranquillité et exposer l'épuisement où on étoit encore à de nouveaux hasards. La droite raison, le simple sens commun, démontrent que ce but étoit ce qui[2] devoit faire l'entière et continuelle application du gouvernement de la France et de l'Espagne. Celle-ci à la vérité n'étoit pas comme la France en paix avec toute l'Europe[3]. L'Empereur seul, séparé à son égard de toutes les autres puissances, n'avoit consenti qu'à une longue trêve, mais aussi bien cimentée qu'une paix, et pour les conditions et pour les garanties. L'Espagne en jouissoit paisiblement, en attendant que les temps et les conjonctures devinssent assez favorables pour convertir cette trêve en une paix. Le roi d'Espagne ne pensoit qu'à en jouir cependant, et à réparer son royaume et ses forces. Il y étoit également convié par le dedans, qui en avoit grand besoin, et par le dehors, où il n'auroit pu compter que

Simon a copié pour l'année 1700 une partie de la correspondance du marquis de Villars avec la cour, et a ajouté à la fin quelques notes sur le maréchal d'Huxelles, résultat de ses conversations avec le ministre.

1. Cet adjectif, que notre auteur a déjà employé précédemment à propos de Belle-Isle (tome XVII, p. 364), et aussi dans un mémoire donné dans l'appendice de notre tome XXI, p. 480, n'était pas admis par *l'Académie*, et n'y figure pas encore. Le *Littré* en cite un exemple de Montaigne.

2. Les trois mots *estoit ce qui* ont été ajoutés en interligne.

3. Après *Europe*, il a biffé *co^e^ la France*, répété par mégarde.

sur la France, qui sentoit ses besoins et qui vouloit conserver la paix ; qui de plus avoit perdu Louis XIV ; qui étoit ainsi tombée dans une minorité ; enfin qui, au lieu d'un grand roi, aïeul paternel de Philippe V, étoit gouvernée par un régent, que Mme des Ursins avoit, comme on l'a vu [1], brouillé avec lui jusqu'à un degré peu commun entre princes, et sur lequel il n'étoit rien moins qu'apparent qu'il pût compter. C'est dans cette situation qu'Alberoni parvint à être le maître absolu de l'Espagne, par les prompts degrés qu'on a vu que la fortune lui dressa. Le néant de son extraction, ses premiers commencements auprès du duc de Vendôme, ses mœurs, sa vie, son caractère, la disgrâce de ce prétendu héros qui le conduisit à sa suite en Espagne, le fatal hasard du second mariage de Philippe V à la fille de son maître, la chute de la princesse des Ursins, l'usage qu'il sut faire d'être sujet et après ministre de Parme en Espagne, et de l'exacte clôture où la politique de Mme des Ursins avoit su enfermer et accoutumer Philippe V, en sorte qu'il n'eut qu'à continuer ce qu'il trouvoit en usage, et qui ne lui étoit pas moins nécessaire qu'il avoit été utile à celle qui l'avoit établi. Gibraltar, demeuré aux Anglois pour n'avoir jamais voulu laisser approcher Louville, arrivé à Madrid de la part du Régent, comme on l'a vu ici en son temps[2], est un fatal monument de cette exacte et jalouse clôture[3]. Tout cela a été raconté en son temps avec exactitude, en sorte qu'il n'y a qu'à s'en souvenir ou le repasser dans ces *Mémoires* sans en rien retoucher ici.

Fortune d'Alberoni.

Caractère du roi et de la reine d'Espagne.

Alberoni trouve un roi solitaire, enfermé, livré par son tempérament au besoin d'une épouse, dévot et dévoré de scrupules, peu mémoratif[4] des grands principes de la reli-

1. Tome XVIII, p. 45 et suivantes.
2. Tome XXX, p. 223-224 et 241-245.
3. Tout ce qui précède, depuis *Gibraltar*, a été ajouté en interligne et sur la marge du manscrit.
4. *Memoratif* est en interligne, remplaçant *instruit*, biffé. — « *Mémo-*

gion et abandonné à son écorce, timide, opiniâtre, quoique doux et facile à conduire, sans imagination, paresseux d'esprit, accoutumé à s'abandonner à la conduite d'un autre, commode au dernier point pour la certitude de ne parler à personne, ni de se laisser approcher ni encore moins parler par personne, et pour la sécurité de ne songer jamais à autre femme qu'à la sienne, glorieux pourtant, haut et touché de conquérir et d'être compté en Europe, et, ce qui est incompréhensible, sans penser, avec de la valeur, à sortir de Madrid, et content de la vie du monde la plus triste, la plus unie, la plus la même tous les jours, sans penser jamais à la varier ni à donner le moindre amusement à son humeur mélancolique que des battues, et tête à tête avec la reine en chemin et dans la feuillée destinée à tirer sur les bêtes qu'on y faisoit passer; une reine pleine d'esprit, de grâces, de hauteur, d'ambition, de volonté de gouverner et de dominer sans partage, à qui rien ne coûta pour s'y porter et s'y maintenir; hardie, entreprenante, jalouse, inquiète, ayant toujours en perspective le triste état des reines veuves d'Espagne, pour l'éviter à quelque prix que ce pût être, et voulant pour cela, à quelque prix que ce fût aussi[1], former à un de ses fils un État souverain, et à plus d'un dans la suite; haïssant les Espagnols à visage découvert, abhorrée d'eux de même, et n'ayant de ressource que dans les Italiens, qu'elle avança tant qu'elle put; de conseil et de confiance qu'au sujet et au ministre de Parme, qui l'étoit allé chercher et étoit venu avec elle; d'ailleurs ignorant toutes choses, élevée dans un grenier du palais de Parme par une mère austère, qui ne lui donna connoissance de rien, et ne la laissa voir ni approcher de personne, et passée de là sans milieu dans la spélon-

ratif, qui se souvient, qui a mémoire de quelque chose. Il est vieux et n'a guère d'usage qu'en termes de pratique et en conversation familière » (*Académie*, 1718).

1. Les sept derniers mots ont été ajoutés en interligne.

que[1] du roi d'Espagne, où elle demeura tant qu'il vécut, sans communication avec qui que ce pût être ; réduite ainsi à ne voir que par les yeux d'Alberoni, le seul à qui elle fût accoutumée par le temps du voyage, le seul à qui elle crût pouvoir se confier par sa qualité de sujet et de ministre de Parme en Espagne, le seul dont elle voulût se servir pour gouverner le roi et la monarchie, parce que, n'ayant point d'état, il ne pourroit se passer d'elle, ni jamais à son avis lui manquer ni lui porter ombrage.

Gouvernement d'Alberoni.

Tel fut le champ offert et présenté à Alberoni pour travailler à sa fortune sans émule et sans contradicteur. Telle fut la source de sa sécurité à tout entreprendre au dedans et au dehors, à s'enrichir dans les ténèbres d'une administration difficile à découvrir, impossible à révéler, à se rendre redoutable, sans nulle sorte d'égard[2], pour ne trouver aucun obstacle à commettre sans ménagement le roi et la reine d'Espagne pour son cardinalat avec les plus grands et les plus scandaleux éclats, et depuis pour l'archevêché de Séville, qui fut le commencement de son déclin, enfin à engager une guerre folle contre l'Empereur, malgré toute l'Europe et abandonné de toute l'Europe, et l'Empereur, au contraire, puissamment secouru et aidé vigoureusement[3] par la France, l'Angleterre et la Hollande. De là les efforts prodigieux pour soutenir une guerre si follement entreprise, pour se rendre nécessaire et se maintenir dans le souverain pouvoir et dans les moyens de s'enrichir et de pêcher en eau trouble dans les marchés, les fournitures, les entreprises de toutes les sortes dont il disposoit seul ; de là cette opiniâtreté funeste à rejeter tout accommodement que l'Es-

1. Saint-Simon francise le mot latin *spelunca*, caverne. Le *Littré* en cite un exemple tiré des *Mémoires de Mme de Staal*, et deux autres des quinzième et seizième siècles.

2. Les mots *sorte d'égard* remplacent en interligne *menagem^t*, biffé ; mais Saint-Simon a oublié de mettre *nul* au féminin.

3. Cet adverbe est aussi en interligne, au-dessus de *puissam^t*, biffé.

pagne n'eût osé espérer, et qui établissoit un fils de la reine dès lors en Italie avec promesse et toute apparence de le voir bientôt en possession des États de Parme et de Toscane par les offices[1] de l'Angleterre sur l'Empereur, laquelle vouloit éviter une guerre qui la privoit du commerce de l'Espagne et des Indes. Ces efforts, qui achevèrent d'épuiser inutilement l'Espagne, anéantirent sa marine, qui venoit de se relever, d'où cette couronne souffrit après, par un enchaînement de circonstances, un préjudice accablant dans les Indes, dont il est bien à craindre qu'elle ne puisse jamais se relever. C'est ce qu'opéra le tout-puissant règne de ce premier ministre en Espagne, quoique fort court, qui après avoir insulté toute l'Espagne, traité Rome indignement, offensé toutes les puissances de l'Europe et très dangereusement le régent de France en particulier, contre lequel il voulut soulever tout le royaume, chassé enfin honteusement d'Espagne, s'en trouva quitte après quelques mois d'embarras, et, à l'abri de sa pourpre et de ses immenses richesses, qu'il s'étoit bien gardé de placer en Espagne, figura bientôt à Rome dans les premiers emplois, et s'y moqua pleinement de la colère de toute l'Europe, qu'il avoit excitée contre lui, et méprisa impudemment[2] celle de ses maîtres, qui de la plus vile poussière l'avoient élevé jusqu'au point de ne pouvoir lui nuire ni se venger de lui. Cette leçon toutefois, quelque forte qu'elle fût, ni la connoissance qu'eut le roi d'Espagne de tous les criminels et fous déportements d'Alberoni, après qu'il l'eut chassé et que les langues furent déliées, ne fut pas capable de le dégoûter de l'abandon à un seul. La paresse et l'habitude furent plus fortes : on vit encore en Espagne quelque chose, sinon de plus violent, au moins de plus ridicule dans le règne du Hollandois qui succéda à la

1. *Efforts*, biffé, remplacé par *offices* en interligne.
2. *Impudement* (*sic*) est en interligne, au-dessus de *pleinem^t*, biffé.

toute-puissance d'Alberoni[1], et qui, chassé à son tour, en fut combler la mesure chez les corsaires de Barbarie, où, faute d'autre retraite, il alla finir ses jours. Mais rien ne put déprendre Philippe V du faux et ruineux repos d'un premier ministre, dont il n'a pu se passer jusqu'à sa mort, au grand malheur de sa réputation et de sa monarchie[2].

Court pinceau de M. le duc d'Orléans et de l'abbé Dubois, des degrés de sa fortune*.

La France ne fut pas plus heureuse, et ce qui est incompréhensible, sous un prince à qui rien ne manqua pour le plus excellent gouvernement, connoissances de toutes les sortes, connoissance des hommes, expérience personnelle et longue tandis qu'il ne fut que particulier, traverses les moins communes, réflexions sur le gouvernement des différents pays, et sur tous sur le nôtre, mémoire qui n'oublioit et qui ne confondoit jamais, lumières infinies, nulle passion incorporelle[3], et les autres sans aucune prise sur son secret ni sur son administration, discernement exquis, défiance extrême, facilité surprenante de travail, compréhension vive, une éloquence naturelle et noble, avec une justesse et une facilité incomparable de parler en tout genre[4], infiniment d'esprit, et je l'ai dit ailleurs[5], un sens si droit et si juste, qu'il ne [se] seroit jamais trompé si en chaque affaire et en chaque chose il avoit suivi la première lumière et la première appréhension de son esprit. Personne n'a jamais eu tant ni une si longue expérience que lui de l'abbé Dubois ; personne aussi ne

1. Ripperda, qui n'occupa les fonctions de premier ministre en Espagne que de janvier à mai 1726.

2. Allusion à Patiño, qui, dans les dernières années du règne de Philippe V, dirigea toute la politique et l'administration de l'Espagne.

3. Saint-Simon veut dire, sans doute, qu'il n'eut que des passions charnelles, et non pas de celles qui ne tombent pas sous les sens comme la haine, l'ambition, l'envie, etc.

4. Les mots qui précèdent, depuis *une éloquence*, ont été ajoutés en interligne.

5. Tome XXVI, p. 267.

* A la suite Saint-Simon a biffé : *et de sa folle ambition du Cardinalat, dès ses premiers et plus petits comencements.*

l'a-t-il jamais si bien connu ; et quand je me rappelle ce qu'il m'en a dit dans tous les temps de sa vie, et dans le moment même qu'il le déclara premier ministre, et encore depuis, il m'est impossible de comprendre ce qu'il en a fait, et l'abandon total où il s'est mis de lui. On en verra encore d'étranges traits dans la suite. Il est inutile de reprendre ici ce qu'on a vu dans ces *Mémoires* de l'infime bassesse, des serviles et abjects commencements, de l'esprit, des mœurs, du caractère de l'abbé Dubois, des divers degrés qui le tirèrent de la boue, et de sa vie jusqu'à la régence de M. le duc d'Orléans[1]. On l'a même conduit plus loin : on a exposé son profond projet d'arriver à tout par Stanhope et par l'Angleterre ; le commencement de son exécution par son adresse et ses manéges à infatuer le Régent du besoin réciproque que le roi d'Angleterre et lui avoient l'un de l'autre ; enfin ces *Mémoires* l'ont conduit à Hanovre et à Londres, et c'est le fil qu'il ne faut pas perdre de vue depuis son commencement. Voilà donc M. le duc d'Orléans totalement livré à un homme de néant, qu'il connoissoit pleinement pour un cerveau brûlé, étroit, fougueux outre mesure, pour un fripon livré à tout mensonge et à tout intérêt, à qui homme vivant ne s'étoit jamais fié, perdu de débauches, d'honneur, de réputation sur tous chapitres, dont les discours et les manières n'avoient rien que de rebutant, et qui sentoit le faux en tout et partout à pleine bouche, un homme enfin qui n'eut jamais rien de sacré. A qui a connu l'un et l'autre, cette fascination ne peut paroître qu'un prodige du premier degré, augmenté encore par les avertissements de toutes parts.

La France n'avoit besoin que d'un gouvernement sage, au dedans pour en réparer les vastes ruines, et au dehors pour conserver la paix ; son épuisement et la minorité, qui est toujours un état de foiblesse, le demandoient. Il

1. Tomes I, p. 63-67, et XXVI, p. 280-283.

n'étoit pas temps de songer à revenir sur les cessions que les traités de Londres et d'Utrecht avoient exigées, et nulle puissance n'avoit à former de prétentions contre elle. Outre la nécessité de profiter de la paix pour la réparation des finances et de la dépopulation du royaume, une perspective éloignée y engageoit d'autant plus qu'on devoit être instruit par la faute de la guerre terminée par la paix de Ryswyk, uniquement due à l'ambition personnelle de Louvois, qui l'avoit allumée[1], comme il a été remarqué dans ces *Mémoires*[2]. On auroit dû prévoir alors l'importance de se tenir en force, de profiter de l'ouverture de la succession d'Espagne, que la santé menaçante de Charles II faisoit regarder comme peu éloignée, et en attendant ne pas alarmer l'Europe par l'ambition de faire les armes à la main un électeur de Cologne et rétablir un roi d'Angleterre, et s'affoiblir par une longue guerre, dont deux ans de paix entre le traité de Ryswyk et la mort de Charles II[3] n'avoient pas eu le temps de remettre la France, ni de refroidir cette formidable alliance de toute l'Europe contre elle, qui se rejoignit comme d'elle-même après la mort de Charles II. L'Empereur se trouvoit le dernier mâle de la maison d'Autriche avec peu ou point d'espérance de postérité ; son âge et sa santé pouvoient faire espérer une longue vie. Mais il n'en est pas des États comme des hommes ; quelque longue que pût être la vie de l'Empereur, il est toujours certain que la France le survivroit. Comme elle n'avoit point de prétentions à former à sa mort sur l'Empire, ni sur pas un de ses États, elle n'avoit pas à craindre la même jalousie qui lui avoit attiré toute l'Europe sur les bras à l'ouverture de la succession d'Espagne. Il étoit néanmoins de son plus pressant intérêt d'empêcher que

Perspective de l'extinction de la maison d'Autriche. Nouveau motif à la France de conserver la paix et d'en profiter.

1. Ces quatre mots sont en interligne.

2. Tome XXVIII, p. 17 et suivantes.

3. Les mots *et la mort de Ch. II,* oubliés, ont été remis en interligne.

des cendres de la maison d'Autriche il n'en naquît une autre aussi puissante, aussi ennemie, aussi dangereuse qu'elle avoit éprouvé celle-là depuis Maximilien et les Rois Catholiques[1], et, pour l'empêcher, profiter des occasions d'alliances d'une part, et de se mettre intérieurement en état de l'autre de soutenir utilement des alliés pour diviser cette puissance, en morcelant les nombreux États de la maison d'Autriche.

Considération sur l'Angleterre ; son intérêt et ses objets à l'égard de la France, et de la France au sien.

Il n'est pas besoin d'un grand fonds de politique pour comprendre l'intérêt en ce cas-là tout opposé de l'Angleterre. Sa position la rend inaccessible à l'invasion étrangère, quand elle-même n'y donne pas les mains. Elle est riche et puissante par son étendue, et beaucoup plus par son commerce; mais elle ne peut figurer par elle-même que sur mer et par la mer. Sa jalousie contre la France est connue depuis qu'elle en a possédé plus de la moitié, et qu'elle n'y a plus rien. Par terre elle ne peut donc rien, et sa ressource ne peut être que dans l'alliance d'une grande puissance jalouse aussi de la France, et terrienne, qui ait en hommes et en pays de quoi lui faire la guerre, et qui, manquant d'argent et n'en pouvant tirer que de l'Angleterre[2], ait tout le reste. C'est ce que l'Angleterre a trouvé dans la maison d'Autriche, dont toutes deux ont si bien su profiter, et c'est pour cela même qu'il n'étoit pas difficile de prévoir l'intérêt pressant de l'Angleterre de voir renaître des cendres de la maison d'Autriche, le cas arrivant, une autre puissance non moins grande ni moins redoutable, dont elle pût faire le même usage contre la France qu'elle avoit fait de la maison d'Autriche. Ce n'est pas qu'en attendant il ne fût à propos de bien vivre avec l'Angleterre comme avec tout le reste de l'Europe, mais toutefois sans y compter jamais, et beaucoup moins se livrer à elle et se mettre dans sa dépendance, mais se

1. Ferdinand et Isabelle.
2. Ce qui précède, depuis *et n'en pouvant*, a été ajouté en interligne.

conduire avec elle honnêtement, sans bassesse, et intérieurement la considérer toujours comme une ennemie naturelle, qui ne se cachoit pas depuis longues années de vouloir détruire notre commerce, et de s'opposer avec audace et acharnement à tout ce que la France a de temps en temps essayé de faire sur ses propres côtes en faveur de sa marine, dont tout ce qui s'est sans cesse passé à l'égard de Dunkerque est un bel exemple et une grande leçon, tandis qu'à nos portes ils font à Jersey et à Guernesey[1] tous les ports, les fortifications et les magasins qu'il leur plaît, et cela de l'aveu du cardinal Fleury, qui leur permit d'en prendre tous les matériaux en France, plus proche de ces dangereuses îles que l'Angleterre; complaisance qui ne se peut imaginer[2]. Il falloit donc dans un royaume flanqué des deux mers, et qui borde la Manche si près, et vis-à-vis de l'Angleterre, et un royaume si propre au plus florissant commerce par sa position et par l'abondance de ses productions de toutes espèces nécessaires à la vie, porter toute son application à relever la marine et à se mettre peu à peu en état de se faire considérer à la mer, et non de l'abandonner à l'Angleterre, et la mettre ainsi en état de porter[3] l'alarme à son gré tout le long de nos côtes, et le joug anglois à menacer et envahir nos colonies. Il falloit exciter l'Espagne au même soin et au même empressement d'avoir une bonne marine, et se mettre conjointement en état de ne plus recevoir la loi de l'Angleterre sur la mer dans le commerce, ni à l'égard

1. Les trois îles normandes de Jersey, de Guernesey et d'Aurigny, possédées par les rois d'Angleterre comme ducs de Normandie, avaient échappé à la confiscation de ce duché prononcée sur Jean-sans-Terre en 1202 par la cour des pairs de France, ou plutôt Philippe-Auguste n'en avait pas fait alors la conquête comme du reste de la Normandie. Elles sont restées en conséquence en la possession de l'Angleterre. — Saint-Simon écrit *Grenesay*.

2. Ce qui précède, depuis *et cela de l'aveu*, a été ajouté par Saint-Simon en interligne et sur la marge de son manuscrit.

3. Les mots *en estat de porter*, oubliés, ont été remis en interligne.

des colonies françoises et des États espagnols delà les mers, et pour cela favoriser sous main toute invasion, tous troubles domestiques en Angleterre le plus qu'il seroit possible, et il n'y avoit lors qu'à le vouloir, ce que le ministère d'Angleterre sentoit parfaitement[1]. C'étoit là le vrai, le grand, le solide intérêt de la France ; malheureusement ce n'étoit pas celui de l'abbé Dubois : le sien étoit tout contraire, et c'est celui-là qui a prévalu.

Folle ambition de l'abbé Dubois de se faire cardinal dès ses premiers commencements.

On a vu en son temps dans ces *Mémoires* que, après que le chevalier de Lorraine et le marquis d'Effiat se furent servis de lui pour faire consentir son maître à son mariage avec la dernière fille du Roi et de Mme de Montespan, l'ambition lui fit tourner la tête au point de se flatter qu'il méritoit les plus grandes récompenses, et que, peu content d'une bonne abbaye qu'il eut sur-le-champ[2], il demanda et il obtint une audience du Roi, dans laquelle il eut l'audace de lui demander sa nomination au cardinalat, dont le Roi fut si surpris et si indigné qu'il lui tourna le dos sans lui répondre, et ne l'a jamais pu souffrir depuis[3]. Si dès lors il osa penser au chapeau, il n'est pas surprenant qu'il y ait visé du moment qu'il a vu jour à s'introduire dans les affaires par l'Angleterre, et qu'il n'y ait tout sacrifié pour y parvenir, comme il est aussi très apparent qu'il n'a imaginé les moyens de s'introduire dans les affaires par l'Angleterre que pour y trouver ceux

1. Les quatre dernières lignes, depuis *et pour cela favoriser*, sont une addition faite après coup en interligne et sur la marge du manuscrit par notre auteur.

2. L'abbaye de Saint-Just-en-Chaussée, au diocèse de Beauvais et de l'ordre de Prémontré, vacante par la mort de l'archevêque de Lyon Camille de Neufville-Villeroy, lui fut donnée par le Roi le 8 septembre 1693 (*Dangeau*, tome IV, p. 354).

3. Notre auteur a parlé de l'intervention de Dubois pour décider le jeune duc de Chartres à son mariage avec la dernière bâtarde de Louis XIV, dans le tome I, p. 63-67 ; mais c'est seulement dans le tome XXVI, p. 275, qu'il a raconté l'anecdote de la demande du chapeau, que rapportent aussi les *Mémoires d'Argenson*, tome I, p. 13.

qu'il espéroit le pouvoir conduire à ce but si anciennement, quoique si follement, desiré.

Artifices de Dubois pour se rendre seul maître du secret et de la négociation d'Angleterre, et son perfide manège à ne la traiter que pour son intérêt personnel aux dépens de tout autre.

Possesseur de l'esprit de son maître, il le fut[1] jusqu'à ne lui en laisser pas la liberté et à l'entraîner par un ascendant incompréhensible à son avis, à son sentiment, et pour tout dire à sa volonté, souvent tous contraires par le bon esprit et le grand sens, la justesse et la perspicacité de ce prince. Il devint ainsi seul maître[2] de toute la machine des affaires étrangères, dont le maréchal d'Huxelles n'eut plus dès lors qu'une vaine écorce, le conseil des affaires étrangères encore moins, et les serviteurs les plus confidents du Régent quelques légères participations rares, par morceaux, et par simples récits, courts, destitués de tout raisonnement, encore plus de consultation la plus légère. Dubois donc n'eut plus d'entraves, et sut profiter de sa liberté. Pour en user dans son entier, et se délivrer de tout instrument qui l'eût pu contraindre[3], il voulut aller à Hanovre, puis à Londres, et n'avoir avec son maître qu'une correspondance immédiate, pour sevrer Huxelles, son Conseil et tout autre de toute connoissance de sa négociation[4], dont il ne leur laissa voir que les dehors, et il choisit pour la remise de ses lettres au Régent et du Régent à lui un homme dont il étoit sûr, qui espéroit tout par lui, qu'il trompa quand il n'en eut plus que faire, selon sa coutume, et qu'il fit enfin chasser, parce que cet homme s'avisa de se plaindre de lui[5].

1. Les trois mots *il le fut* sont en interligne.

2. *Il* corrige *et,* et les quatre mots suivants sont en interligne, au-dessus de *maistre seul par luy,* biffé.

3. *Délivrer* corrige *défaire; pu* a été ajouté à la fin de la ligne, et *contraindre* corrige *contraint.*

4. La correspondance particulière de Dubois avec le Régent pendant ses missions en Hollande, à Hanovre et à Londres pendant les années 1716, 1717 et 1718, ainsi que toutes les lettres qu'il reçut pendant ces périodes forment aujourd'hui les volumes 277-278, 300-303 et 314-321 du fonds *Angleterre* au Dépôt des affaires étrangères.

5. Tome XXXII, p. 245.

C'étoit Nocé, dont j'ai parlé quelquefois et dont j'ai fait connoître le caractère[1], pour qui M. le duc d'Orléans avoit de tout temps de l'amitié et de la familiarité, mais qu'il connoissoit assez pour se contenter de lui faire du bien, et de l'amusement de sa conversation et de ses fougues souvent justes et plaisantes, car il avoit beaucoup d'esprit et de singularité, mais pour se garder de l'employer dans aucune sorte d'affaire. C'est ce que l'abbé Dubois cherchoit; il y trouvoit de plus un homme fort accoutumé au prince, et en état de lui rendre fidèlement compte de la mine, de l'air et du visage du Régent, quand il lui rendoit ses lettres et qu'il recevoit de sa main celles qu'il devoit envoyer en réponse. Ces réponses, excepté pour l'écorce ou pour les choses que l'un et l'autre ne se soucioient pas de cacher, comme il s'en trouve toujours dans le cours d'une négociation longue, c'étoit toujours de la main de M. le duc d'Orléans. Il avoit la vue fort basse; elle peinoit surtout en écrivant, et il regardoit son papier de si près que le bout de sa plume s'engageoit toujours dans sa perruque: aussi n'écrivoit[-il] jamais de sa main que dans la nécessité, et le plus courtement qu'il lui étoit possible. C'étoit encore un artifice de l'abbé Dubois, et pour n'admettre personne entre lui et son maître dans le secret de sa négociation, et pour profiter de cette difficulté d'écrire, qui, jointe à[2] la paresse en ce genre, et à cet ascendant que le prince avoit laissé prendre à l'abbé Dubois sur lui, opéroit une contradiction légère et un raisonnement étranglé quand il arrivoit que le Régent n'étoit pas de son avis[3], qui, par l'opiniâtreté, la fougue et l'ascendant de Dubois, finissoit toujours par se rendre à ce qu'il vouloit.

1. Charles de Nocé, seigneur de Fontenay : tomes XIV, p. 302, et XXVII, p. 116-117.

2. Il y a *de* dans le manuscrit.

3. C'est-à-dire, faisait que le Régent, par paresse et par difficulté d'écrire, ne contredisait que légèrement son correspondant et discutait peu avec lui. — Avant *qui*, il y a dans le manuscrit un *ce* inutile.

Dans cette position, l'infidèle ministre ne pensa plus qu'à profiter de la conjoncture, faire en effet tout ce qui conviendroit à l'Angleterre, le faire de manière qu'à lui seul elle en eût toute l'obligation, lui bien faire sentir ses forces auprès de son maître, et faire marché aux dépens du Régent et du royaume. Il n'ignoroit pas que le commerce étoit la partie la plus sensible à l'Angleterre; il ne pouvoit ignorer sa jalousie du nôtre. Il l'avoit déjà bien servie en persuadant au Régent de laisser tomber la marine pour ôter toute jalousie au roi Georges, dans ce beau système tant répété du besoin réciproque qu'ils avoient de l'union la plus intime, de concert avec Canillac séduit par les hommages de Stair[1], et par le duc de Noailles, que cela soulageoit dans sa finance, et qui fit toujours bassement sa cour à Dubois. Je ne fais que remettre ces choses, qui se trouvent expliquées en leur temps. Il falloit continuer cet important service; mais ce n'étoit pas tout; il falloit l'étendre jusque sur l'Espagne, si la folie de son premier ministre se roidissoit jusqu'au bout à ne vouloir point de paix, ou à prétendre de l'Empereur des conditions qu'il ne voudroit jamais passer, ce qui étoit la même chose. Rien de si essentiel à l'Angleterre pour se saisir de tout commerce et pour se fonder solidement dans les Indes; et c'étoit de l'abbé Dubois uniquement que l'Angleterre dépendoit pour arriver à un si grand but, tel qu'elle n'auroit jamais osé l'espérer. Dubois n'oublia rien aussi pour en bien persuader Georges et ses ministres, qui en sentirent enfin la vérité. Dubois ainsi les amena à son point, et ce point étoit double, de l'argent et le chapeau. Le premier n'étoit pas difficile; on donne volontiers un écu pour avoir un million; mais l'autre n'étoit pas en la puissance immédiate des ministres d'Angleterre; aussi les laissa-t-il longtemps dans la détresse de deviner par où le prendre, quoiqu'il se montrât en prise. Il vouloit échauffer la volonté par le besoin, afin

1. Tomes XXIX, p. 263 et suivantes, et XXX, p. 2-5.

de ne trouver plus de difficulté dès qu'il jugeroit qu'[il] pourroit s'expliquer. Le roi d'Angleterre étoit bien plus occupé de ses établissements d'Allemagne que des intérêts de la couronne à laquelle il étoit parvenu. Bremen et Verden à attacher à ses États personnels par les lois et les formes de l'Empire étoit son objet principal. L'Empereur, fort occupé de la paix du Nord, dont il vouloit être le dictateur, se sentoit des entraves qui l'empêchoient de donner cette investiture à Georges, qui soupiroit après et qui faisoit tout pour l'Empereur dans la négociation de sa paix avec l'Espagne, avec peu de retenue de montrer toute sa partialité. Moins l'Empereur étoit prêt à satisfaire Georges sur un point si desiré, plus il le caressoit d'ailleurs dans le besoin qu'il en avoit contre l'Espagne, pour se maintenir dans toutes ses possessions d'Italie. Il avoit entièrement gagné les ministres hanovriens de Georges par des bienfaits et par des espérances dont il pouvoit disposer à leur égard dans l'Empire. Il s'étoit acquis aussi les ministres anglois, qui sentoient le goût et l'intérêt de leur maître. Dans cette situation réciproque, le roi d'Angleterre et ses ministres pouvoient compter d'obtenir de l'Empereur tout ce qui ne lui coûtoit rien, et l'Empereur lui-même desiroit ces occasions faciles de s'attacher l'Angleterre de plus en plus. Il pouvoit tout à Rome, et on a vu dans l'extrait des lettres sur les affaires étrangères de cette année jusqu'à quel point Rome et le Pape trembloient devant lui[1], et jusqu'à quel point encore il savoit profiter et abuser de cette frayeur démesurée[1]. Demander et obtenir étoit pour lui même chose ; il avoit réduit le Pape à craindre qu'il ne dédaignât et qu'il ne renvoyât même les chapeaux qu'il lui avoit accordés.

Dubois vendu à l'Angleterre et à l'Empereur pour une

L'abbé Dubois, parfaitement au fait de l'intérieur de toutes ces cours, vouloit obliger Georges et ses ministres d'employer l'autorité de l'Empereur à lui obtenir un chapeau. Dans la passion ardente de l'avoir, il ne lui parut

1. Ci-dessus, p. 3, 29-30, etc.

pension secrète de 40 000[#] sterling et un chapeau aux dépens comme éternels de la France et de l'Espagne. Avantages que l'Angleterre en tire pour sa marine et son commerce, et le roi d'Angleterre pour s'assurer de ses parlements.

pas suffisant d'y disposer efficacement les Anglois par ses complaisances qui ne tendoient qu'à ce but, s'il ne se rendoit encore assez agréable à l'Empereur dans le cours de la négociation, non-seulement pour éviter un obstacle personnel à la demande des Anglois en sa faveur, mais encore pour se rendre ce prince assez favorable, pour être bien aise de faire ce plaisir à Georges et à ses ministres, et s'acquérir à si bon marché celui qui disposoit de la France et qui d'avance lui auroit montré de la bonne volonté dans la négociation. C'est ce qui y fit toute l'application de l'abbé Dubois, ce qui la tourna toute au gré des Anglois et à celui de l'Empereur, aux dépens de la France et de l'Espagne, et ce qui lui valut une pension secrète de l'Angleterre, de quarante mille livres sterling, qui est une somme prodigieuse, mais légère pour disposer de la France[1], et, comme on verra bientôt, ce

1. La vénalité de Dubois et la pension que lui servit l'Angleterre, affirmés ici et plus loin par notre auteur, ainsi que dans d'autres endroits de ses Mémoires et dans une Addition au *Journal de Dangeau* (notre tome XXX, p. 374), affirmées encore par d'Argenson (*Mémoires*, édition Janet, tome I, p. 31 et 33) et par Duclos (*Mémoires secrets*, édition Michaud et Poujoulat, p. 601), ont été niées avec grande probabilité par tous les historiens modernes du cardinal : voyez Ch. Aubertin, *L'esprit public au dix-huitième siècle*, p. 125, le comte de Seilhac, *L'abbé Dubois*, tome I, p. 25-26, Wiesener, *Le Régent, l'abbé Dubois et les Anglais*, tome II, p. 216-224, le P. Bliard, *Dubois cardinal et premier ministre*, tome I, p. 224-252, Dom H. Leclercq, *Histoire de la Régence*, tome III, p. 430. Il faut reconnaître d'abord que Torcy, si hostile à Dubois (Mémoires inédits, tome III, p. 907 : ci-dessus, p. 268, ne l'en a point accusé, et ensuite que notre auteur était beaucoup moins affirmatif à l'époque même que dans ses *Mémoires* : dans une lettre qu'il écrivait de Lerma le 20 janvier 1722 au cardinal Gualterio (Armand Baschet, *Le Cabinet du duc de Saint-Simon*, p. 436), il se contente de signaler *l'intérêt pécuniaire peut-être* que Dubois avait à favoriser les intérêts de l'Angleterre. D'autre part, rien à la mort du cardinal ne vint révéler ce secret, et les sources anglaises si nombreuses, que l'on connaît maintenant, n'en ont pas fourni le plus petit indice. Il semble donc que sa mémoire peut être lavée de cette accusation, jusqu'à preuve évidente.

chapeau si passionnément desiré, que, pressé par Georges et par ses ministres, et par les bons offices de Pentenrieder, témoin des facilités de Dubois pour l'Empereur dans la négociation, ce prince lui fit donner peu après[1] par son autorité sur le Pape. Le sceau de cette grande affaire fut l'engagement de faire déclarer la France contre l'Espagne, non-seulement par des subsides et par souffrir que la flotte angloise, non contente de secourir la Sicile, poursuivit et détruisît l'espagnole qui avoit tant coûté, mais encore de faire porter les armes françoises dans le Guipuzcoa[2], moins pour y faire les faciles conquêtes qu'elles y firent et qu'on ne pouvoit se proposer de conserver, que pour anéantir à forfait la marine d'Espagne en brûlant ses vaisseaux dans ses ports et ses chantiers, ses amas et ses magasins au port du Passage, comme nous le verrons[3], pour donner champ libre à la marine d'Angleterre, la délivrer de la jalousie de celle d'Espagne, lui assurer l'empire de toutes les mers, et lui faciliter celui des Indes en y détruisant celui de l'Espagne.

Qui ne croiroit que l'Angleterre ne dût être satisfaite d'un marché avantageux pour elle jusqu'au prodige, et si promptement exécuté, comme on le verra bientôt en son lieu? Mais le ministère anglois, l'ayant si belle, étoit trop habile pour en demeurer là ; il n'avoit pas donné une pension si immense au maître des démarches de la France pour n'en pas tirer un parti proportionné, tant que dureroit la toute-puissance du ministre de France qui la recevoit. Nous verrons bientôt qu'ils en tirèrent la complaisance non-seulement de souffrir tranquillement que les escadres angloises assiégeassent celles d'Espagne dans les ports espagnols des Indes, un an durant et plus, les y

1. Les mots *peu après* ont été ajoutés en interligne ; c'est seulement en juillet 1721 que Dubois reçut le chapeau.

2. Notre auteur racontera en 1719 la campagne de Berwick dans cette province.

3. Tome XVI de 1873, p. 251-252.

fissent périr, y empêchassent tout secours et fissent cependant tout le commerce des Indes par contrebande; mais encore de tirer de la France tous les subsides suffisants à l'armement et à l'entretien des escadres angloises, tant qu'il leur plut de maintenir ce blocus qui se fit tout entier à nos dépens en toutes les sortes: je dis en toutes les sortes pour la réputation, parce que de la France à l'Espagne rien ne pouvoit avoir moins de prétexte ni être plus odieux, et à la fin de plus difficile à cacher, puisque l'intérêt des Anglois à tenir toujours brouillées les deux branches royales de la maison de France n'avoit garde d'être de moitié du secret[1], que le Régent du moins auroit voulu garder et qu'il crut vainement exiger d'eux, et parce que rien n'étoit plus ruineux à l'Espagne et à la France que de livrer les mers, tout le commerce et le nouveau monde aux Anglois. Cette ruine ne sera pas si tôt réparée; les Espagnols sont encore aujourd'hui aux prises avec les Anglois pour le commerce des Indes, et, par l'affoiblissement que leur a causé l'abbé Dubois, ils ont vainement acheté quelques intervalles de paix par les plus avantageuses concessions de commerce et d'établissements aux Anglois, qui ne s'en sont fait que des degrés et des titres pour en obtenir davantage, et qui enfin, les armes à la main, se servent de tout ce qu'ils ont acquis sur le commerce et sur les établissements, pour s'y accroître de plus en plus, et devenir enfin les seuls maîtres de toutes les mers et de tout le commerce, et dominer l'Espagne dans les Indes, tandis que sa foible marine n'a pu se relever de tant de pertes et que la nôtre est enfin anéantie; l'un et l'autre par l'intérêt et le fait de Dubois[2].

1. Il veut dire que l'intérêt des Anglais n'était pas de garder le secret des subsides fournis par la France. Il emploiera encore cet argument dans une conversation avec le Régent (suite des *Mémoires*, tome XVI de 1873, p. 123).

2. Sur les variations de l'appréciation de Saint-Simon à l'égard de la politique anglaise de l'abbé Dubois, voyez ci-après aux Additions et Corrections.

C'étoient sans doute de grands coups, incomparables pour la grandeur solide de l'Angleterre aux dépens de toutes les nations de l'Europe, de celles surtout dont elle avoit le plus à craindre et le plus de jalousie, la françoise et l'espagnole, avec l'avantage encore de les brouiller et de les diviser. Mais le grappin une fois attaché sur celui qui peut tout, qui attend un chapeau pour lequel il brûle de desir depuis tant d'années, et qui a tous les ans quarante mille livres sterling à recevoir, dont il n'ose rien montrer, et dont il redoute au contraire jusqu'au soupçon, qui craint, par conséquent, des retardements, et plus encore une soustraction dont il n'oseroit ouvrir la bouche, il n'est rien qu'on ne puisse obtenir. Georges et ses ministres, peu satisfaits de tout ce qu'ils tiroient de la France, et incapables de se dire : *C'est assez*, voulurent se donner les moyens de se rendre pour longues années les maîtres de leurs parlements. La liste civile et ce qu'ils savoient prendre d'ailleurs leur servoit à gagner des élections dans les provinces et des voix dans le parlement ; mais elle ne suffisoit pas pour s'en rendre maîtres par le très grand nombre, et leurs manéges dans le parlement y trouvoient souvent des résistances importunes et même quelquefois de fâcheuses oppositions, dont l'expérience les rendoit retenus à entreprendre. Ils se servirent donc du bénéfice du temps, et se firent donner par la France de monstrueux subsides, et en outre des sommes prodigieuses, où tout notre argent alla, et c'est de cette source que la cour d'Angleterre a tiré les trésors qui lui ont servi, et lui servent peut-être encore, tant l'amas en a été grand, à faire élire qui elle a voulu dans les provinces, et faire voter à son gré dans les divers parlements avec cette supériorité presque totale de voix qui anéantit enfin la liberté de la nation, et rend le roi despotique sous le masque de quelques mesures et de quelques formes, et la politique de ne tenir pas ferme sur tout ce qui ne l'intéresse pas précisément.

Gouvernement de Monsieur le Duc, mené par Mme de Prye, à qui l'Angleterre donne la pension de 40 000 ₶ sterling du feu cardinal Dubois.

Dubois mort ne laissa de regrets qu'à l'Angleterre[1]. Les subsides établis continuèrent les quatre mois que M. le duc d'Orléans survécut. Monsieur le Duc, bombardé en sa place par Fleury, ancien évêque de Fréjus, et précepteur du Roi, qui compta faire de ce prince plus que borné un fantôme de premier ministre, et devenir lui-même le maître de l'État[2], Monsieur le Duc, dis-je[3], fut un homme fait exprès pour la fortune de l'Angleterre, possédé aveuglément qu'il étoit par la marquise de Prye. Avec de la beauté, l'air et la taille de nymphe, beaucoup d'esprit, et pour son âge et son état de la lecture et des connoissances, c'étoit un prodige de l'excès des plus funestes passions : ambition, avarice, haine, vengeance, domination, sans ménagement, sans mesure[4], et, depuis que Monsieur le Duc fut le maître, sans vouloir souffrir la moindre contradiction, ce qui rendit son règne un règne de sang et de confusion. Les Anglois, bien au fait de notre intérieur, se hâtèrent de la gagner, et, moyennant la même pension qu'avoit d'eux le cardinal Dubois[5], tout fut bientôt conclu. Ils ne perdirent donc rien en perdant le cardinal Dubois, tant que dura le ministère de Mon-

1. Saint-Simon, dans les pages qui vont suivre, va parler d'événements qui dépassent l'époque finale de ses Mémoires. Éloigné alors des affaires et de la cour, il n'était plus que simple particulier et par conséquent témoin assez mal renseigné.

2. Notre auteur, qui a déjà attribué au cardinal de Fleury l'élévation de Monsieur le Duc (nos tomes XV, p. 198, et XVII, p. 268), racontera en 1723 (suite des *Mémoires*, tome XIX de 1873, p. 161-163 et 201-202) comment se fit ce choix et la part que lui-même y prit. Nous donnerons alors le commentaire nécessaire.

3. Les mots *dis-je* sont ajoutés sur la marge du manuscrit.

4. Ce portrait sera refait plus longuement dans la suite des *Mémoires* : tome XIX de 1873, p. 51-52.

5. M. H. Thirion a publié en 1905 un ouvrage très favorable à Mme de Prye, dans laquelle il nie cette affirmation ; mais, comme ce travail n'indique aucune référence on ne peut savoir sur quels documents il s'appuie pour assurer l'intégrité de la maîtresse du prince.

sieur le Duc, qui, mené par cette Médée[1], marcha totalement sur les traces de Dubois, par rapport à l'Angleterre.

Époque et cause de la résolution de renvoyer l'Infante et de marier brusquement le Roi.

Le bonheur de cette couronne fut tel que bientôt après Monsieur le Duc crut avoir grand besoin d'elle. Le Roi tomba malade[2], et, quoique le mal ne fût pas menaçant et qu'il finît en peu de jours, Monsieur le Duc en fut tellement effrayé qu'il se releva une nuit tout nu, en robe de chambre, et monta dans la dernière antichambre du Roi de l'appartement bas de feu Monseigneur, où M. le duc d'Orléans étoit mort, et que Monsieur le Duc avoit eu ensuite[3]. Il étoit seul une bougie à la main. Il trouva Mareschal qui passoit cette nuit-là dans cette antichambre, qui me le conta peu de jours après, et qui, étonné de cette apparition, alla à lui et lui demanda ce qu'il venoit faire. Il trouva un homme égaré, hors de soi, qui ne put se rassurer sur ce que Mareschal lui dit de la maladie, et à qui enfin d'effroi et de plénitude il échappa : *Que deviendrois-je?* répondant entre haut et bas à son bonnet de nuit; *je n'y serai pas repris s'il en réchappe : il faut le marier.* Mareschal, avec qui il étoit seul à l'écart, ne fit pas semblant de l'entendre; il tâcha de lui remettre l'esprit, et le renvoya se coucher[4]. Ce fut l'époque du renvoi de l'Infante[5]. Monsieur le Duc en avoit indignement usé avec le fils de feu M. le duc d'Orléans[6], qui l'avoit comblé de considération et de grâces[7], et y avoit

1. Ces deux mots sont en interligne, au-dessus d'*elle*, biffé. — Notre auteur lui a déjà appliqué cette qualification : nos tomes VII, p. 594, et XXIV, p. 123.

2. En février 1725 (*Gazette*, p. 96).

3. Il a été parlé de cet appartement dans le tome VIII, p. 240.

4. Notre auteur est seul à raconter cette anecdote.

5. Marie-Anne-Victoire de Bourbon, fille de Philippe V, fiancée à Louis XV et élevée à Paris, fut brutalement renvoyée en Espagne au début d'avril 1725; il a déjà été fait allusion à cette mesure dans le tome XXVI, p. 238-239.

6. Louis, duc de Chartres jusqu'à la mort de son père (tome VI, p. 73).

7. Cette incidente, depuis *qui l'avoit*, a été ajoutée après coup en

eu beau jeu et à bon marché avec [ce] prince[1]. Il redoutoit comme la mort de se voir soumis à lui[2] et, pour l'éviter, il voulut mettre le Roi en état d'avoir promptement des enfants. Ainsi, faisant à l'Espagne une aussi cruelle injure, que la tromperie jusqu'au moment et la manière de l'exécution rendirent encore plus sensible, il compta bien sur une haine irréconciliable, et se jeta de plus en plus à l'Angleterre. Son règne, trop violent pour durer, se termina, comme on sait, par n'avoir pu se résoudre à se séparer de Mme de Prye, ni elle à laisser gouverner Fleury[3], qui se lassa d'avoir compté vainement d'en avoir la réalité et d'en laisser à Monsieur le Duc la figure et l'apparence[4]. Ce prince succéda à M. le duc d'Orléans à l'instant de sa mort[5], le 23 décembre 1723, et finit le

interligne. On a vu en effet, et on verra encore avec quelle facilité le Régent avait accordé à Monsieur le Duc tout ce qu'il avait demandé.

1. Le caractère faible et fantasque du jeune duc d'Orléans est bien connu. A la mort de son père, il étonna tout le monde par son apathie. « Il étoit à Paris, à l'Opéra, quant il apprit la nouvelle de cette mort, et il arriva à Versailles que tout étoit fait. Il trouva cependant en arrivant des hommes considérables, attachés à son père, qui lui demandèrent s'il n'agiroit pas ; il répondit qu'il n'y avoit plus rien à faire. Il est vrai qu'il étoit encore bien jeune ; mais eût-il été plus âgé, il y avoit longtemps que le Régent avoit jugé qu'il n'étoit bon à rien. » (*Mémoires du président Hénault*, édition Rousseau, p. 84.)

2. En cas de mort de Louis XV, c'était en effet le duc d'Orléans qui lui eût succédé. L'avocat Barbier, dans son *Journal* (édition Charpentier, tome I, p. 379), parlant de la maladie du jeune Roi en 1725, ajoute : « Monsieur le Duc craignoit beaucoup, attendu qu'il y a toujours eu une haine entre lui et M. le duc d'Orléans (fils du Régent), non seulement à cause de la place de premier ministre, mais parce que M. le duc d'Orléans a refusé comme avec mépris l'alliance de Mlle de Sens, sœur de Monsieur le Duc. » Si l'on en croit cependant un rapport de police imprimé dans les *Archives de la Bastille*, tome XIV, p. 33, il y aurait eu, au moins passagèrement, entre les deux princes, une camaraderie plus que familière.

3. *Fleury* est en interligne sur *le Card.*, biffé.

4. Voyez les *Mémoires du président Hénault*, édition Rousseau, p. 161-162.

5. Suite des *Mémoires*, tome XIX de 1873, p. 201-202.

lundi de la Pentecôte 1726[1], par l'ordre que lui porta le duc de Charost, capitaine des gardes du corps, un moment après que le Roi fut parti de Versailles pour aller à Rambouillet, de se retirer sur-le-champ à Chantilly, où il alla à l'heure même accompagné par un lieutenant des gardes du corps[2].

Gouvernement du cardinal Fleury.

Le cardinal Fleury, qui ne l'étoit pas encore, mais qui le devint six semaines ou deux mois après[3], prit donc le jour même les rênes du gouvernement, et ne les a quittées[4], avec la vie, que tout à la fin de janvier 1743. Jamais roi de France, non pas même Louis XIV, n'a régné d'une manière si absolue, si sûre, si éloignée de toute contradiction, et n'a embrassé si pleinement et si despotiquement toutes les différentes parties du gouvernement de l'État et de la cour, jusqu'aux plus grandes bagatelles. Le feu Roi éprouva souvent des embarras par la guerre

1. Ce n'est pas le lundi de la Pentecôte, 10 juin, mais le mardi 11 que Monsieur le Duc fut disgracié.

2. Louis XV partit pour Rambouillet à trois heures du soir; à six heures, alors que Monsieur le Duc s'apprêtait à aller rejoindre le Roi, le duc de Charost lui apporta une lettre de la main, qui le remerciait de ses services et lui enjoignait de se rendre à Chantilly immédiatement, en laissant ses papiers entre les mains de Charost. Sur cet événement, on peut voir le *Journal de Barbier*, tome I, p. 427-428, les *Mémoires du duc de Luynes*, tome V, p. 161, ceux *du maréchal de Villars*, tome V, p. 22-24, *de Maurepas*, tome II, p. 71-74, *du président Hénault*, édition Rousseau, p. 86 et suivantes, la *Gazette d'Amsterdam* de 1726, n° L, une lettre de Mathieu Marais au président Bouhier, dans les *Mémoires de Marais*, tome III, p. 425, le *Journal de Pierre Narbonne*, p. 146, une lettre de Saint-Simon au cardinal Gualterio, dans l'*Annuaire-Bulletin de la Société de l'histoire de France*, 1888, p. 272-274, des gazetins de police publiés dans la *Nouvelle revue rétrospective*, juillet-décembre 1885, p. 241 et suivantes, Lémontey, *Histoire de la Régence*, tome II, p. 260; etc. On trouvera ci-après, à l'appendice III, une lettre inédite du duc du Maine au maréchal de Villeroy sur cette disgrâce.

3. Dans le consistoire du 11 septembre 1726, exactement trois mois après.

4. Le manuscrit porte *quittés*, au masculin, par inattention.

domestique de ses ministres, et quelquefois par les représentations de ses généraux d'armée et de quelques grands distingués de sa cour. Fleury les tint tous à la même mesure, sans consultation, sans voix de représentation, sans oser hasarder nul débat entre eux. Il ne les faisoit [venir] que pour recevoir et exécuter ses ordres sans la plus légère réplique, pour les exécuter très ponctuellement et lui en rendre simplement compte sans s'échapper une ligne au delà, et sans que pas un d'eux, ni des princes, ni des seigneurs de la cour, des dames ni des valets qui approchoient le plus du Roi, osassent proférer une seule parole à ce prince de quoi que ce soit, qui ne fût bagatelle entièrement indifférente. Comment il gouverna, c'est ce qui dépasse de loin le temps que ces *Mémoires* doivent embrasser. Je dirai seulement ici ce qui fait la suite nécessaire de cette disgression.

Chaînes dont Fleury se laisse lier * par l'Angleterre.

Il trouva le gouvernement entièrement monté au ton de l'Angleterre, et un ambassadeur de cette couronne bien plus mesuré, mais aussi bien plus habile que n'avoit été Stair, auquel il avoit succédé. C'étoit Horace Walpole, frère de Robert, qui gouvernoit alors principalement en Angleterre[1]. La partie n'étoit pas égale entre eux. Horace, nourri dans les affaires comme le sont tous les Anglois, mais de plus frère et ami de celui qui les conduisoit toutes, qui les consultoit avec lui de longue main, et qui le dirigeoit de Londres, étoient l'un et l'autre deux génies très distingués[2]. Je ne parlerai point ici de celui du cardinal; je dirai seulement qu'il avoit passé sa vie d'abord dans l'infimité[3], après à se pousser et à faire sa cour à

1. Saint-Simon a déjà mentionné les deux Walpole dans le tome XV, p. 199, où il avait dit par avance ce qu'il va répéter.
2. Phrase tout à fait incorrecte.
3. *L'Académie* n'a admis l'adjectif *infime* que dans l'édition de 1798; mais elle ne connaît pas *infimité*, dont le *Littré* et le *Dictionnaire d'Hatzfeld* ne citent que le présent exemple; nous retrouverons *infimité* dans la suite des *Mémoires*, tome XVI, de 1873, p. 218.

* Les mots *se laisse lier* corrigent *est lié*.

tout le monde, puis dans les ruelles, les parties, les bonnes compagnies, loin de toute étude, de toute affaire, de toute espèce d'application ; enfin évêque de la manière qu'on l'a vu dans ces *Mémoires*[1], et depuis qu'il le fut, confiné quelquefois dans un trou solitaire tel qu'est Fréjus[2], mais la plupart du temps dans les bonnes villes et les meilleures maisons de la Provence et du Languedoc, avec la bonne compagnie, dont il se fit toujours desirer. Il n'avoit donc pas la plus légère notion d'affaires, lorsqu'il prit tout à coup le timon de toutes. Il avoit alors soixante-douze ou treize ans[3], et de ce moment, il en fut toujours moins occupé, quoiqu'il en disposât seul et uniquement de toutes, que de se maintenir dans cette autorité, et de la porter au comble où, dix-huit ans durant, on l'a vue sans le plus petit nuage. Le léger travail de Monsieur le Duc avec le Roi lorsqu'il étoit premier ministre, où Fleury s'étoit introduit en tiers tout d'abord, n'avoit pu lui donner la moindre teinture d'affaires. Il ne s'y agissoit que des grâces à distribuer, en présenter la liste toute faite, en dire deux mots fort courts, car Monsieur le Duc n'avoit pas le don de la parole, et faire mettre le bon du Roi au bas de la feuille. Cela donnoit lieu seulement à Fleury de dire quelquefois quelque chose sur les sujets, et de l'emporter quelquefois aussi quand il s'agissoit de bénéfices.

Fleury sans la moindre teinture des affaires, lorsqu'il en saisit le timon.

Monsieur le Duc, peut-être mieux Mme de Prye, qui le gouvernoit, et qui étoit elle-même conduite par les Paris[4], s'ennuya de ce témoin unique de ce travail, et pour s'en défaire pratiqua un jour qu'au moment que Monsieur le

Aventure dite d'Issy.

1. Tome VI, p. 45-52.

2. Cette ville, dont l'importance avait toujours diminué depuis que son port, délaissé par la mer, était devenu impraticable, ne comptait au dix-huitième siècle que dix-huit feux cadastraux.

3. Il allait prendre soixante-treize ans onze jours après la disgrâce de Monsieur le Duc, étant né le 22 juin 1653.

4. Nous avons déjà rencontré les quatre frères Paris dans le tome XVII, p. 210.

Duc alloit arriver pour le travail, et que le cardinal étoit déjà entré[1], le Roi prit son chapeau, et sans rien dire au cardinal s'en alla chez la Reine, qu'il trouva dans son cabinet, qui l'attendoit avec Monsieur le Duc. Le cardinal demeura seul plus d'une heure dans le cabinet du Roi à se morfondre. Voyant le temps du travail bien dépassér il s'en alla chez lui, envoya chercher son carrosse, et s'en alla coucher à Issy au séminaire de Saint-Sulpice, où il s'étoit fait une retraite pour s'y reposer quelquefois[2]. En attendant son carrosse, il écrivit au Roi en homme piqué, et très résolu de partir sans le voir pour s'en aller pour toujours dans ses abbayes. Il l'envoya à Nyert, premier valet de chambre en quartier[3]. Quelque temps après le Roi revint chez lui, et Nyert lui donna la lettre. Les larmes, car il étoit bien jeune, le gagnèrent en la lisant; il se crut perdu n'ayant plus son précepteur, et s'alla cacher sur sa chaise percée. Le duc de Mortemart, premier gentilhomme de la chambre en année, arriva là-dessus. Nyert lui conta ce qui étoit arrivé du travail, de la lettre, des larmes, et de la fuite sur la chaise percée. Le duc de Mortemart y entra, et le trouva dans la plus grande désolation. Il eut peine à tirer de lui ce qui l'affligeoit de la sorte. Dès qu'il le sut, il représenta au Roi qu'il étoit bien bon de pleurer pour cela, puisqu'il étoit le maître d'ordonner à Monsieur le Duc d'envoyer de la part de Sa Majesté chercher Fleury[4], qui sûrement ne demanderoit

1. *Entré* est en interligne, au-dessus d'*arrivé*, biffé.

2. Voyez notre tome XV, p. 198-200, où a déjà été racontée cette nouvelle « journée des dupes », qui se passa les mardi et mercredi 18 et 19 décembre 1725.

3. Louis de Nyert, marquis de Gambais, baptisé le 19 mars 1687 à Versailles, avait eu la survivance des charges de son père, auquel il succéda en 1719 comme premier valet de chambre du Roi et capitaine-concierge du château du Louvre ; il était en outre bailli d'amont en Franche-Comté et gouverneur de Limoges. Il mourut le 27 mars 1736. Il avait épousé en 1704 la fille de Marsollier, conseiller au Grand-Conseil.

4. *Fleury* est en interligne, au-dessus de *le Card.*, biffé.

pas mieux, et, dans l'extrême embarras où il vit le Roi là-dessus, il offrit d'en aller porter sur-le-champ l'ordre à Monsieur le Duc. Le Roi, délivré sur l'exécution, l'accepta, et le duc de Mortemart alla tout aussitôt chez Monsieur le Duc, qui se trouva fort étourdi, et qui, après une courte dispute, obéit à l'ordre du Roi[1]. Comme la chose étoit arrivée avant le soir sur la fin de l'après-dînée, elle fit grand bruit et force dupes; car on ne douta pas que Fleury ne fût perdu et chassé sans retour, qui n'eût été cardinal ni premier ministre de sa vie, si Monsieur le Duc l'eût fait paqueter sur le chemin d'Issy et fait gagner pays toute la nuit. Le Roi auroit bien pleuré; mais la chose seroit demeurée faite ; M. de Mortemart n'auroit pas porté l'ordre à temps[2]. Après cet éclat il falloit que l'un chassât l'autre. L'un étoit prince du sang, premier ministre, et sur les lieux, tandis que l'autre, sans nul appui, couroit la poste, ou pour le moins les champs vers un exil ; qui que ce soit n'eût osé faire tête à Monsieur le Duc, ni peut-être voulu quand on l'auroit pu, et l'un demeuroit perdu et l'autre pour toujours le maître. Voici pourquoi je raconte ici cette anecdote, qui outrepasse le temps que ces *Mémoires* doivent embrasser. Walpole, averti de tout à temps, le fut de cette aventure ; il ménageoit Fleury comme un homme qui pointoit, et que l'amitié de mie[3] pouvoit conduire loin. Il alla sur-le-champ à Issy, et par cette démarche se dévoua personnellement le cardinal à un point qui est inexprimable, et dont je ne puis douter, comme on va le voir.

1. Lémontey (*Histoire de la Régence*, tome II, p. 234, note) a publié le texte de la lettre de Monsieur le Duc à Fleury.

2. Les références relatives à cet épisode ont été données dans les notes de notre tome XV, p. 199-201.

3. Tome III, p. 169. Saint-Simon a souvent employé ce terme pour Mme de Maintenon à l'égard des bâtards du Roi. Sur l'influence de Fleury sur Louis XV, voyez la curieuse anecdote que notre auteur racontera dans la suite des *Mémoires*, tome XVI de 1873, p. 358.

Fleury parfaitement désintéressé sur l'argent et les biens. Lui et moi nous nous parlons librement sur toutes les affaires.

Fleury étoit incapable non-seulement d'accepter des présents et des pensions étrangères, mais hors de toute mesure qu'on osât lui en présenter. Ce ne fut donc pas cette voie qui le gagna, c'est peu dire, qui le livra à l'Angleterre, et encore sans penser à elle ni à l'intérêt de cette couronne, et c'est ce qu'il faut maintenant expliquer. Pour le bien faire, il faut dire ici que je fus toujours en usage que lui et moi nous nous parlions de tout. Il trouva toujours très bon que je lui demandasse à quoi il en étoit avec telle ou telle puissance; il m'y répondoit toujours franchement et avec détail. Très ordinairement aussi il m'en parloit le premier, si bien même que, allant chez lui pour lui parler de choses qui me regardoient, et craignant d'y être interrompu, faute de temps, par l'heure pour lui d'aller chez le Roi ou par quelque autre nécessité semblable, je lui fermois souvent la bouche sur les affaires, en lui disant que j'étois là pour les miennes, que je craignois de manquer de temps, et que, après que je lui aurois expliqué ce qui m'amenoit, je serois ravi d'apprendre ensuite ce qu'il voudroit bien me dire; et en effet, quand j'avois achevé, il revenoit à me parler d'affaires d'État, quelquefois de cour, mais jamais qu'en récit, en raisonnement de sa part et de la mienne, sans rien qui approchât de la consultation. Cela suffit ici; on pourra voir dans la suite ce qui m'avoit mis et établi dans cette stérile confiance[1]. J'ajouterai seulement que jamais en aucun temps ni moment son cabinet ne me fut fermé, et qu'à moins de cause majeure et rare c'étoit toujours moi qui le quittois; qu'il ne me montra jamais qu'il trouvât que c'étoit assez demeurer avec lui, et que souvent il me retenoit ou me demandoit pourquoi je m'en allois, causoit en me suivant à la porte, et assez souvent encore quelque peu debout devant la porte avant de l'ouvrir[2].

1. Suite des *Mémoires,* tome XIX de 1873, p. 161 et suivantes.
2. Saint-Simon répétera cela encore en deux mots dans la conclusion

Avarice sordide de Fleury, non pour soi, mais pour le Roi, l'État et les particuliers.

Ce ministre tourna une vertu en défaut que je lui ai souvent reproché. La vie pauvre qu'il avoit menée jusqu'à son épiscopat, car il avoit d'ailleurs très peu de bénéfices, celle surtout qu'il avoit menée dans sa jeunesse dans les colléges et les séminaires, l'avoit accoutumé à une vie dure, à se passer de tout, et à une grande épargne; mais cette habitude n'avoit point dégénéré en lui comme en presque tous ceux qui [sortent] d'une longue pauvreté, surtout destituée de naissance, en soif d'argent, de biens, de bénéfices, d'entasser et d'accumuler des revenus, ou en avarice crasse et sordide. C'étoit l'homme du monde qui se soucioit le moins d'avoir, et qui, maître de se procurer tout ce qu'il auroit voulu, s'est le moins donné, comme il y a paru dans tout le cours de son long et toujours tout-puissant ministère. Mais avec ce désintéressement personnel[1] et cette simplicité même portée trop loin, de table, de maison, de meubles et d'équipages, et libéral du sien aux pauvres, à sa famille, même à quelques amis, sans faire pour soi le moindre cas de l'argent, il l'estima trop en lui-même, et non content d'une sage et discrète économie, choqué à l'excès des profusions des ministères qui avoient précédé le sien, il tomba dans une avarice pour l'État et pour les particuliers, dont les suites ont été très funestes. Quelque curieux et important que cela soit, ce n'est pas ici le lieu de traiter cette matière, qui peut-être se pourra retrouver ailleurs. Il suffit de dire ici qu'il excelloit aux ménages de collège[2] et de séminaire, et qu'on pardonne ce mot bas, au ménage des bouts de chandelle[3], parce

de ses *Mémoires, ibidem*, p. 224. Les quelques lettres de lui au prélat que l'on connaît dénotent sans contredit une certaine intimité.

1. L'adjectif *personnel* a été ajouté au bout de la ligne sur la marge.

2. Ménage, au sens d'épargne et d'économie; c'était le second sens donné par l'*Académie*. Voyez ci-après aux Additions et Corrections.

3. « On dit proverbialement d'un homme fort attentif aux petites choses du ménage par avarice, mais du reste fort négligent dans les

qu'à la lettre il a fait pratiquer ce dernier, dont le Roi pourtant se lassa dans ses cabinets, et dont un malheureux valet se rompit le col sur un degré du Grand-Commun[1].

Fleury met sa personne en la place de l'importance de celle qu'il occupe et en devient cruellement la dupe.

Un autre défaut encore trop commun à ceux qui occupent de grandes places, et qui a mené le cardinal Fleury bien loin, sans s'en être pu corriger par les fatales expériences, c'est qu'il prenoit aisément les hommages, les avances, les louanges, les fausses protestations des étrangers et des souverains, pour réels et pour estime de sa personne, pour confiance en lui, même pour amitié véritable, sans songer qu'il ne les devoit qu'à l'importance de sa place et au besoin qu'ils avoient de lui ou [au] desir de le gagner et de le tromper, comme il l'a été de presque[2] toutes les puissances de l'Europe l'une après l'autre.

Walpole, ambassadeur d'Angleterre, l'ensorcelle. Trois objets des Anglois.

Pensant et agissant de la sorte, Walpole, qui en savoit bien plus que lui, se le dévoua et au gouvernement d'Angleterre. Il joignit à ses adorations, à ses hommages, à son air de respect, d'attachement et d'admiration personnelle, ceux de son frère, qui gouvernoit l'Angleterre, et tous deux parvinrent à le persuader qu'ils ne se gouvernoient que par ses conseils. Leur grand objet étoit triple, et ils le remplirent triplement et complètement : empêcher que la France ne relevât sa marine et leur donnât d'inquiétude sur Dunkerque, etc., et se conserver par là l'empire de la mer et du commerce, en sapant doucement ce qui nous en restoit; tenir la France et l'Espagne en jalousie et mal ensemble, tant par celle de toute l'Europe de l'union des deux branches royales et de ses suites,

autres, *c'est un ménager de bouts de chandelle* » (*Académie*, 1718, au mot Bout).

1. Il a été parlé du Grand-Commun de Versailles dans le tome XXVIII, p. 164. — Nous ne savons à quelle anecdote Saint-Simon fait allusion.

2. *Presque* a été ajouté en interligne.

que pour saper aussi le commerce d'Espagne de plus en plus, et à continuer à[1] s'établir à ses dépens et à sa ruine dans les Indes; enfin, par rapport à Hanovre et autres États du roi Georges en Allemagne, se rendre considérables à l'Empereur par disposer à son égard de la France.

Avarice du Cardinal ne veut point de marine, et à d'autres égards encore pernicieuse à l'État. Il est personnellement éloigné de l'Espagne, et la reine d'Espagne et lui brouillés sans retour jusqu'au scandale.

Tous ces trois points furent aisés à Walpole. Indépendamment de ses manéges auprès du cardinal, l'avarice de celui-ci l'empêcha non-seulement de vouloir rien écouter sur le rétablissement de la marine; mais elle le poussa à tous les ménages[2] qui en achevèrent la destruction. Pour le commerce, la crainte de blesser les Anglois, qu'il croyoit gouverner, faisoit avorter les mesures et les propositions les plus sages, et lui fermoit[3] les oreilles aux plaintes les plus criantes, dont j'ai vu sans cesse Fagon désolé, qui étoit un conseiller d'État très distingué, mon ami, qui avoit deux fois refusé la place de contrôleur général[4], qui avoit grande autorité dans les finances et qui étoit à la tête du commerce, par qui j'en ai su des détails infinis.

L'article de l'Espagne ne fut pas plus difficile. Comme je ne dis que ce que je sais, et j'avoue sans honte, et pour l'amour de la vérité, ce que j'ignore, je suivrai ici la même route. Dès l'entrée du cardinal dans les affaires, il s'éleva des nuages entre l'Espagne et lui personnellement, dont j'ai toujours ignoré la cause, quoique j'aie tâché de la découvrir. Ces nuages allèrent toujours croissant, et mirent enfin un mur de séparation personnelle entre la reine d'Espagne et lui[5], qui monta jusqu'à

1. Les mots *à continuer à* sont en interligne, et avant *dans les Indes* il y a *de plus en plus* répété par mégarde et biffé ensuite.
2. Même sens qu'à la page 315.
3. Il y a *fermoient,* par inadvertance, dans le manuscrit.
4. En 1722 et en 1740. Ceci a déjà été dit par Saint-Simon dans l'Addition à Dangeau n° 1494 : notre tome XXXIII, p. 299.
5. Les mots *et luy,* oubliés, ont été remis en interligne.

l'aversion des deux côtés, et réciproquement peu ménagés jusqu'à l'indécence. J'ai toujours cru que le renvoi de l'Infante en étoit la source, qui en effet n'eût pu se faire sans lui, quoique Monsieur le Duc eût enfin fait sa paix apparente par l'abbé de Montgon, qu'il envoya en Espagne
[Add. St-S. 1534] exprès sous une autre couleur[1]. Mais ces choses, qui ne sont pas de l'espace de ces *Mémoires,* nous mèneroient ici trop loin. On peut juger que Walpole, trouvant de

1. Charles-Alexandre Cordebeuf de Beauverger, abbé de Montgon, naquit à Versailles le 24 septembre 1690. Il suivit d'abord le métier des armes et avait une enseigne de gendarmerie lorsque, en mars 1718, il entra tout à coup au séminaire de Saint-Sulpice et se fit ordonner prêtre quelques années après. Saint-Simon (dans l'Addition à Dangeau, n° 714 : notre tome XIV, p. 469-470) et le président Hénault (*Mémoires,* édition Rousseau, p. 139-142) ont raconté comment il se fit donner par Monsieur le Duc une mission secrète à Madrid, où il arriva le 24 novembre 1725, et comment il se brouilla avec le cardinal de Fleury. Sur son rôle en Espagne, on peut voir l'ouvrage de Mgr Baudrillart, *Philippe V et la cour de France,* tome III, p. 236 et suivantes, 276 et suivantes, 461 et suivantes, et celui du comte de Baillon sur *Horace Walpole,* p. 193, 269-272, 286 et 323-327. Il dut quitter Madrid en 1728 et se retira d'abord en Portugal, puis passa ensuite en Angleterre et en Flandre. Au début de 1732, on le trouve réfugié dans un couvent d'Auvergne, près Clermont (*Revue rétrospective,* deuxième série, tome V, p. 15). Mais, cette même année, ayant publié à Liège un petit volume intitulé *Recueil de lettres et mémoires de M. l'abbé de Montgon concernant les négociations dont il a été chargé,* dans lequel le cardinal de Fleury était peu ménagé, il fut relégué à Douay ; ses papiers furent saisis dans cette ville le 8 octobre et versés au Dépôt des affaires étrangères (A. Baschet, *Histoire,* p. 193), où il sont conservés aujourd'hui dans les volumes *Espagne* supplément, n° 13 et 14. En 1740, il avait réussi à se faire donner par Monsieur le Duc une nouvelle mission en Espagne, lorsque Fleury l'empêcha de partir, au dire d'Argenson (*Mémoires,* tome III, p. 120), en lui suscitant une assez vilaine histoire. Le cardinal étant mort en 1743, l'abbé de Montgon fit paraître en Hollande en 1748 en huit volumes ses fameux *Mémoires sur ses négociations,* « satire affreuse contre le cardinal Fleury », disait le marquis d'Argenson (*Mémoires,* tome VI, p. 48). Cette publication lui valut une nouvelle relégation, et il finit par mourir assez misérablement en 1770, non pas aux Pays-Bas, comme le disent les biographies, mais au petit village de Sarliève (Puy-de-Dôme).

telles dispositions à l'égard de l'Espagne, n'eut pas de plus grand soin que de jeter de l'huile sur ce feu, et il eut la joie sous tout ce ministère de voir la France et l'Espagne intérieurement dans le plus funeste éloignement, quoi que l'Espagne pût quelquefois faire, et qu'osassent doucement hasarder le peu de gens qui, pouvant quelquefois dire quelque mot au cardinal, pensoient que le plus essentiel intérêt de la France, comme le plus véritable, étoit l'union intime avec l'Espagne, comme il m'est souvent et toujours inutilement arrivé. Ces deux points gagnés, le dernier n'étoit pas difficile, et les Anglois parvinrent aisément à lui persuader que ce n'étoit que par eux qu'il pouvoit amener l'Empereur aux choses qui conviendroient à la France, tellement que, enivré de leur encens et de leurs discours, il se conduisit entièrement à leur gré sur toutes choses, jusqu'à ce qu'après plusieurs années ils le méprisèrent, parce qu'ils n'en avoient plus besoin, et qu'ils avoient formé aux dépens de la France des alliances qui leur convenoient davantage. Ils passèrent donc, pour flatter les Anglois et leurs nouveaux confédérés[1], jusqu'à montrer en plein parlement les lettres qu'ils avoient gardées de lui, et en faire des dérisions publiques. Souvent j'avois hasardé de lui parler de marine, de commerce et de cet abandon aux Anglois, nos plus ardents et invétérés ennemis; car les tories, qui nous avoient sauvés sous la reine Anne, étoient en butte aux whigs depuis sa mort, et anéantis, et l'abbé Dubois, secondé de Canillac et du duc de Noailles, les avoit fait abandonner publiquement et sacrifier par M. le duc d'Orléans. C'étoient donc ceux qui avoient appelé le roi Guillaume et la ligne protestante, c'est-à-dire les plus envenimés ennemis de la France, qui régnoient en Angleterre, et qui depuis la mort du feu

1. Tout le commencement de cette phrase, depuis *Ils passèrent*, a été ajouté après coup en interligne, de manière à former une phrase nouvelle. Le sens est : Ils allèrent donc... jusqu'à, etc.

Roi gouvernoient la France à leur plaisir. Quand je pressois le cardinal Fleury là-dessus : « Vous n'y êtes pas, me répondoit-il avec un sourire de complaisance. Horace Walpole est mon ami personnel. Il est le seul qui ait osé me venir voir à Issy, lorsque j'y étois prêt à partir pour me retirer dans mes abbayes[1]. Il a toute confiance en moi. Croiriez-vous qu'il me montre les lettres qu'il reçoit d'Angleterre, et toutes celles qu'il y écrit, que je les corrige, et que souvent je les dicte? Je sais bien ce que je fais. Son frère a la même confiance. Il faut laisser dire que je m'abandonne à eux, et moi je vous dis que je les gouverne, et que je fais de l'Angleterre tout ce que je veux[2]. » Jamais il n'a pu se mettre dans l'esprit qu'un ministre d'Angleterre ne risquoit rien de l'aller voir à Issy. S'il étoit chassé, c'étoit un coup d'épée dans l'eau, qui ne mettoit Walpole[3] en nulle prise de Monsieur le Duc, sous la coupe duquel il ne pouvoit être en aucune sorte, et si le cardinal étoit rappelé, comme il arriva, c'étoit s'être fait un mérite auprès de lui sans le moindre risque et à très grand marché. Il put aussi peu se déprendre de l'opinion qu'il gouvernoit les Walpoles, qu'après l'éclat dont je viens de parler, qui le mit au désespoir d'une telle duperie, mais dont il se garda bien de se plaindre à moi ni à personne, et moi aussi de lui en parler depuis.

Premiers ministres funestes aux états qu'ils gouvernent.

De tout ce récit abrégé de la fortune de l'Angleterre par l'abbé Dubois, puis par Mme de Prye sous Monsieur le Duc, enfin du temps du cardinal Fleury en France, et de ce qui s'est passé en Espagne sous Alberoni et ses successeurs, tous gens, et en France et en Espagne, qui, par le néant de leur naissance et par leur isolement personnel, n'étoient pas pour prendre grand intérêt à l'État qu'ils ont gouverné, ni pour être touchés d'aucun autre que du

1. Ci-dessus, p. 313.
2. Tout cela a déjà été raconté dans le tome XV, p. 202-203.
3. Le nom *Walpoole* a été mis après coup en interligne et *le* biffé avant le verbe.

leur propre sans le plus léger balancement ni remords[1], on voit de quel funeste poison est un premier ministre à un royaume, soit par intérêt, soit par aveuglement. Quel qu'il soit, il tend avant tout et aux dépens de tout à conserver, affermir, augmenter sa puissance; par conséquent son intérêt ne peut être celui de l'État qu'autant qu'il peut concourir ou compatir avec le sien particulier. Il ne peut donc chercher qu'à circonvenir son maître, à fermer tout accès à lui, pour être le seul qui lui parle et qui soit uniquement le maître de donner aux choses et aux personnes le ton et la couleur qui lui convient, et pour cela se rendre terrible et funeste à quiconque oseroit dire au roi le moindre mot qui ne fût pas de la plus indifférente bagatelle. Cet intérêt de parler seul et d'être écouté seul lui est si cher et si principal, qu'il n'est rien qu'il n'entreprenne et qu'il n'exécute pour s'affranchir là-dessus de toute inquiétude. L'artifice et la violence ne lui coûtent rien pour perdre quiconque lui peut causer la moindre jalousie sur un point si délicat, et pour donner une si terrible leçon là-dessus, que nul sans exception ni distinction n'ose s'y commettre. Par même raison, moins il est supérieur en capacité et en expérience, moins veut-il s'exposer à consulter, à se laisser représenter, à choisir sous lui de bons ministres, soit pour le dedans, soit pour le dehors. Il sent que, ayant un intérêt autre que celui de l'État, il réfuteroit mal les objections qu'ils pourroient lui faire, parce que son opposition à s'y rendre viendroit de cet intérêt personnel qu'il veut cacher; c'est par cette raison, et par celle de craindre d'être jamais pénétré, qu'il ne veut choisir que des gens bornés et sans expérience, qu'il écarte tout mérite avec le plus grand soin[2], qu'il redoute les personnes d'esprit,

1. Les cinq lignes qui précèdent, depuis *tous gens*, ont été ajoutées sur la marge du manuscrit par Saint-Simon, avec un signe de renvoi.

2. Les mots *avec le plus grand soin* ont été ajoutés après coup en interligne.

les gens capables et d'expérience; d'où il résulte qu'un gouvernement de premier ministre ne peut être que pernicieux. Je ne fais ici qu'écorcher la matière[1] que j'aurai lieu ailleurs d'étendre davantage; venons au point qui m'a engagé à cette disgression; il est bien court, bien fatal, et le voici :

L'Angleterre ennemie de la France à force titres anciens et nouveaux. Intérêt de la France à l'égard de l'Angleterre.

L'expérience de plusieurs siècles doit avoir appris ce qu'est l'Angleterre à la France; ennemie de prétentions à nos ports et à nos provinces, ennemie d'empire de la mer, ennemie de voisinage, ennemie de commerce, ennemie de colonies, ennemie de forme de gouvernement; et cette mesure comblée par l'inimitié de la religion, par les tentatives d'avoir voulu rétablir la maison Stuart sur le trône malgré la nation; et ce qu'elle a de commun avec le reste de l'Europe, ce qui l'a unie avec les autres puissances contre la nôtre, et qui en maintient l'union, la jalousie extrême de voir l'Espagne dans la maison de France, et la terreur que toute l'Europe conçoit de ce que pourroit l'union des deux branches royales pour leur commune grandeur, si elles savoient être[2] guidées par la sagesse de l'esprit, qui a sans cesse présidé aux conseils des deux branches couronnées de la maison d'Autriche en Allemagne et en Espagne, et qui les a portées à un tel degré de grandeur et de puissance malgré la vaste séparation de leurs États, inconvénient qui l'a sans cesse embarrassée, et qui ne se trouve point entre la France et l'Espagne dont les terres et les mers sont contiguës. La même expérience apprend aussi que la France a toujours eu tout à craindre de l'Angleterre tant qu'elle a été paisible au dedans; que la France, même sans s'en mêler, a tiré les plus grands avantages des longues et cruelles divisions de la Rose blanche et de la Rose rouge[3],

1. *Écorcher* est ici au sens étymologique d'enlever l'écorce, ne pas pénétrer au delà de l'écorce.

2. *Sçavoient estre* est en interligne au-dessus de *pouvoient estre*, biffé.

3. C'est-à-dire des maisons d'York et de Lancastre au quinzième siècle.

et depuis des secousses par intervalles que l'autorité et les passions d'Henri VIII y ont causées, enfin des longs troubles qui y ont porté Cromwell à la suprême puissance. Marie a peu régné, et dans l'embarras de rétablir la religion catholique après le court règne de son frère mineur[1]. Élisabeth, cette reine si fameuse[2], étoit personnellement amie d'Henri IV, et d'ailleurs elle ne laissoit pas de se trouver embarrassée de l'Écosse, de l'Irlande même, et de son sexe encore[3] avec des sujets qui la pressoient sans cesse de se marier, n'osant les refuser, et ne voulant pourtant pas partager son trône avec personne. La foiblesse de Jacques Ier[4], sa maladie d'être auteur et d'exceller en savoir[5], sa passion pour la chasse, son dégoût pour les affaires, empêchèrent de son temps l'Angleterre d'être redoutable. Son petit-fils[6], rétabli après de si étranges révolutions, étoit ami personnel du feu Roi, et eut pourtant la main forcée par son parlement pour lui déclarer la guerre, et eut beaucoup de mouvements domestiques à essuyer. Du court règne de Jacques II, ce n'est pas la peine d'en parler. La France a cruellement senti tout le règne de Guillaume, et, si les fins de celui de la reine Anne l'en ont consolée, ce n'a pas été sans le payer chèrement par Dunkerque et toutes les entraves de cette côte mise à découvert. On voit de plus quel fut

1. Édouard VI, fils d'Henri VIII et de Jeanne Seymour, sa troisième femme, naquit le 12 octobre 1537, monta sur le trône à la mort de son père (28 janvier 1547) sous la tutelle de sa sœur Marie Tudor. Le jeune roi étant mort le 6 juillet 1553, Marie lui succéda, épousa le 25 juillet 1554 le roi Philippe II d'Espagne et mourut sans postérité le 17 novembre 1558.

2. Tome XVI, p. 69. — 3. *Encore* est ajouté en interligne.

4. Tome II, p. 252.

5. Il composa de nombreux ouvrages en latin, en français et en anglais, notamment le *Basilicon doron*, la *Loi des monarchies libres*, des *Loisirs poétiques*, un traité de *Démonologie*, un autre contre le tabac, etc.

6. Charles II : tome XI, p. 344.

l'esprit des Anglois à son égard après la paix, et en haine de la paix. Il n'y a qu'à lire ce que Torcy en rapporte, et qu'on trouvera ici dans les Pièces[1].

Il est donc clair que l'intérêt sensible de la France est, autant qu'elle le peut sagement, d'exciter et d'entretenir les troubles domestiques parmi une nation qui y est d'elle-même si portée. C'est ce que le feu Roi projetoit, et que la mort l'empêcha d'exécuter. Tout étoit prêt; il n'y avoit qu'à suivre, lorsque l'intérêt de l'abbé Dubois l'empêcha par Canillac et par le duc de Noailles. Il n'y a qu'à lire ce qui est rapporté dans ces *Mémoires*, d'après Torcy, sur les affaires étrangères pour voir que l'Angleterre fut continuellement agitée dans l'intérieur, qu'elle avoit tout à craindre de l'entreprise d'une révolution, à laquelle la position de la France à son égard pouvoit donner le plus grand branle; que l'Angleterre avoit infiniment plus besoin de la France que la France de l'Angleterre; que cette dernière le sentoit parfaitement, et payoit de l'audace de Stair et de l'artifice de ceux qu'il avoit gagnés auprès du Régent; et que, depuis que l'abbé Dubois eut pris le grand vol dès son premier passage en Angleterre, cette dernière couronne n'eut plus, non-seulement rien à craindre de la France, mais lui commanda despotiquement par l'intérêt de l'abbé Dubois, par celui de Mme de Prye ensuite, enfin par l'avarice si mal entendue du cardinal de Fleury pour la marine, et sur le reste par l'ensorcellement qu'Horace Walpole eut l'art de lui jeter. Dans tous ces temps, on a pu troubler l'Angleterre par le Prétendant, comme on peut en tirer les preuves des extraits des lettres faits par Torcy, et depuis la Régence encore. En aucun temps on n'en a jamais fait que de misérables et très rares semblants. L'affaire infâme de Nonancourt[2] déshonorera toujours le temps où elle arriva,

1. Allusion à la première partie des Mémoires de Torcy, dont il a été question ci-dessus, p. 286, note 1.
2. Tome XXIX, p. 275 et suivantes.

et l'entreprise échouée du prince de Galles, en 1746, est une chose qui ne peut avoir de nom[1].

Perte radicale de la marine, etc. de France et d'Espagne, l'empire de la mer et tout le commerce passé à l'Angleterre, fruits du gouvernement des premiers ministres de France et d'Espagne avec bien d'autres maux.

Ce qui résulte de tout ce qu'on vient de voir, c'est que la marine de France se trouve radicalement détruite, son commerce par conséquent, tous les magasins épuisés, les constructions impossibles ; qu'elle ne peut hasarder de vaisseaux à la mer qu'ils ne soient pourchassés, en quelque endroit que ce soit de toute la vaste étendue des mers de l'un et de l'autre monde ; que ses ports et ses côtes sont exactement bloqués, ses meilleures colonies enlevées, ce qui lui en reste très menacé et à la discrétion des Anglois, quand il leur plaira d'en prendre sérieusement la peine. Nul contre-poids à la puissance maritime de l'Angleterre, qui couvre toutes les mers de ses navires. La Hollande, qui en gémit intérieurement, n'ose pas même le montrer. L'Espagne ne pourra de longtemps se relever de la fatale assistance que nous avons prêtée à l'Angleterre de ruiner sa marine et d'estropier son commerce et ses établissements des Indes, et il faudroit à la France trente ans de paix et du plus sage gouvernement pour remonter sa marine au point que Colbert et Seignelay l'ont laissée. C'est, avec bien d'autres maux, ce que la France doit aux premiers ministres qui l'ont gouvernée depuis la mort du feu Roi. Ainsi l'Angleterre triomphe de notre ineptie. Tandis

1. Charles-Édouard-Louis-Philippe-Casimir Stuart, fils du Prétendant Jacques III et de Marie-Clémentine Sobieska, naquit à Rome le 31 décembre 1720 et porta le titre de prince de Galles. Son expédition de 1745-46 en Écosse et en Angleterre, marquée d'abord par les victoires de Preston-Pans, Cliftonmoor et Falkirk et terminée par la défaite de Culloden (14 avril 1746), est bien connue. Traqué jusqu'aux îles Hébrides, le prince réussit à s'enfuir et à débarquer à Roscoff le 29 septembre 1746. Expulsé de France à la suite du traité d'Aix-la-Chapelle (octobre 1748), il se retira en Italie, prit le nom de comte d'Albany et mourut à Florence le 31 janvier 1788. Saint-Simon a dû écrire le présent passage peu après le retour du prince en septembre 1746.

qu'elle étourdit le monde de ce grand mot de contrepoids et d'équilibre de puissance en Europe, elle a usurpé le plein empire de toutes les mers et de tout commerce. L'abondance des richesses qu'elle en retire la met en état d'exécuter tout ce qui lui convient, et de payer la reine d'Hongrie[1], la Hollande, le roi de Sardaigne[2] contre la France, de faire renaître une seconde maison d'Autriche des cendres de la première, et de faire à la France la plus cruelle guerre, en laquelle le cardinal Fleury s'est imbécilement laissé engager par l'intérêt d'un très simple particulier (Belle-Isle[3]), qu'il haïssoit et dont il se défioit, sans que contre tant de puissances ennemies on puisse encore apercevoir une fin possible, ni à quel prix la France pourra obtenir la paix, après des victoires et des conquêtes qui ne l'en éloignent guères moins que n'ont fait les tristes et profondes pertes qu'elles a faites en Allemagne et en Italie[4].

Comparaison du gouvernement des premiers ministres de France et d'Espagne et de leur Conseil * avec celui des conseils de Vienne, Londres, Turin, et de leurs fruits.

Comparons maintenant le gouvernement de nos ennemis avec le nôtre, et tâchons de voir enfin la source déplorable de nos malheurs. La France et l'Espagne, gouvernées par des gens de robe et de peu, ensuite par des premiers ministres encore moindres ; les uns et les autres en garde continuelle contre la naissance, l'esprit, le mérite, l'expérience, uniquement occupés à les écarter, et de leur cabinet à gouverner ceux qu'ils employoient au dehors, et à commander les armées. Je n'en dis pas davantage, et je renvoie sur cette importante matière à

1. Marie-Thérèse, qui avait succédé comme reine de Hongrie à son père l'empereur Charles VI le 20 octobre 1740.

2. C'était depuis 1730 Charles-Emmanuel III, après l'abdication de Victor-Amédée.

3. Ce nom est ainsi entre parenthèses dans le manuscrit.

4. Notre auteur écrit ceci à la fin de 1746, après l'expulsion des Français d'Allemagne et d'Italie et la prise de Gênes par les Autrichiens, mais aussi après les victoires de Fontenoy (1745) et de Raucoux (octobre 1746) et la conquête des Pays-Bas autrichiens.

* Ces quatre mots ont été ajoutés après coup en interligne.

ce qui s'en trouve ici sur le règne du feu Roi[1], et à ce qui vient d'être courtement dit des premiers ministres qui depuis sa mort ont gouverné la France et l'Espagne. Les cours de Turin, de Londres et de Vienne ont le bonheur de détester de tout temps cette sorte de gouvernement; les premiers ministres y sont inconnus depuis des siècles, et la robe y est, avec l'honneur qu'elle mérite, dans les fonctions qui lui sont propres; mais la nécessité de porter un rabat[2] pour être capable de toutes les parties civiles, politiques, militaires du gouvernement, privativement à toute autre condition et profession, est une gangrène dont ces cours n'ont jamais été susceptibles, et dont notre fatal exemple les saura de plus en plus préserver.

Ces puissances n'emploient dans leurs conseils que des gens de qualité, et le plus qu'il se peut distinguée, persuadées qu'elles sont que la noblesse des sentiments et l'attachement à la prospérité de l'État, auquel ils tiennent par leur naissance, leurs terres, leurs alliances, leur état en tout genre, est un gage certain de leur conduite qui les éloigne de l'indifférence pour le général, et de l'ardeur pour la fortune prompte et particulière, des nuisibles efforts de rapide élévation dont l'honneur et la position des personnes de qualité les préserve. On s'y garde bien des choix au hasard, surtout de confier les plus importants ministères à qui n'en a aucune notion. Ces cours qui n'ont jamais été tachées de la pernicieuse persuasion que leur pouvoir et leur prospérité consiste à faire que tout soit peuple[3], et peuple ignorant et sans émulation, sont au contraire appliquées à essayer des sujets pour les divers ministères de toutes les parties du gouvernement, à les

1. Notre tome XXVIII, p. 38 et suivantes, 88 et suivantes.

2. Le rabat (voyez notre tome XIV, p. 368) était l'insigne des ecclésiastiques et des gens de robe; mais celui de ces derniers était plus long et plissé, tandis que celui du clergé était uni, assez court et divisé en deux parties.

3. Louis XIV, avait-il dit déjà dans une manchette du tome XXVIII, p. 105, « asservit tout et rend tout peuple ».

employer par degrés dans le civil et le politique, comme dans le militaire, à laisser promptement tomber les ineptes, à pousser les autres suivant leurs talents, à ne laisser pas languir ceux qui montrent valoir dans la lenteur des degrés et des grades; et par cette conduite elles ont toujours à choisir pour le grand en tout genre. Avant les malheurs de Linz, de Prague[1], etc., que seroit devenue la reine d'Hongrie, réduite à quitter Vienne, si son conseil ou plutôt ses conseils avoient été uniquement composés de quatre ou cinq ministres de l'espèce du nôtre? Les siens, attachés de père en fils à sa maison par leurs alliances, par leurs terres, par leur état, qui se perdoit avec le sien, tous généraux d'armées ou expérimentés en maniement d'affaires, tous en dignité et en considération par leur naissance[2], se sont surpassés en efforts pour la soutenir, et de la situation la plus désespérée l'ont ramenée à celle où on la voit aujourd'hui par leur science politique et militaire, et par l'autorité de leur naissance, de leurs alliances, de leur crédit dans les provinces héréditaires et dans le reste de l'Allemagne[3]. Je n'irai pas plus loin dans une matière également importante et inutile. Théorie, comparaison, expérience, tout en montre l'importance, et le pli fatal que la France a pris là-dessus, l'inutilité d'espérer un changement si salutaire[4]. Le fil des choses m'a naturellement emporté à cette disgression, et la douleur de la situation présente de la France à n'en pas taire les causes. A mon âge et dans l'état où est ma

1. Ces deux villes avaient été prises en 1741 par les Français, qui avaient envahi la Basse-Autriche et la Bohême; mais, dès le mois de janvier suivant, Ségur assiégé dans Linz dut capituler, et Belle-Isle, bloqué dans Prague dès le début de juillet, dut abandonner la ville et se retirer sur Égra, dans une retraite mémorable, avec les débris de son armée.

2. Ce qui précède, depuis *tous en dignité*, a été ajouté en interligne.

3. Même remarque pour les sept derniers mots.

4. Le pli fatal.... montre l'inutilité.

famille[1], on peut juger que les vérités que j'explique ne sont mêlées d'aucun intérêt. Je serois bien à plaindre, si c'étoit par regret d'être demeuré oisif depuis la mort de M. le duc d'Orléans[2]. J'ai appris dans les affaires que s'en mêler n'est beau et agréable qu'au dehors[3], et de plus, si j'y étois resté, à quelles conditions? et il seroit temps de m'en retirer à présent où je n'aurois plus qu'à envisager le compte que j'aurois à en rendre à Celui qui domine le temps et[4] l'éternité, et qui le demandera bien plus rigoureusement aux grands effectifs et aux puissants de ce monde qu'à ceux qui se sont mêlés de peu ou de rien.

Sarcasme qui fit enfin dédommager le chapitre de Denain de ceux * qu'il a soufferts du combat de Denain.

Avant de reprendre sérieusement la suite de ces *Mémoires* où cette disgression l'a interrompue, je ne veux pas oublier une bagatelle, parce qu'elle caractérise M. le duc d'Orléans, et qu'elle m'a échappé et m'échapperoit encore si je ne la saisissois dans cet intervalle de choses, au moment qu'elle me revient dans l'esprit. La dernière année de la vie du feu Roi, le chapitre de Denain[5] députa deux de ses chanoinesses pour venir représenter ici les dommages

1. Saint-Simon était alors dans sa soixante-douzième année; il avait perdu le 16 juillet précédent son fils aîné, le duc de Ruffec, qui ne laissait qu'une fille, et son second fils n'avait pas d'enfants.

2. Il ne paraissait même presque plus alors à Versailles. Le 26 mars 1743, le duc de Luynes écrit dans ses *Mémoires* (tome IV, p. 445-446): « M. de Saint-Simon ne vient plus à la cour; il n'y a point paru depuis que Monsieur le Dauphin a été reçu chevalier de l'Ordre » (13 mai 1742). Il parle ensuite des embarras financiers de notre auteur et de son incapacité pour ses affaires domestiques. En avril 1746, il était à la Ferté; mais il dut faire un tour à Paris à la fin de juillet de la même année (*Mémoires de Luynes*, tome VI, p. 273 et 357 note).

3. Il veut dire : du dehors ou par le dehors.

4. Les mots *le temps et* sont en interligne, au-dessus de *dans*, biffé.

5. L'abbaye de Denain avait été fondée vers 764 par Adelbert, comte d'Ostrevant, pour des religieuses bénédictines; la maison fut transformée au quatorzième siècle en un chapitre noble de quinze chanoinesses séculières, gouvernées par une abbesse, qui seule faisait des vœux. C'était le roi de France qui nommait aux prébendes et qui choi-

* Il y a bien *ceux*, s'appliquant à *dommages*, sous-entendu.

et la ruine que leurs biens et leur maison avoient soufferts du combat qui s'étoit donné chez elles, et dont la victoire fut le commencement de la résurrection de la France[1]. Je les avois souvent vues dans les tribunes à la messe du Roi, et su qui elles étoient, et pourquoi venues. Mme de Dangeau les protégea ; mais le Roi mourut sans qu'on eût songé à elles. La Régence formée, elles s'adressèrent aux maréchaux de Villeroy et de Villars, et au duc de Noailles, parce que leur demande alloit aux finances à cause de la guerre. Elles frappèrent encore à d'autres portes inutilement plus d'un an, et souvent, à ce qu'elles m'ont dit depuis, très mal reçues et éconduites. Lassées d'un séjour si long, si infructueux et si coûteux pour l'état où elles étoient, et voulant apparemment ne laisser rien qu'elles n'eussent tenté, elles vinrent me parler. L'une s'appeloit Mme de Wignacourt[2], l'autre Mme d'Haudion[3]. Je les reçus avec l'ouverture[4] qu'on doit à des personnes pressées et malheureuses, et avec la politesse et les égards que leur

sissait l'abbesse sur une liste de candidates désignées par les dames. Les prébendes n'étaient au dix-huitième siècle que de sept cents livres, celle de l'abbesse de six mille. L'habit, la coiffure et le manteau étaient blancs. La liste des abbesses et des chanoinesses jusqu'au début du dix-huitième siècle se trouve dans le manuscrit 938 de la bibliothèque de la ville de Douay.

1. Au 14 décembre 1714, Dangeau écrivait dans son *Journal* (tome XV, p. 302) : « Les chanoinesses de Denain vinrent ici ces jours passés. Mme de Dangeau les présenta au Roi, à qui elles contèrent tout ce que leur chapitre avoit souffert dans les dernières campagnes de la guerre, leur église abattue, où elles ne peuvent plus faire le service. Le Roi a eu pitié de leur misère et leur a donné cinq mille francs et leur a fait encore quelque autre grâce. » La Beaumelle a donné dans la *Correspondance de Mme de Maintenon,* édition 1757-1758, tome XIV, p. 33, une lettre que le prince de Tingry écrivait en leur faveur à Mme de Maintenon le 17 décembre 1714.

2. Marie-Jeanne-Adrienne de Wignacourt, fille de Philippe-Albert, baron de Pernes.

3. Madeleine-Thérèse-Julienne de Haudion, fille de Pierre Uldarich, seigneur de Chibrechies en Hainaut.

4. Au sens de disposition favorable, comme dans le tome X, p. 175.

naissance et leur état demandoit. Elles en furent assez surprises pour que je le pusse remarquer; c'est qu'elles n'y avoient pas été accoutumées, à ce qu'elles me dirent depuis, par ceux à qui elles s'étoient auparavant adressées, et j'en fus d'autant plus étonné, du duc de Noailles particulièrement, qu'encore que sa naissance n'ait pas besoin d'appuis, il montre le cas qu'il fait de la bricole un peu fâcheuse[1] de l'alliance de Wignacourt par le portrait en pied qu'il a chez lui, en grand honneur et montre, d'un des deux grands maîtres de Malte du nom de Wignacourt[2], qui étoient oncles[3] de Françoise de Wignacourt qui, faute de bien apparemment, épousa Antoine Boyer, dont elle eut Louise Boyer, mère du cardinal, du bailli et du maréchal de Noailles[4] et de la marquise de Lavardin[5], femme d'une rare vertu et d'un singulier mérite[6], qui a été l'unique mais forte mésalliance des aînés Noailles de père en fils[7]. Elle étoit sœur de la vieille Tambonneau, dont j'ai parlé ici en son temps[8], et de Mme de Ligny dont le mari étoit aussi fort peu de chose, et qui fut mère de la princesse de Fürstenberg, dont j'ai parlé aussi[9]. Pour revenir

1. On a déjà rencontré le mot *bricole* au sens de ricochet dans les tomes V, p. 296, et IX, p. 78. Saint-Simon veut dire que les Noailles n'avaient d'alliance avec les Wignacourt que par le mariage peu honorable d'un Noailles avec une Boyer, comme il va l'expliquer.

2. Aloph et Adrien de Wignacourt, cités dans notre tome IV, p. 110, justement à propos de cette alliance.

3. Il aurait dû dire *oncle et frère*, comme il a déjà été remarqué au même endroit.

4. Il a été parlé de toutes ces personnes dans le tome IV, p. 108 et suivantes, à l'occasion de la mort de cette Louise Boyer, duchesse de Noailles.

5. Louise-Anne de Noailles : tome IX, p. 71.

6. Ceci s'applique à la duchesse de Noailles Boyer.

7. Les mots *aînés* et *de père en fils* ont été ajoutés en interligne.

8. Marie Boyer : tome IV, p. 112.

9. Élisabeth Boyer, femme de Jean de Ligny et mère de Marie de Ligny, mariée à Antoine-Égon, prince de Fürstenberg : *ibidem*. Ces personnages ont figuré à diverses reprises dans nos Mémoires.

aux chanoinesses, je m'instruisis de leur affaire; j'en rendis compte à M. le duc d'Orléans, et lui représentai la justice de leur demande, le mérite de son origine, qui avoit commencé le salut de l'État chancelant, l'indécence d'une si longue poursuite et la réputation bonne ou mauvaise qui en résultoit dans le pays étranger. J'ajoutai ce qu'il y avoit à dire sur la considération du chapitre et du besoin pressant de ces filles de qualité, surtout des deux députées qui se consommoient en frais à Paris. Tout cela fut bien reçu, bien écouté; mais je fus six mois à poursuivre cette affaire.

Ces chanoinesses, qui n'espéroient plus rien que de mon côté, et que je consolois de mon mieux, que j'avois accoutumées à venir dîner assez souvent chez moi, me témoignèrent de plus en plus de l'ouverture[1], et finalement m'avouèrent qu'on les alloit mettre hors de leur logis, sans savoir que devenir. J'allai le lendemain exprès de bonne heure chez Mme la duchesse d'Orléans, que je voyois de règle une fois ou deux la semaine, seule, ou tout au plus Mme Sforze, et quelquefois M. le comte de Toulouse, en tiers[2]. Je trouvai M. le duc d'Orléans seul avec elle, à l'entrée de son petit jardin en dehors[3], où ils étoient assis auprès du fond de l'appartement; je m'y assis avec eux, et la conversation dura assez longtemps. Comme je voulus m'en aller, je priai M. le duc d'Orléans de me donner deux écus, avec un sérieux qui augmenta la surprise de la demande. Après m'être bien laissé faire des questions sur cette plaisanterie, moi toujours insistant que ce n'en étoit point une, que très véritablement je lui demandois deux écus et que je ne croyois pas qu'il voulût me les refuser, à la fin je lui dis l'état où ces deux

1. Ici c'est plutôt le sens de confiance.
2. Déjà dit dans le tome XXIX, p. 328.
3. Au Palais-Royal, dans le petit jardin particulier aménagé sur l'emplacement de l'ancien palais Brion, et dont il a été parlé précédemment dans nos tomes XXVI, p. 292, et XXXIII, p. 82.

chanoinesses étoient réduites par la longueur de leur séjour à Paris et la lenteur sans fin de leur rendre justice; que de moi elles ne prendroient pas de l'argent; que de lui elles n'en feroient pas difficulté; que les deux écus que je lui demandois étoient pour les leur donner de sa part, afin qu'elles eussent au moins pour quelques jours à dîner de quelque gargote[1]. Tous deux se mirent à rire, et moi de moraliser sur une situation si extrême pour ne vouloir pas décider et finir. Je m'en allai avec promesse plus satisfaisante que je n'en avois encore pu tirer; j'eus soin d'en presser l'effet. Au bout d'un mois j'eus l'expédition de ce que le chapitre demandoit[2], une gratification honnête aux deux chanoinesses pour les sortir de Paris et les reconduire chez elles, et leur fis faire leur payement. Je n'ai jamais vu deux filles si aises ni plus reconnoissantes; je leur contai ce sarcasme des deux écus qui avoit enfin terminé leur affaire, dont elles rirent de bon cœur[3]. J'eus de grands remerciements de l'abbesse[4] et du chapitre, et tous les ans une lettre de souvenir des deux chanoinesses tant qu'elles ont vécu.

Revenons maintenant à des choses plus sérieuses.

1. « *Gargote*, petit cabaret où l'on donne à manger à bas prix » (*Académie*, 1718). Le *Littré* en cite des exemples de Gresset, de Marivaux et de Jean-Jacques Rousseau.

2. Elles obtinrent une gratification de cinq mille livres sur le Trésor royal. Il n'y eut pas d'arrêt, mais une décision du conseil de régence du 18 juillet 1716, dont on trouvera le texte et l'exposé des motifs ci-après, appendice IV, d'après le registre E 3649 des Archives nationales.

3. *De bon cœur* est en interligne, au-dessus de *beaucoup*, biffé.

4. L'abbesse de Denain était alors Jeanne-Marie-Ernestine de la Hamayde, nommée en juin 1689, morte le 5 octobre 1729; fille de Ferry, sieur d'Ogimont, grand bailli de Lille, et d'Agnès-Florence de Marnix; elle avait été baptisée à Saint-Maurice de Lille le 27 février 1649 (communication de M. Bruchet).

APPENDICE

PREMIÈRE PARTIE

ADDITIONS DE SAINT-SIMON

AU *JOURNAL DE DANGEAU*

1533. *Projets d'Alberoni et de la reine d'Espagne sur la Sicile.*
(Page 182).

9 juin 1718. — Le cardinal Alberoni avoit amassé des trésors depuis qu'il étoit le maître de l'Espagne ; mais il ne se fioit pas tant à la puissance et à la faveur où il se trouvoit établi, qu'il ne voulût les transporter en Italie pour les mettre en sûreté en tout événement. Il avoit un grand intérêt de le faire si secrètement qu'on ne pût avoir connoissance de ce qu'il avoit, ni du transport qu'il en faisoit, et c'est ce qui le résolut à une guerre en Italie, qui en mettant l'Espagne en nécessité d'y faire passer beaucoup d'argent pour la soutenir, lui donnât occasion d'y envoyer le sien sans qu'on pût s'en apercevoir. Il profita pour cela de la situation où la paix d'Utrecht laissoit le roi d'Espagne avec l'Empereur et du desir extrême de la reine d'Espagne de reprendre les États d'Italie qui avoient appartenu à la monarchie d'Espagne, pour y établir ses enfants, cadets de ceux du premier mariage de Philippe V, et de se tirer par là d'Espagne elle-même, si elle devenoit veuve, pour aller régner avec son fils, et ne tomber pas dans le malheureux sort des reines veuves, dont elle voyoit sans cesse un triste exemple dans la reine, sa tante, à Bayonne, toute sœur de sa mère qu'elle étoit, et veuve de plus de Charles II, dont le testament avoit mis la monarchie d'Espagne entre les mains de Philippe V. Il y avoit de plus une haine déclarée entre elle et les Espagnols, et elle se croyoit perdue si elle ne se faisoit une ressource en couronnant ailleurs un de ses fils. La grande maladie que le roi son mari avoit eue depuis peu l'avoit fait trembler, et ce furent ces conjonctures favorables à l'intérêt particulier d'Alberoni que ce premier ministre saisit. La Sardaigne pour un dépôt avoit été son prélude pour la Sicile, qui le portoit sur le royaume de Naples.

Les places *degli presidii* lui donnoient ensuite l'entrée de la Toscane pour passer en Lombardie, avec la commodité des États de Parme appartenant à un prince oncle paternel et beau-père de la reine, et parmi tous ces grands desseins, il en avoit formé un pour occuper les Anglois et les détourner de secourir l'Empereur : c'étoit le rétablissement du roi Jacques en Angleterre, qui y avoit encore un grand parti. Il l'avoit manqué une fois par la déroute du roi de Suède à Pultava; mais il s'étoit servi de l'inimitié personnelle du roi Georges d'Angleterre et du Czar pour le reprendre avec ce prince, qui y étoit entré, et qui comptoit d'y réussir par une puissante flotte qu'il tenoit toute prête. L'expédition de la Sardaigne, qui avoit réussi, et ce grand armement du Czar, alarmèrent également l'Empereur et l'Angleterre, dont les monarques étoient alors dans l'amitié personnelle la plus étroite, qui ne changea que longtemps depuis, et l'autorité, pour ne pas dire pis, que l'Angleterre avoit prise sur M. le duc d'Orléans l'entraîna dans le traité de la Quadruple alliance et de là dans la guerre contre l'Espagne, que nous allons voir l'un après l'autre, et qui fit avorter tous ces desseins, et qui perdit Alberoni ensuite. C'est ce que hâta ce grand armement de Barcelone, que les précautions des Anglois et des Impériaux, réveillés par ce qu'on vient d'expliquer, se mirent en état d'écraser en Sicile au moment de sa conquête, et de la faire passer entre les mains de l'Empereur.

1534. *L'abbé de Montgon.*

(Page 318).

16 mars 1718. — On n'a guères compris cette retraite de Montgon, ou plutôt ce changement d'état d'un fils unique, qui n'avoit rien du côté du monde, de sa famille, ni de sa fortune qui le dût dégoûter; mais ce qui surprit bien davantage fut de le voir rentrer par un autre côté plus avant que jamais dans le monde qu'il avoit quitté, après une longue préparation au sacerdoce, dans la plus profonde retraite au séminaire de Saint-Sulpice, dès le lendemain qu'il fut prêtre. Son mystérieux voyage en Espagne, où il n'étoit connu du roi ni de personne, pas même du confesseur, qui le produisit sur la foi des jésuites d'ici; la négociation par laquelle il raccommoda Monsieur le Duc du renvoi de l'Infante; son retour ici pour se brouiller de plus en plus avec le premier ministre successeur de Monsieur le Duc; son second voyage furtif en Espagne; son ambition et ses folles espérances d'y entrer dans les affaires et d'en obtenir la nomination au cardinalat; enfin son éclat contre les ministres et les confesseurs de Leurs Majestés Catholiques et contre M. le cardinal de Fleury; son renvoi honteux d'Espagne et son exil en Auvergne, où il a tout loisir de faire des réflexions.

APPENDICE

SECONDE PARTIE

I

EXTRAITS
DE LA CORRESPONDANCE DE L'ABBÉ DUBOIS
(Mars-septembre 1718)

M. Chéruel, en vue de l'annotation de la partie des Mémoires qui compose le présent volume, avait fait, il y a bien des années, de nombreux extraits de la correspondance de Dubois, conservée au Dépôt des affaires étrangères, vol. *Angleterre* 316-321. Nous croyons qu'il serait regrettable de laisser de côté ces extraits, bien choisis et généralement importants, qui s'étendent de mars à septembre 1718, quoique plusieurs de ces lettres aient déjà paru en tout ou en partie dans divers recueils, comme ceux de Sévelinges, d'Aubertin, etc. ; c'est pourquoi nous en formons le premier appendice de ce volume. Nous sommes heureux de rendre ainsi hommage à la mémoire du savant historien qui a tant fait pour la diffusion et le commentaire de nos Mémoires.

L'abbé Dubois à Basnage.

1er mars 1718.

« ... Vous verrez par les deux dernières lettres que j'ai eu l'honneur de vous écrire que je suis avec attention ce qui peut déterminer et avancer la commission de M. Duyvenwoorden. Moyennant la précaution que j'ai prise dans mes deux dernières lettres et dans celle que j'ai écrite à M. de la Sarraz, je suis persuadé que cela ne trouvera point d'obstacle ; et j'ai écrit à Son Altesse Royale pour avoir son consentement. Je l'ai prié d'avancer le départ de M. de Morville, afin que les offices qu'il faudra faire en cette occasion soient purs et sans détours. Dès que les choses seront plus avancées, et que je pourrai juger du temps que cet emploi demandera, j'écrirai directement à M. Duyvenwoorden ma pensée sur tout... »

L'abbé Dubois au Régent.

3 mars 1718.

« ... Depuis le renouvellement des bourgmestres d'Amsterdam, j'ai écrit à M. Sauten, un des plus intelligents parmi les nouveaux régents, avec qui j'avois fait connoissance et que l'on pourra manéger par M. le comte d'Obdam, qui est son ami... Quoique lesdits magistrats d'Amsterdam soient d'ordinaire renfermés dans le gouvernement de leur ville, qui les occupe tout entiers, Votre Altesse Royale sait combien ils influent sur les résolutions de la province de Hollande... »

L'abbé Dubois au Régent.

10 mars 1718.

« ... Le roi [d'Angleterre] paroît bien disposé. On a désabusé Mylord Cadogan des espérances et des assurances mêmes qu'il avoit données à M. Pentenrieder que, quelque chose qui arrivât, l'Empereur pouvoit compter sur le secours de l'Angleterre. Mylord Stanhope a parlé hier matin à M. de Bothmar avec tant de force qu'il lui a dit que, si on le laissoit faire, il perdroit le roi, et que l'acceptation du projet qui étoit présenté à l'Empereur étoit si importante pour le roi de la Grande-Bretagne que, si les difficultés qu'il fomentoit et qu'il appuyoit l'empêchoient, il mériteroit de perdre la tête. Mylord Sunderland est dans le même sentiment, et, sans entrer dans un plus grand détail jusqu'à présent, je suis assuré de la plupart des souterrains. Je sais que Mylord Stanhope a dit à tous ceux qui sont entrés dans cette affaire que, tant qu'il s'en mêleroit, il ne permettroit pas qu'on fît rien proposer par le roi qui ne fût dans la bonne foi... »

L'abbé Dubois au Régent.

14 mars 1718.

« ... Le marquis Corsini, envoyé de Florence, a eu une longue audience du roi, dans laquelle il lui a demandé ses offices, afin que, dans les arrangements qui se pourront faire en Italie, on ne disposât pas des États du Grand-Duc et qu'on lui en laissât la disposition. Le roi ne lui a répondu que des choses générales. Quoiqu'il m'ait parlé chez le roi, il n'a eu aucun empressement de me voir, et il paroît avoir assez de liaison avec M. Pentenrieder... »

L'abbé Dubois au Régent.

23 mars 1718.

« ... Quoique M. Craggs, secrétaire de la guerre, à qui la place de secrétaire d'État est destinée, ait été employé plusieurs fois auprès de l'Empereur, dans le temps qu'il étoit à Barcelone, je ne craindrois pas sa partialité, parce qu'il m'a paru avoir de la droiture et de l'équité. Mais, dans le noviciat d'un emploi qu'on regarde comme au-dessus de lui, on ne peut pas espérer que ses opinions et son influence puissent résister, quand il le voudroit, à une cabale nombreuse de ministres accrédités depuis longtemps. Ce qui m'a persuadé qu'il falloit mettre tout en usage pour tâcher d'engager Mylord Stanhope à suivre le roi à Hanovre... »

L'abbé Dubois à M. de Nancré.

23 mars 1718 (1re lettre).

« ... La connoissance prématurée que M. le cardinal Alberoni a eue de tout ce qu'on doit lui proposer abrègera votre début avec lui et ne vous permettra pas de différer à lui exposer le projet tel qu'il est concerté entre la France, l'Angleterre et la Hollande. Vous avez reçu apparemment des ordres et des instructions sur ce que M. le cardinal peut espérer de la France au cas qu'il accepte ce que l'Empereur refuse. Sur quoi je n'ai encore rien de positif à vous mander de ma part, si ce n'est que je ne doute pas que cette conduite de l'Empereur ne détermine l'Angleterre à refuser à l'Empereur les secours qu'il attendoit en vertu du traité de 1716, et à ne se mêler de la guerre qu'il pourra avoir à soutenir en Italie ni pour ni contre lui; ce qui peut mettre une telle aigreur entre ces deux puissances qu'il ne seroit pas impossible que l'Angleterre et la Hollande allassent plus loin contre l'Empereur. Mais je crois qu'il faut toujours avoir devant les yeux que la guerre, même en Italie, ne convient ni à l'Angleterre, ni à la Hollande, ni à la France, parce qu'il seroit difficile d'empêcher qu'elle ne devînt universelle, ce qui est pernicieux à tous les États qui ont besoin de se rétablir et qui ont des successions qui peuvent être disputées, et en particulier il paroît très dangereux pour Son Altesse Royale que son concurrent, et pour ne pas dire son ennemi, augmente sa puissance, surtout sous un ministère aussi entreprenant que celui de M. le cardinal Alberoni, qui ne peut dissimuler les principes sur lesquels roulent tous ses projets, ou plutôt qui n'a aucun principe que celui d'une ambition sans bornes, dont les maximes sont qu'aucun traité, ni engagement, ni parole ne doivent empêcher un souverain de saisir ses avantages, lorsqu'ils se présentent; que les rois sont toujours mineurs, et qu'ils peuvent, lorsque la Providence en fait naître l'occasion se racheter des violences qu'on leur a faites; que le consentement que le roi Catholique a donné aux établissements qui ont été faits par le traité d'Utrecht n'a pas été libre et ne l'engage à rien, et qu'il doit les fouler aux pieds, quand il le pourra; ce qui lui échappe en toutes occasions et avec toutes sortes de personnes, et ne manqueroit pas d'être le seul mobile de sa conduite, s'il se trouvoit en état de l'exécuter, d'autant mieux que le plus grand objet que pussent avoir son ambition et son intérêt, si la puissance de l'Espagne prévaloit et qu'une guerre onéreuse excitât le mécontentement en France, seroit d'établir les fils aînés du roi Catholique en France, pour procurer la monarchie d'Espagne et des Indes au fils de la reine... »

L'abbé Dubois au marquis de Nancré.

23 mars 1718 (2e lettre).

« ... Il reste encore dans cette nation [anglaise] une impression des anciennes liaisons qu'ils ont eues avec l'Empereur, qui sont entretenues par les ministres allemands qui sont à la suite du roi, et ce reste d'attachement suffiroit pour entraîner tout le parlement en sa faveur, au moindre mouvement que la France et l'Espagne feroient ensemble contre l'Empereur; et, quoique les deux Chambres soient composées de gens si dévoués au roi que tous les partis contraires réunis ensemble et soutenus de la protection et même de la présence du prince de Galles, n'ont pu y faire échouer aucune proposition (ce qui n'est peut-être jamais arrivé), cependant Mylord Sunderland m'a avoué, en présence de plus de vingt autres seigneurs, que, si la France et l'Espagne faisoient quelque hostilité qui pût réveiller l'idée de l'ambition qu'on a attribuée à la maison de Bourbon, toute l'autorité du roi et tout le crédit du ministère ne pourroient pas empêcher qu'ils ne demandassent unanimement qu'on se liguât avec l'Empereur pour s'y opposer, et qu'il ne croyoit pas qu'il s'en trouvât dix qu'on pût retenir. Cette vérité, que j'ai vérifiée en détail avec les hommes les plus sages de cette nation, fait croire qu'on ne pouvoit rien faire de plus solide contre l'Empereur, que de lui faire proposer un projet qui le détachât pour toujours de ses alliés, et qui fût pour ainsi dire la dissolution de l'ancienne ligue et procurât cependant des avantages considérables à Sa Majesté Catholique, conservât à l'Espagne un pied en Italie et mît des bornes à l'envie que l'Empereur auroit de s'en rendre maître. Il me semble qu'on assure tous ces avantages par ce que vous avez à proposer à M. le cardinal (Alberoni)... »

Chavigny à l'abbé Dubois.

29 mars 1718.

« ... J'ai vu ce matin M. de Nocé...

« ... Après lui avoir exposé les différentes situations que vous avez si bien soutenues en Angleterre, je lui ai dit dans quel embarras vous avez été pour arrêter ce que le roi d'Angleterre et ses ministres vouloient faire, lors de la vacance de l'archevêché de Cambray, pour vous procurer ce siège. Je lui ai dit que lorsque les Anglois avoient vu votre résistance invincible à les laisser agir, ils vous avoient dit nettement que ce n'étoit pas tant pour vous que pour eux-mêmes; que dès que vous aviez été et deviez être l'instrument de liaisons encore plus étroites, ils devoient vous souhaiter des établissements qui fussent la caution de la confiance que vous leur inspirez. J'ai insinué quelques-unes de mes propres réflexions. M. de Nocé les a saisies de fort bonne grâce ; mais, quant à la démarche que les Anglois vouloient faire, il m'a dit qu'il étoit très prudent à vous de l'avoir empêché...

« ... M. de Nocé ne m'a pas paru affecté pour l'habileté du maréchal (d'Huxelles), à qui il m'a dit qu'il ne parloit jamais. Nous avons parlé de M. de Nancré. Il vous reproche de lui avoir donné votre confiance ; il se défie de lui et craint (ce sont ses termes) qu'il ne patricote en Espagne quelque chose qui soit contraire à votre négociation. M. de Nocé me paroît un ami sûr pour vous. Je l'ai trouvé du côté de l'esprit tel que vous me l'avez dit. Votre absence l'ennuie ; il craint qu'elle ne soit trop longue, non seulement pour le bien des affaires, mais pour vous-même... »

Chavigny à l'abbé Dubois.

1er avril 1718.

« ... J'ai vu M. de Morville ; il m'a dit que le maréchal d'Huxelles faisoit enfin travailler à ses instructions ; mais j'ai été bien surpris d'apprendre par lui que Son Altesse Royale ait changé la résolution où elle étoit encore la première fois que j'eus l'honneur de la voir, de lui faire prendre son chemin par l'Angleterre. Elle dit hier à M. d'Armenonville que ce seroit présentement inutile de lui faire prendre cette route, parce que le sujet pour lequel on l'y auroit envoyé ne subsistoit plus. Ce changement vient sans doute des insinuations de M. le maréchal d'Huxelles, qui travailla la veille avec Son Altesse Royale... »

L'abbé Dubois à M. de Monteleon.

10 avril 1718.

« Tout le ministère dîne aujourd'hui chez le duc de Bolton, où j'étois invité, mais où mes indispositions ne me permettent pas d'aller. Si quelqu'un des ministres, en sortant de table, avoit envie de venir me voir, je crois qu'il seroit utile que je ne le renvoyasse pas. J'attendrai pourtant Votre Excellence à six heures, à moins qu'elle n'aimât mieux venir un peu plus tôt. Ah ! le beau coup que Son Éminence (Alberoni) feroit, si dans le temps que l'ancien allié et ami des Anglois (l'Empereur) leur fait fouler le foin et les amuse et peut-être [les] trompe par un accommodement avec le roi de Sicile, elle acceptoit le projet [de traité]. Votre Excellence a pu entrevoir le zèle avec lequel j'ai exécuté les ordres de Son Altesse Royale pour les intérêts de Sa Majesté Catholique. Votre Excellence apprendra dans la suite que je ne m'en tiens pas encore quitte, et je retiens date avec elle d'aujourd'hui pour lui servir de preuve, quand il sera temps, de la continuation des ordres de Son Altesse Royale pour tout ce qui peut être favorable au roi d'Espagne et glorieux à M. le Cardinal (Alberoni), et de ma bonne volonté pour les exécuter. »

Le Régent à l'abbé Dubois.

14 avril 1718.

« Le courrier de Vienne est arrivé. M. de Königsegg m'a déclaré que l'Empereur accepte toutes les conditions proposées. Ainsi vous voilà en état de finir en peu de temps avec M. de Pentenrieder. Il s'agit maintenant de ce que vous m'avez mandé plusieurs fois qu'il falloit prendre des mesures avec l'Angleterre et la Hollande pour empêcher que l'Empereur n'allât au-delà des conditions portées dans le traité... Je dépêche un courrier à M. de Nancré, pour qu'il fasse tous ses efforts pour obliger le roi d'Espagne à accepter. Je suis persuadé que les Anglois, par l'intérêt qu'ils y ont, ne négligeront rien de leur côté pour cela, et M. Stair va écrire au colonel Stanhope, pour que, conjointement avec Nancré, il agisse vivement auprès du roi pour en obtenir l'acceptation du traité. Je dépêche aussi un courrier à M. de Châteauneuf, pour qu'il se joigne à l'ambassadeur d'Angleterre et agisse de concert avec lui auprès de la République pour la déterminer à entrer dans ce traité. Je ne doute pas que M. Whitworth n'ait déjà reçu de Londres les ordres nécessaires pour agir ; mais, en cas qu'il ne les eût pas, c'est à vous à les lui faire envoyer promptement, la France ne pouvant, dans la conjoncture présente, faire aucune démarche que conjointement avec l'Angleterre. »

De la main du Régent : « Mandez-moi, mon cher abbé, ce que M. Stanhope vous dira sur l'idée de fortifier et rendre plus étroite notre alliance pour contenir la cour de Vienne dans les avantages qui lui sont accordés par le traité.

PHILIPPE D'ORLÉANS. »

Chavigny à l'abbé Dubois.

14 avril 1718.

« ... Mgr le duc d'Orléans étoit d'avis de faire partir sur-le-champ M. de Morville pour la Hollande. M. le maréchal d'Huxelles a paré le coup en disant qu'il suffiroit d'envoyer un courrier à M. de Châteauneuf. Je prendrai sur moi d'avertir M. de Morville et de concerter avec lui les mesures qu'il y auroit à prendre pour le faire partir sans délai... »

L'abbé Dubois au Régent.

18 avril 1718.

« ... Depuis qu'on a communiqué ce projet [le projet de traité] à M. le Pensionnaire, on a renouvelé les plaintes contre M. de Châteauneuf, ce qui m'a porté à ne point cesser de presser Votre Altesse Royale d'envoyer M. de Morville et d'assurer ici le roi et les ministres qu'incessamment il y auroit un ambassadeur nouveau et que M. de Châteauneuf n'auroit aucune connoissance de cette affaire. Mylord Stanhope, qui n'est pas vétillard, depuis qu'il a repris la charge de secrétaire d'État, m'a dit qu'on avoit beaucoup à se plaindre de M. de Châteauneuf, et que véritablement il avoit excité la division parmi les députés [des Provinces Unies] par le moyen de ceux qui se plaignoient qu'on ne leur avoit pas fait confidence de ce projet, et que lui-même déclamoit contre le traité. Et, sur ce que je répondis que les plaintes vagues étoient fort équivoques, il a envoyé l'ordre à M. Withworth de lui mander les sujets de plaintes en particulier qu'il avoit contre M. de Châteauneuf, quoique cela n'importât plus guère, parce qu'il alloit être relevé incessamment... »

L'abbé Dubois au Régent.

21 avril 1718.

« ... On envoie un ordre à M. Whitworth de faire part aux États-Généraux de la partie du projet [de traité] qui a déjà été communiquée en confidence, comme j'ai eu l'honneur d'écrire à Votre Altesse Royale, à MM. le Pensionnaire Heinsius, Fagel, Slingeland, Hopp, Duyvenwoorden, d'Albemarle, et Sauten, bourgmestre d'Amsterdam...

« ... Mylord Cadogan partira dans dix jours pour retourner en Hollande, où il doit faire son entrée d'ambassadeur extraordinaire. Il a vivement souhaité passer du titre de baron d'Angleterre à celui de comte. Mais, comme il eût été indécent qu'on lui eût donné ce titre sans le donner en même temps à Mylord Stanhope, il a exigé de ce dernier de l'accepter, ce qu'il avoit refusé lorsqu'il fut fait pair l'année dernière, non seulement par modestie, mais parce que, les enfants des comtes ayant des titres, leurs établissements sont plus embarrassants que ceux des enfants des autres pairs inférieurs... »

L'abbé Dubois à M. de Nocé.

25 avril 1718.

» ... Ce matin, lorsque je suis arrivé à la cour, j'ai été accueilli par des reproches des ministres et ensuite du roi de ce que, contre ce que j'avois toujours promis de la part de Son Altesse Royale, M. de Châteauneuf avoit été choisi pour être le dépositaire des articles secrets du traité et pour solliciter l'accession des États-Généraux. A quoi je n'ai pu que mal répondre. D'abord que la nouvelle de l'acceptation de la substance du traité fut portée à Paris, on conseilla à Son Altesse Royale de dépêcher en diligence un courrier à M. de Châteauneuf pour communiquer le traité aux États-Généraux, avant que d'en être convenu avec les Anglois, comme s'il s'agissoit de jouer aux barres. M. de Whitworth, qui n'avoit pas encore reçu l'ordre de sa cour, fut surpris. Mais ce ne fut pas là le plus grand inconvénient. Le traité est composé de trois parties : la première est le projet de paix de l'Empereur avec l'Espagne et le roi de Sicile, la deuxième l'alliance avec l'Empereur, la troisième les articles secrets. On auroit résolu de ne communiquer d'abord aux États-Généraux que la première partie, et on n'avoit envoyé que celle-là à M. de Whitworth, parce qu'on vouloit ménager peu à peu l'accession des États-Généraux et que, si l'Espagne acceptoit, il étoit bon que jamais personne n'eût connoissance des articles secrets. Cependant on a envoyé ces trois parties à M. de Châteauneuf, qui les a montrées à plusieurs personnes et vouloit les communiquer aux États-Généraux. Mais M. de Whitworth lui a résisté ; il a obtenu avec l'assistance de plusieurs personnes qu'on ne communiqueroit pas les articles secrets ; mais, comme l'alliance a été vue entre les mains de M. de Châteauneuf par un grand nombre de personnes, on ne peut plus s'empêcher de la communiquer, et on fait partir ce soir un exprès pour la communiquer à M. Whitworth. Comme on étoit persuadé ici (en Angleterre) que Son Altesse Royale avoit rappelé M. de Châteauneuf, parce qu'elle n'avoit pas de confiance en lui, on a été fort surpris que, dans une chose qui lui est aussi capitale que ce traité, elle lui ait confié les articles secrets du traité et le soin de solliciter la garantie des États-Généraux. Je crois qu'on peut craindre, sans jugement téméraire, que Beretti Landi et l'Épine en auront des copies, et on verra de quel avis seront les amis de M. de Châteauneuf. Le roi, piqué de cette communication, a ordonné devant moi à Mylord Cadogan de partir demain ou après-demain pour aller à la Haye. Je vous avoue que je n'ai jamais eu tant de confusion que ce matin, parce que j'ai cent fois promis, de la part de Son Altesse Royale, au roi que jamais M. de Châteauneuf ne se mêleroit de cette affaire, et, quand Son Altesse Royale n'auroit consulté que ses intérêts, elle devoit m'épargner cette mortification. Il y a une fatalité qui veut qu'elle demeure douteuse dans les lieux mêmes où l'on a pris le plus de soin d'établir sa réputation, et où il lui seroit le plus utile d'en avoir. Il ne lui en auroit coûté que de dire à M. le maréchal [d'Huxelles] : *Je juge à propos que M. de Morville aille faire cette fonction.* Il me semble qu'il falloit ou ne pas rappeler M. de Châteauneuf, ou l'ayant rappelé ne lui pas confier cette affaire. Mais, plutôt que de me faire donner la loi par mes ennemis, qui sont les siens, il seroit de sa bonté de me faire revenir à Paris. Aussi bien, si elle me décrédite ici, j'y serai entièrement inutile. Si M. de Morville est parti sur la lettre que j'ai pris la liberté d'écrire à Son Altesse Royale, je rhabillerai cette imprudence et ce manquement de parole le mieux qu'il me sera possible, sinon j'aurai patience. Je n'ai pu m'empêcher de vous ouvrir mon cœur sur cet événement, qui a été très mortifiant pour moi, et qui fait une tache à la réputation de Son Altesse Royale et à la mienne, ce qui m'est également sensible. »

L'abbé Dubois au Régent.

28 avril 1718.

« ... Mylord Stair a écrit le 16 que M. Dillon fait publiquement la fonction d'agent et de ministre du Prétendant et est à la tête de tous les projets que l'on forme pour lui et de toutes les mesures que l'on prend pour les exécuter; qu'il s'en plaint très souvent à Votre Altesse Royale, et qu'il ne lui reste plus qu'à demander des ordres pour en faire une dernière plainte en forme. Il est vrai que, par la lettre suivante du 23, il a écrit que Votre Altesse Royale avoit reçu avec beaucoup de franchise la dernière plainte qu'il lui en avoit faite, et lui avoit promis d'envoyer bien loin M. Dillon. Quelques-uns de ceux du conseil qui sont les mieux intentionnés pour la France et qui souhaitent davantage que l'union entre les deux nations se fortifie, m'ont exposé en particulier de représenter à Votre Altesse Royale qu'on ne peut pas s'empêcher d'être surpris qu'elle souffre qu'un officier qui est dans le service de France, soit chargé publiquement de tout ce qui se trame en faveur du Prétendant contre le roi de la Grande-Bretagne; qu'elle doit considérer si elle ne seroit pas étonnée et fâchée avec raison, si Sa Majesté Britannique souffroit à Londres qu'un Français qui seroit à son service travaillât ouvertement pour la faire assassiner et lui enlever la Régence; qu'ainsi il seroit à souhaiter pour le maintien de l'union entre la France et l'Angleterre que Son Altesse Royale voulût bien donner quelque commandement et quelque emploi à M. Dillon dans les provinces et l'éloigner de Paris... »

L'abbé Dubois au Régent.
(lettre particulière)

28 avril 1718.

« ... V. A. R. jugera... si il ne convenoit pas, après avoir reçu la nouvelle de l'acceptation de l'Empereur, de commencer par convenir avec le roi de la Grande-Bretagne s'il falloit notifier aux États-Généraux le projet, avant qu'il fût mis dans la dernière précision et qu'on eût su tous les changements que les ministres impériaux proposeront d'y faire, pour éviter que, après que les Provinces auront approuvé le projet en l'état qu'il est, on ne soit obligé de recommencer et de le leur renvoyer, ce qui est inévitable, si peu de changement qu'on y fasse, et, outre cet inconvénient, si l'empressement que l'on a fait paroître convenoit à l'union dont nous faisons profession avec l'Angleterre, dans un pays où elle prime et où nous devons affecter d'être toujours inséparables pour y diminuer le faste du crédit de l'Empereur, et si une conduite plus mesurée n'auroit pas eu plus de décence et de dignité, empressement d'écoliers qui se veulent faire un métier d'une affectation de diligence et ne connoissent pas assez le poids du concours de la France. Je rends compte dans ma dépêche à Votre Altesse Royale des deux inconvénients que doit produire infailliblement l'imprudence d'avoir mis entre les mains de M. de Châteauneuf les articles secrets du traité, dont l'un est que l'Espagne n'ignorera pas certainement, quand même elle accepteroit, la contrainte que nous avions résolu d'exercer contre elle, et l'autre que c'est une raison suffisante pour rendre plusieurs membres de la République plus difficiles pour l'accession dont nous avons besoin... »

L'abbé Dubois à Chavigny.

28 avril 1718.

« ... Votre conversation avec le maréchal d'Huxelles ne m'a pas surpris. Il a levé le masque contre Son Altesse Royale et contre moi, tant qu'il a cru le projet de Son Altesse Royale impraticable, et, depuis qu'on espère quelque succès, il veut s'en approprier ce qu'il peut. M. le maréchal de Bezons vous dira qu'il a fait profession de cet art toute sa vie et en toute matière, et je l'ai éprouvé plus que personne dans la négociation de la Triple Alliance qu'il a traversée de toute sa force, et dont il a reçu ensuite les compliments en robe détroussée. Mylord Stair a écrit ici le 16 qu'il lui a dit qu'il ne s'étoit jamais fait un si grand et un si beau traité, et le comte de Königsegg a écrit à M. de Pentenrieder qu'il lui a dit la même chose. La lecture de sa lettre au conseil causa une risée universelle, et le roi me dit en présence de ses ministres qu'il le croyoit plus fin; que ce qu'il avoit dit à Mylord Stair étoit trop grossier, et qu'il ne devoit pas passer si subitement d'une extrémité à l'autre; mais qu'il espéroit que Son Altesse Royale n'en seroit pas la dupe... »

L'abbé Dubois à M. de Nancré.

Londres, 2 mai 1718.

« ... L'acceptation de l'Empereur vous aura sans doute mis en état de faire expliquer M. le cardinal (Alberoni) et d'avoir la décision de S. M. Cath., que l'on attend ici avec beaucoup d'impatience. Mais, si malheureusement vous n'aviez pas pu encore l'obtenir, je vous prie de vous départir de l'idée que vous avez eue que les Anglois ont été sûrs depuis longtemps de l'acceptation de l'Empereur et que, dans le cours de cette négociation, ils n'ont eu en vue que de lui procurer des avantages, pour en tirer réciproquement de lui. Si je n'avois d'autre intérêt à détruire cette erreur que celui de n'être pas déclaré la plus grande dupe qui fut jamais, je n'en dirois pas un seul mot pour le présent, et je me contenterois d'être assuré de vous en faire honte à notre retour; mais, comme cet entêtement pourroit causer des inconvénients considérables, je vous supplie par provision d'avoir cette confiance en moi que d'être persuadé que vous êtes abusé au superlatif sur ce point-là, et que, s'il y a ici des ministres allemands qui favorisent l'Empereur de toutes leurs forces, il y a des ministres anglois qui s'intéressent aux avantages de l'Espagne, et qui osent tout pour elle. Si vous avez pour moi cette complaisance qu'on ne devroit pas refuser aux gens qui sont sur les lieux, j'aurai à mon tour celle de croire que ce qu'on vous a dit de la reine (d'Espagne) n'est pas un jeu et que M. le cardinal n'a pas tout l'ascendant sur son esprit qu'on lui attribue, ce qui peut être véritablement... »

M. de Nocé à l'abbé Dubois.

3 mai 1718.

« ... Son Altesse Royale convint qu'on avoit fait une sottise et qu'il falloit que M. de Morville partît incessamment. Voilà ce qu'elle me promit; à l'égard de l'exécution, je n'en suis pas garant. Ainsi je vous exhorte à prendre patience et à faire de votre mieux comme vous avez fait jusqu'ici en comptant toujours sur les contretemps qui peuvent vous arriver par le caractère des gens à qui vous avez affaire et que vous ne changerez assurément pas. Une des choses qui m'a le plus déterminé à ne pas montrer votre lettre à Son Altesse Royale, c'est qu'on lui fait entendre que, dès que la plus petite chose ne va pas à votre gré, vous montez aux nues, et que la raison de tout cela, c'est que vous voulez être le maître, et vous savez la facilité qu'Elle a à accepter l'opinion contre ses propres lumières... »

Chavigny à l'abbé Dubois.

Paris, 11 mai 1718.

« ... J'ai vu deux fois M. Stair, qui m'a répété tout ce qui s'étoit passé entre le maréchal d'Huxelles et lui, il y a quinze jours. Il n'y a rien de si comique que les protestations, les jurements du maréchal pour prouver à M. Stair sa bonne foi dans l'approbation qu'il donne à la négociation et dans l'éloignement qu'il lui a témoigné pour l'Espagne, jusques à traiter la reine (d'Espagne) de putain et le cardinal Alberoni de Jean-foutre. Au reste le comte de Stair n'est pas la dupe de cette conduite. Tout ce qui s'est passé lui est bien présent. J'ai profité de toutes les occasions pour lui insinuer ce qui peut conduire au succès du plan en question. Il l'a saisi à merveille. Hier, nous fûmes plus de deux heures ensemble. Il me dit qu'il verroit aujourd'hui au long S. A. R.; je lui ai dit tout ce qu'il falloit, et cela naturellement, et sans vous commettre en aucune façon du monde... »

Chavigny à l'abbé Dubois.

18 mai 1718.

« ... Je n'ai pas encore trouvé chez la plupart de ceux que je vois les jointures nécessaires pour mettre sur le tapis ce qui a rapport aux récompenses que l'on a données en différents temps et en différentes occasions à ceux qui ont été chargés de négociations importantes. Cette matière est si délicate que je n'ai pu que l'effleurer. Les premiers mouvements de quelques gens sensés à qui j'ai donné l'occasion d'en parler, sans qu'il parût le moindre dessein de ma part, ne leur ont pas inspiré autre chose, sinon qu'un chapeau de cardinal devoit être la récompense de vos travaux et de vos succès. Ç'a été celle de M. le cardinal de Polignac; c'est en effet la récompense naturelle des gens d'église employés à d'aussi grandes choses que vous. M. de Lionne, M. de Pomponne, M. de Croissy, qui n'avoient pas tant mérité et qui n'avoient pas eu des occasions si brillantes, sont devenus tous les trois secrétaires d'État... On a débité pendant quelques jours que S. A. R. ôtoit à M. d'Argenson les sceaux pour vous les donner. Je ne vous rends compte de ces bruits que pour vous faire remarquer que le public vous rend justice malgré tous les envieux et s'attend à vous voir jouer le premier rôle de l'État... »

Chavigny à l'abbé Dubois.

Paris, 27 mai 1718.

« ... Je crois bien remarquer que vos forces augmentent tous les jours ici et que S. A. R. voit de plus en plus qu'elle a peu de serviteurs sur qui elle puisse compter aussi essentiellement que sur vous. Je ne me trompe assurément pas, ni dans le prince, ni dans mille autres choses qui me font juger ainsi. Les insinuations de M. Law ne contribuent pas peu à ces dispositions si justes d'ailleurs. Je dois l'entretenir demain, et j'espère apprendre qu'il aura fait quelques pas en avant...

« J'ai été ce matin, à l'heure qui m'avoit été marquée, pour rencontrer M. le duc de Saint-Simon; contre son ordinaire, il étoit sorti. Il n'ignore pas toutes mes diligences, non plus que M. le maréchal de Bezons, chez qui je suis encore moins heureux; mais je ne me rebuterai pas... »

L'abbé Dubois au Régent.

Londres, 3 juin 1718.

« ... Si M. le cardinal Alberoni n'a pas pris le parti de rompre et qu'il veuille accéder, moyennant Gibraltar et l'établissement des garnisons [en Toscane], je crois qu'il faut toujours avoir en vue de le porter, lorsqu'il sera réduit à ces deux points, à les demander comme les deux seules conditions d'où dépend l'accession du roi Catholique; car on ne doute pas que, si cela étoit porté à cette précision et que les Allemands y fissent opposition, ils ne se fissent lapider, et avec l'accession [de l'Espagne] on pourroit avoir l'avantage de les décréditer entièrement... »

L'abbé Dubois au Régent.

3 juin 1718.

« ... Si cette affaire [le traité] réussissoit, Votre Altesse Royale le devroit uniquement à son étoile ; car elle est traversée certainement par tout ce qui l'entoure. Le comte de la Pérouse a reçu ici le traité d'alliance tout au long, huit jours avant qu'on l'ait envoyé d'ici à M. Whitworth... »

L'abbé Dubois à son neveu.

3 juin 1718.

« ... [Je vous recommande de faire] ramasser tous les faits qui peuvent faire connoître les injustices que le maréchal [d'Huxelles] m'a faites et toutes les choses dont je peux justement me plaindre, et chaque jour, à mesure que l'occasion s'en présentera, tenez un petit recueil de ces faits-là ; non pas dans le dessein de m'en servir ; mais il est prudent d'être muni de choses qui peuvent servir à une juste défense... »

Le comte de Stanhope à M. de Monteleon, ambassadeur d'Espagne à Londres (copie).

5 juin 1718.

« J'envoie à Votre Excellence la substance de ce que je n'ai pu m'empêcher de lui témoigner hier sur la véritable injustice que M. le cardinal Alberoni fait à nos bonnes intentions, et le roi mon maître, à qui je n'ai pu me dispenser d'en rendre compte, est fort surpris que, avec les connoissances que vous avez, Son Éminence puisse conserver ces préventions. Les plus grandes peines que Sa Majesté a eues ont regardé les intérêts de Sa Majesté Catholique, et elle croyoit qu'elles méritoient du retour et non pas des reproches. Mais cela ne ralentit point le plaisir qu'il auroit de faire plaisir en toute occasion au roi Catholique ; ce qui va si loin que, quoiqu'on fût dans la résolution d'employer toutes sortes d'offices et d'instances, après la signature du traité avec l'Empereur, pour avoir des sûretés réelles pour les successions destinées au fils de la reine Catholique, cependant, pour ne laisser aucun doute sur ces sûretés, après avoir reçu ces jours-ci le traité de Vienne ponr le signer, Sa Majesté prend la résolution, de concert avec M. le Régent, de dépêcher un courrier à Vienne pour demander, malgré le danger évident d'une rupture, que ces sûretés soient stipulées dans le traité. J'espère que cette preuve et une autre que Son Éminence ne peut pas ignorer, ne lui laisseront plus aucun doute sur les bonnes intentions du Roi mon maître, et permettez-moi de vous dire, Monsieur, qu'il est de votre probité de l'assurer que vous ne savez rien de contraire aux sentiments pour l'Espagne dont le gouvernement d'Angleterre fait profession... »

Le Régent à l'abbé Dubois.

6 juin 1718.

« ... L'expédient que Mylord Stanhope vous a proposé est excellent, et la déclaration telle que vous l'avez réformée me paroît bonne. Mais je souhaiterois que le nombre de six mille hommes qu'il faudra établir dans les places de Parme et de Toscane y fût spécifié, afin qu'on ne pût faire aucune difficulté là-dessus. Si cependant les Anglois refusoient cette petite addition, je ne laisserai pas de m'en tenir à la déclaration, parce que dans la suite on pourra convenir du nombre des troupes en même temps qu'on conviendra des places dans lesquelles on les mettra. Le secret étant nécessaire pour le succès de cet expédient, j'aurai soin de le garder exactement. Je ne me presserai pas d'en donner avis à l'Espagne, de peur que le cardinal, s'il a réellement mauvaise volonté, ne fît des obstacles, comme il a fait au sujet de Gibraltar. A l'égard du Grand-Duc, je crois aussi que présentement il ne faut faire aucune démarche auprès de lui de peur qu'il n'en avertisse l'Empereur. Mais dès que la flotte des Anglois paroîtra devant Livourne et qu'on agira auprès du Grand-Duc de la part de la France, de l'Espagne et de l'Angleterre, on en obtiendra tout ce qu'on voudra... »

Le Régent à l'abbé Dubois.

6 juin 1718.

« ... Les démarches du comte de Provane ne regardent pas les États du duc de Savoie. Il m'a proposé le mariage du prince de Piémont avec ma fille, espérant que rien ne seroit plus propre pour me gagner que cette proposition ; mais il n'avoit garde d'y réussir, et je ne sacrifierai pas le bien public à l'intérêt personnel... »

L'abbé Dubois à son neveu.

6 juin 1718.

« ... Quand M. de Nocé vous a dit que moins il y auroit de liaisons et de commerce entre la France et l'Espagne, plus Son Altesse Royale sera en sûreté et aura d'avantage pour ses droits et pour ses intérêts, et que, si elle est unie avec l'Empereur, l'Angleterre et la Hollande, elle n'a rien à craindre et ne doit pas s'embarrasser, il vous a dit en quatre paroles le véritable système que Son Altesse Royale doit suivre, quoique ses ennemis ouverts ou cachés tâchent de lui persuader le contraire. »

Le Régent à l'abbé Dubois.

8 juin 1718.

« ... La paix, suivant ce que vous me dites, est le système de l'Angleterre. C'est aussi le mien, et pour y parvenir nos liaisons ne sauroient être trop étroites. Dans ce cas, je ne ferai pas difficulté d'entrer dans un engagement réciproque avec le roi de la Grande-Bretagne pour des secours mutuels, si la France et l'Angleterre étoient attaquées en haine des démarches qu'elles continueront de faire pour parvenir à l'accomplissement des traités.

« ... Il est également essentiel, soit que l'Empereur et le roi d'Espagne refusent, soit que l'un de ces princes seulement accepte, que la flotte angloise paroisse incessamment dans la Méditerranée, et que le roi d'Angleterre fasse déclarer à Madrid et à Vienne qu'elle agira contre ceux qui refuseront, en faveur de ceux qui auront accédé. Je manderai à Nancré de s'efforcer encore de faire connoître au cardinal Alberoni combien il importe au roi Catholique de ménager l'Angleterre dans une circonstance où elle pourroit être portée à prendre parti contre l'Empereur, si l'Espagne avoit accepté. Je lui ferai aussi savoir les mesures que l'on se propose de prendre pour exiger le consentement de l'Empereur à l'admission des garnisons; mais, en même temps, je lui ordonnerai de faire cette confidence de manière qu'elle ne puisse pas donner au Cardinal un prétexte pour apporter de nouveaux délais, dans la supposition que l'on doit attendre une réponse de Vienne sur ce sujet.

« ... Je n'aurois nulle peine à consentir à ce que les places de Toscane fussent remises à la garde des troupes angloises; mais il s'y trouveroit de la difficulté de la part de l'Espagne, qui consentiroit peut-être plus volontiers à ce que les troupes des trois médiateurs y fussent admises... »

L'abbé Dubois au Régent.
(lettre particulière).

10 juin 1718.

« Quelque soupçon que Votre Altesse Royale puisse avoir de la partialité de M. Schaub pour la cour de Vienne, j'entends dire de si étranges choses de cette cour, qu'il pourroit bien n'avoir pas autant de tort que les apparences le font croire, et, quand cela seroit, non seulement il faut dissimuler, mais même il faut le gagner.

« Ce moment-ci est si important à mon sens pour Votre Altesse Royale qu'elle ne doit se fier qu'à elle-même dans les dernières résolutions qu'elle prendra. Je la supplie de demander à M. de Nocé deux mots que je viens de lui écrire à la hâte, qui renferment les principes sur lesquels j'agis pour le service de Votre Altesse Royale.

« Quoique, dans ma dépêche, je paroisse exclure entièrement la convention par écrit que le roi de la Grande-Bretagne et ses ministres souhaiteroient, cela mérite quelque réflexion, dans le grand intérêt que Votre Altesse Royale a d'établir une union inséparable et publique entre la France et l'Angleterre, qui seule peut absolument suffire à tout et qui sera le remède à tout ce que l'on pourra craindre dans des liaisons avec l'Empereur. »

L'abbé Dubois à M. de Nocé.

10 juin 1718.

« Je vous conjure de supplier S. A. R. d'être sur ses gardes dans les résolutions qu'elle prendra sur les changements du traité, et de ne pas donner dans les pièges qu'on pourra lui tendre pour l'effaroucher sur des changements qui ne seront pas considérables. Son intérêt présent est de se lier avec l'Empereur, pour faire une paix universelle, si cela se peut, mais, si cela n'est pas possible, pour abattre un ennemi capital dans l'Espagne. Il faut se boucher les yeux pour ne voir pas que le cardinal Alberoni a toujours cet objet en vue ; que plus il se fortifiera, plus il sera à craindre ; que nulle précaution ne peut garantir de sa mauvaise volonté lorsqu'il en aura l'occasion, et qu'une ingratitude signalée seroit pour lui un coup de maître. Il faut donc sacrifier tout ce qu'on pourra sacrifier pour terminer avec l'Empereur. Après sa signature, si le cardinal Alberoni n'est pas un fou enragé, il accèdera. S'il ne le fait pas, ce n'est peut-être pas tant pis pour S. A. R. L'acceptation de l'Empereur et du roi d'Espagne ensemble sont à souhaiter. Celle de l'Empereur seul est préférable à celle de l'Espagne seule. Si S. A. R. n'avoit que celle de l'Espagne, elle auroit toujours deux grands ennemis sur les bras. Pour le point jusqu'où on pourra porter alors la confiance en l'Empereur, on aura le temps de prendre ses précautions, et on en a une certaine dans l'union avec l'Angleterre, qui a un intérêt essentiel de soutenir S. A. R. et qui portera l'union si loin qu'on voudra, si l'on sait se conduire avec elle comme il faut. Voici la crise la plus décisive et la plus essentielle qui puisse arriver de longtemps à S. A. R. »

Chavigny à l'abbé Dubois.

18 juin 1718.

« ... Le Parlement se révolte tout à fait contre l'édit d'augmentation des monnoies, et le premier président est l'auteur de cette révolte, sans qu'on puisse bien deviner quelles sont ses vues. Le Parlement avoit appelé à son secours les autres cours ; celle de la Chambre des comptes et celle de la monnoie ont refusé ; celle des aides étoit disposée à se prêter au Parlement. Son Altesse Royale lui fit défendre avant-hier au soir de s'y joindre. Le Parlement fut assemblé hier jusques à huit heures du soir. Ses délibérations furent insolentes : elles concluoient à donner aujourd'hui un arrêt de défense. Son Altesse Royale, justement indignée et voyant à quel danger elle exposeroit son autorité si elle ne prenoit pas un parti vigoureux, est résolu à faire ressentir son indignation au Parlement. Elle a donné ce matin ses ordres pour que toutes les troupes de la maison du Roi se tinssent prêtes en cas de besoin. Les chambres sont actuellement assemblées; Les séditieux rentreront peut-être dans leur devoir... »

L'abbé Dubois au Régent.

28 juin 1718.

« ... Rien n'est plus important pour Votre Altesse Royale que d'entretenir à fond Mylord Stanhope ; mais elle a à prendre garde de ne pas exciter la jalousie de Mylord Stair, à qui le voyage de Mylord Stanhope n'aura pas plu et qui continue à bouder, mais qui passeroit facilement de la bouderie à la fureur. Je ne puis pas croire que Votre Altesse Royale lui ait donné sujet de croire, comme il l'a insinué, qu'elle varioit, et je suis persuadé que c'est un prétexte qu'il prend pour faire le mécontent, et, au cas que cette affaire manquât, demander à être rappelé pour venir tenter fortune dans le trouble ; car je sais que son oncle, qui est procureur général du royaume d'Écosse, l'anime contre le gouvernement et qu'il voudroit qu'il vînt ici se mettre à la tête des mécontents de ce royaume. Quoi qu'il en soit, j'espère que Votre Altesse Royale coupera court à toutes les traverses qu'il pourra susciter, en le ramenant par des caresses et des marques de confiance, et à toutes celles qui peuvent venir de la part des malintentionnés de France, en prenant une bonne et prompte résolution avec M. Stanhope, moyennant laquelle elle sera en sûreté et pourra même faire accéder l'Espagne, sans en venir aux extrémités, mais qui ne peuvent jamais être si dangereuses pour Votre Altesse Royale que d'être à la merci de ses concurrents et de ses ennemis. Je ne sais point ce qui a donné lieu aux soupçons qu'on a eus que Votre Altesse Royale n'étoit pas ferme dans son premier système ; mais ce bruit a fait ici un tel chemin que les principaux du gouvernement croient indispensable, si l'Angleterre ne peut pas être unie avec Votre Altesse Royale et qu'elle (V. A. R.) se lie avec l'Espagne, de renouveler l'ancienne ligue et de s'unir avec l'Empereur pour rallumer une guerre générale, sans qu'ils croient qu'ils puissent y avoir un milieu entre ces deux partis... »

L'abbé Dubois au Régent.

7 juillet 1718.

« ... Si Mylord Stanhope fait le voyage en Espagne, comme sa mission aura deux parties, la première pleine de douceurs et d'offres, et la seconde, au cas que l'autre soit inutile, pleine de fermeté et de résolution, la conduite séditieuse du prince de Cellamare mérite que Votre Altesse Royale lui déclare que, si la démarche que lord Stanhope va faire au nom du roi son maître et de Votre Altesse Royale est inutile et pour le repos public et pour la tranquillité du royaume, ce sera le terme de sa patience sur l'indiscrétion de ses discours, et que, si dans la suite il continue à s'échapper, elle s'en plaindra au roi Catholique et enverra à la Bastille les écouteurs, assurée qu'ils seront en petit nombre, et que, si quelqu'un est assez téméraire pour lui désobéir, toute la France applaudira à l'exemple qu'il en fera... »

Chavigny à Dubois.

7 juillet 1718.

« ... M. le maréchal d'Huxelles avoit paru se montrer d'assez bonne grâce à tout ce qui a eu rapport aux négociations de Mylord Stanhope. Lorsqu'on régla l'*ultimatum*, il ne fit, comme j'ai eu l'honneur de vous le mander, aucune difficulté. Il approuva même presque par exclamation chacun des articles. Il est ensuite question de la convention et le maréchal est appelé au Conseil. Il la combat à certains égards; il croit qu'on doit l'éluder. Il y a des dissertations, des mémoires de sa part, qui peuvent être regardés plutôt comme un effet de sagesse et de prévoyance que d'aucune mauvaise volonté, etc... Il est bien difficile de comprendre le procédé de M. le maréchal d'Huxelles : il entre dans la fabrication des moyens pour parvenir à la fin de la négociation, tant qu'ils sont secrets; dès qu'il s'agit d'un engagement public, il craint de se commettre avec ce public et commet impitoyablement Son Altesse Royale, à qui ceci ne laissera pas de faire un grand tort... »

L'abbé Dubois à Du Bourg, agent français à Vienne.

8 juillet 1718.

« ... Le cardinal Alberoni couvre les mers de ses flottes et va tenter quelque grande expédition. Il veut être le tyran de l'Europe et ne ménage personne. Il veut écraser la maison d'Autriche, détrôner le roi d'Angleterre, et être un cardinal de Richelieu en France si nous avions le malheur de perdre le Roi, et cependant il auroit grande envie de révolter tout le royaume contre Son Altesse Royale. Il fait trembler le Portugal, menace le Pape de saccager Rome, et, sans rien respecter, rien ménager et rien craindre, il menace tout le monde et veut qu'on le regarde comme le fléau des rois. Son outrecuidance va jusqu'au ridicule, et c'est peut-être par le ridicule qu'on peut lui donner plus d'atteinte, et je n'ai pas pu m'empêcher de souhaiter que dans Paris, où il a pris soin d'avoir beaucoup d'émissaires, il fût rendu odieux et ridicule par quelque vaudeville que le sel et la gentillesse met dans la bouche de tout le monde. Mais nous avons perdu le seul homme qui pût brocarder dignement ce faiseur de sauces, et vous l'avez à Vienne. Vous jugez bien que je parle de M. Rousseau. S'il vouloit faire quelque chose qui pût être chanté dans Paris et qui fût frappé à son coin, il feroit une chose agréable à beaucoup de puissances, et peut-être n'a-t-il rien écrit qui lui fût plus utile. Je n'ai pas voulu l'en prier directement, bien que je compte sur son amitié ; mais, s'il saisit cette occasion, il me fournira peut-être le moyen de lui donner des preuves de la mienne. Je vous prie de lui montrer ma lettre et de l'assurer que je desire avec passion faire quelque chose qui lui fasse plaisir... »

L'abbé Dubois à M. de Chavigny.

13 juillet 1718.

« ... Tâchez de désabuser M. le duc de Saint-Simon des impressions générales qu'on lui donne, et, s'il y avoit quelques difficultés sur lesquelles il voulût vous donner un petit mémoire, je lui répondrois avec la candeur qu'il mérite. Je vous répéterai à son occasion que, si l'on n'avoit pas tant piaillé contre le traité, l'Espagne auroit accepté sans se laisser contraindre ; que, quand l'Empereur, la France, l'Angleterre et la Hollande seront ensemble, les hostilités contre l'Espagne ne peuvent être longues ni considérables et finiront par une acceptation forcée et par une quadruple alliance avec l'Espagne, comme on en fait une avec l'Empereur, et les engagements que l'on prend avec l'Empereur n'excluent pas qu'on en prenne de même de plus grands avec l'Espagne ; car, en fait d'alliances défensives, on en peut faire dix, même avec des puissances ennemies, parce qu'elles tendent toutes à la paix et n'engagent à des secours que contre ceux qui la troublent... »

Mémoire de M. l'abbé Dubois joint à sa lettre à M. de Nocé du 13 juillet 1718.

« Il est aisé de voir que M. le maréchal d'Huxelles a attiré à S. A. R. tout ce qu'il y a eu de désagréable et d'embarrassant pour elle dans cette affaire ; car, s'il n'avoit pas déclamé contre, le gros du monde y auroit applaudi, et ceux qui sont opposés aux intérêts de S. A. R. n'auroient pas osé souffler. Au lieu que le soulèvement qu'il a excité par ses mémoires et ses discours a empêché le cardinal Alberoni d'accepter le projet et lui a fait espérer que S. A. R, n'oseroit jamais se joindre à ceux qui voudroient contraindre l'Espagne. Ce qui est étonnant, c'est que S. A. R. n'a pas laissé de confier à ce ministre tout ce que j'ai écrit, et lui a donné tous les jours des armes pour traverser et décrier plus plausiblement la négociation. Et je sais que je n'ai pas écrit un mot dans mes dépêches qui ait pu être utile aux vues du cardinal, dont il n'ait été informé. Entre nous, si M. le maréchal d'Huxelles ne signe pas la convention et que S. A. R. n'en marque pas son mécontentement, elle est aussi perdue de réputation dans toute l'Europe que si elle avoit reçu un soufflet. Je ne sais que trop cette vérité ; mais je n'ose en dire aucune circonstance, de peur qu'on ne crût que le ressentiment ou l'intérêt y avoient part. »

M. de Chavigny à l'abbé Dubois.

Paris, 15 juillet 1718.

« ... J'ai vu aujourd'hui M. le duc de Saint-Simon, qui m'a éclairci ce qui s'étoit passé à l'égard de M. le maréchal d'Huxelles, uniquement pour vous en rendre compte. Il a été un de ceux qui a le plus fait remarquer à S. A. R. combien la réputation de ses affaires étoit intéressée à tolérer le refus de M. le maréchal d'Huxelles. Il m'a donc dit que M. le Régent lui avoit fait donner l'option ou de signer ou de quitter sa place, en lui faisant ajouter qu'il n'y avoit que trois choses qui pussent l'empêcher de signer : la première, ce seroit de regarder le traité comme mauvais, ce qui ne pouvoit être puisque lui maréchal avoit toujours dit à S. A. R. comme à beaucoup d'autres que le traité étoit bon ; la seconde, des engagements avec l'Espagne, auquel cas il ne conviendroit pas à S. A. R. de se servir de lui ; la troisième une jalousie de femmelette contre M. l'abbé Dubois, ce qui rendoit encore plus inexcusable le procédé de M. le maréchal d'Huxelles. M. le duc de Saint-Simon ne m'a point nommé celui qui a été chargé du message.

« On ne doute plus ici que la flotte espagnole ne débarque en Sicile, et l'on croit que ce sera sans être d'accord avec le roi de Sicile. Si cela est, le cardinal Alberoni veut avoir en ses mains de quoi faire sa paix avec l'Empereur indépendamment des médiateurs. Pour lors, le cardinal Alberoni ne laisseroit pas de nous embarrasser... »

M. de Chavigny à l'abbé Dubois.

Paris, 17 juillet 1718.

« ... Vous avez vu par ma dernière lettre que M. le duc de Saint-Simon pensoit convenablement et qu'il n'avoit pas gardé le silence sur M. le maréchal d'Huxelles. Je vous ajouterai que, lorsque S. A. R. lui demanda ce qu'il pensoit de la négociation, il répondit que tout ce qu'elle lui en avoit appris par morceaux étoit bon. Il vous rendit beaucoup de justice. Celui qui a porté à M. le maréchal d'Huxelles le message dont je vous ai instruit, et que M. de Saint-Simon ne m'avoit pas nommé, est le duc d'Antin. Vous ne sauriez croire dans quel abandon se trouve aujourd'hui M. le maréchal d'Huxelles... »

Chavigny à Dubois.

Paris, 18 juillet 1718 (fin de la lettre du 17).

« ... J'appris hier au soir qu'enfin la Quadruple alliance avoit été portée au conseil de régence, qu'elle y avoit passé, quoique avec de grandes contradictions. Voilà l'effet de la suppression de vos lettres au conseil de régence, qui, d'un côté, n'est point préparé par degrés, et d'un autre est en droit de se plaindre. J'ai vu de bon matin M. le maréchal de Tallard, qui m'a appris, quoique énigmatiquement, quelques particularités; que Son Altesse Royale a parlé à plusieurs reprises avec une dignité, une vigueur et une connoissance infinies; que M. le maréchal d'Huxelles avoit parlé de son côté peu et bien, cependant comme un homme qui déclaroit sa condamnation; que M. le comte de Toulouse avoit ouvert l'avis de donner le traité à examiner à chacun du Conseil; que M. le maréchal de Villeroy a relevé cet avis...

« M. de Saint-Simon m'a parlé aujourd'hui avec plus de confiance que jamais; elle a enfin donné lieu à nous ouvrir sur M. de Nancré, dont il se plaint amèrement par rapport à vous et par rapport au bien des affaires. Il sert mal son maître et il trahit son ami. M. de Saint-Simon m'a chargé de vous mander qu'à votre retour il vous laveroit bien la tête de vous laisser duper comme vous avez fait et par un homme que vous deviez connoître et dont il m'a dit des choses étonnantes... M. le duc de Saint-Simon est votre ami, et vous pouvez être assuré qu'il ne tiendra qu'à vous que vous ne soyez liés plus étroitement. »

Le duc d'Orléans à l'abbé Dubois.

21 juillet 1718.

« Je crois, mon cher abbé, que vous n'aurez pas été fâché d'apprendre la signature de la convention et comment la chose s'est passée. Vous voyez à présent l'accomplissement de ce que je vous ai dit d'avance sur la Sicile. Dans cette conjoncture, rien n'est plus pressé que de signer avec l'Empereur. Ainsi, dès que Pentenriedcr aura pouvoir de signer le traité tel que je vous l'envoie, ne perdez pas un moment et signez sans attendre d'autres ordres ni un plus grand éclaircissement touchant les Etats-Généraux, auxquels je dépêche au plus tôt M. de Morville. Mylord Stanhope part ce soir pour l'Espagne. On ne peut être plus content que je le suis de lui. Je souhaite qu'il le soit de moi. J'espère que cette grande affaire sera enfin bientôt finie. Après quoi, je vous attends avec impatience.

« PHILIPPE D'ORLÉANS. »

Dubois à Chavigny.

2 août 1718.

« ... Je ne puis me résoudre à laisser perdre à M. Pecquet le diamant que le roi de la Grande-Bretagne le fait prier de porter pour l'amour de lui, et je supplie Son Altesse Royale de le forcer de l'accepter, ce qu'il peut faire sans se départir de la règle honnête qu'il s'est prescrite. C'est un beau diamant que le désintéressement et la vertu dont il se pique ; mais le petit diamant que le roi d'Angleterre lui fait envoyer, qui avoit été donné par la feue reine à Mme Marsham, est si joli, qu'il faut que M. Pecquet ou moi l'ayons, et je le conjure de ne pas se faire tirer l'oreille pour le recevoir. J'ai donné une telle opinion de lui, que pour le corrompre on n'oseroit lui offrir un million... »

Chavigny à Dubois.

5 août 1718.

« ... J'ai trouvé l'occasion de parler à Son Altesse Royale de ce que vous lui avez proposé touchant M. de Pentenrieder ; elle l'avoit oublié. Je l'ai mise au fait de ce dont il s'agissoit. Elle m'a ordonné de faire faire la vaisselle de M. de Pentenrieder selon le mémoire qu'il m'en a donné, et d'y faire une augmentation qui la fasse monter jusques à dix ou douze mille écus. Je dois voir demain matin l'orfèvre auquel M. de Pentenrieder m'a adressé. Il est celui de M. Law, que je consulterai, et un des plus fameux maîtres. Je porterai le mémoire à Son Altesse Royale tel qu'il convient. Elle me l'a ordonné pour arranger tout cela. Je n'écrirai pas à M. de Pentenrieder sans avoir reçu vos ordres... »

Chavigny à Dubois.

6 août 1718.

« ... Les instructions de M. de Morville lui ont enfin été remises, et les lettres de recréance sont envoyées à M. de Châteauneuf. M. de Morville part mercredi prochain au plus tard ; il auroit souhaité prolonger son départ jusqu'à votre arrivée, croyant qu'il seroit nécessaire qu'il pût s'entretenir avec vous. Il en a témoigné quelque chose à Son Altesse Royale, qui lui a dit que, votre retour à Paris pouvant aller à dix ou douze jours, le bien de ses affaires ne lui permettoit pas de lui donner ce temps. Il paroît que Son Altesse Royale a de nouveaux sujets de défiance et de mécontentement de M. de Châteauneuf. J'ai proposé à M. de Morville de faire faire une copie de ses instructions pour vous ; mais il croit que, votre retour étant si prochain, vous verrez ici ses instructions au bureau des affaires étrangères. Je suis très satisfait des dispositions de M. de Morville, de ses façons de penser, qui sont très honnêtes et très pures... »

M. Destouches, chargé d'affaires à Londres, à l'abbé Dubois.

29 août 1718.

« ... M. le marquis de Monteleon m'a chargé expressément d'avoir l'honneur de vous mander de sa part que son sentiment est qu'on ne peut trop souhaiter que le voyage de Mylord Stanhope ait un heureux succès ; qu'on n'y peut apporter trop de facilités, et que, si le cardinal Alberoni ne veut entendre à aucun accommodement, il y a tout lieu de craindre que son opiniâtreté et la résolution où il est de garder toutes ses conquêtes à quelque prix que ce soit ne causent l'année prochaine, et peut-être encore plus longtemps, de très grands embarras à la France et à l'Angleterre... »

L'abbé Dubois au secrétaire d'État Craggs, à Londres.

Paris, 31 août 1718.

« C'est uniquement pour me réjouir avec vous des bonnes nouvelles que nous avons eues hier de la flotte, que j'ai l'honneur de vous écrire. Nous en attendons le détail avec beaucoup d'impatience. Cependant il paroît par la lettre de Syracuse que Mylord Stair n'aura pas manqué de vous envoyer, et par les lettres de Turin, qu'il y a eu sept ou huit vaisseaux espagnols brûlés, quatre coulés à fond, et que l'amiral Byng avoit les avantages du courant et du vent sur douze qu'il croyoit ne pouvoir pas lui échapper. Voilà le moment où M. le cardinal Alberoni peut rentrer en lui-même, et ce seroit une chose à souhait que d'avoir détruit la marine d'Espagne dans sa naissance et d'avoir son accession au traité... »

M. Destouches à l'abbé Dubois.

Londres, 5 septembre 1718.

« ... Après les nouvelles qui sont venues ici de l'expédition faite par la flotte angloise, j'ai cru qu'il étoit important de vous faire savoir les sentiments de M. le marquis de Monteleon sur cette affaire. C'est pourquoi j'eus l'honneur de passer hier chez lui pour savoir s'il n'avoit rien à me dicter ou à m'ordonner pour vous. D'abord il me demanda des nouvelles de votre santé, et me chargea de vous assurer de son estime et de son attachement. Ensuite il me parla de la défaite de la flotte espagnole, et me dit qu'il avoit toujours cru que, dès qu'elle prendroit le parti de céder le passage et la place à la flotte angloise, l'amiral Byng se contenteroit de cet avantage et se borneroit à secourir la Sicile ; qu'il étoit fâché que cet amiral se fût acharné à détruire la flotte espagnole, parce qu'il craignoit qu'en cela on n'eût poussé les choses trop loin, et qu'au lieu d'amener l'Espagne à un accommodement, on n'eût inspiré au roi son maître, à son ministre et à tous ses sujets un dépit et un ressentiment qui les pourroit mener loin... »

M. Destouches à l'abbé Dubois.

Londres, 8 septembre 1718.

« ... J'ai vu ce matin M. le marquis de Monteleon, qui m'a dit qu'il se trouvoit dans la situation la plus violente où il eût été de sa vie. Il croit que la cour de Madrid lui enverra l'ordre de se retirer, et il est plus persuadé que jamais que la destruction de la flotte espagnole, bien loin de ramener le roi d'Espagne et le cardinal Alberoni, leur fera prendre un parti violent. Je ne sais pas s'il me dit sincèrement ce qu'il pense; mais, selon les discours qu'il me tient, il est aussi surpris que consterné de l'expédition de l'amiral Byng. Il me paroît même piqué très vivement et persuadé qu'on a poussé les choses trop loin. Vous pouvez mieux démêler que moi, Monsieur, s'il m'a parlé selon son cœur; mais je crois qu'il est de mon devoir de vous rendre compte de ce qu'il veut me faire entendre. Il m'a assuré déjà plusieurs fois, et ce matin encore, que le cardinal Alberoni ne lui avoit rien mandé qu'en général sur le voyage de Mylord Stanhope, dont il croit que la négociation sera infructueuse... »

II

LETTRE DU P. DAUBENTON AU PAPE.

M. Gazier avait bien voulu communiquer naguère à M. Chéruel cet extrait d'une lettre du confesseur du roi d'Espagne au Pape, tirée du registre *Spagna, card. Alberoni*, E 2063, des archives du Vatican; nous sommes heureux de pouvoir faire profiter la présente édition des *Mémoires* de cette communication; voyez ci-dessus, p. 174.

« 3 mars 1718.

« ... J'ai encore appris que Votre Sainteté refuse à M. le cardinal Alberoni les bulles de l'archevêché de Séville. Je dois supposer que ce refus est fondé sur de bonnes raisons, qu'il ne m'est pas permis d'examiner; mais, par le zèle que j'ai pour le saint-siège, je me crois obligé d'avertir Votre Sainteté que toutes les affaires de cette monarchie roulent sur M. le Cardinal et que rien ne paroît être plus avantageux à Rome, parce que S. É. a un zèle infini pour le saint-siège, dont elle soutiendra en toute occasion les intérêts avec vigueur. Je sais sur cela ses sentiments les plus intimes; je sais ce qu'il pense sur la constitution *Unigenitus* et jusqu'où va son indignation contre ceux qui sont rebelles aux bulles dogmatiques. Or je serois inconsolable, Très Saint Père, qu'on fît à son égard quelque chose qui pût ralentir son zèle. Le bruit court encore, Très Saint Père, que l'on n'est pas content de M. Aldrovandi. Je puis assurer Votre Sainteté avec vérité que je ne connois personne qui pût remplir avec autant de dignité et d'édification que lui la nonciature d'Espagne. Il est universellement estimé et révéré de tous pour sa sagesse et pour sa vertu, à la réserve de ceux dont il tâche de réformer les désordres, à quoi il s'est appliqué jusqu'ici avec une fermeté apostolique et un succès non-attendu. Il a empêché, non sans de grands combats, les religieux de recevoir les femmes dans leurs couvents et dans leurs cellules, d'assister à la comédie et d'aller seuls et sans compagnon par la ville, ce qui étoit également commun et sujet à de terribles inconvénients. Votre Sainteté peut se savoir un très grand gré de l'avoir envoyé en Espagne, pour laquelle il semble être fait, étant aussi modeste et aussi religieux qu'il l'est. Ce que j'estime beaucoup en lui, c'est qu'il n'est attentif qu'à maintenir l'union entre Votre Sainteté et le roi, ménageant avec force, mais avec discrétion, les avantages du saint-siège... »

III

LA DISGRÂCE DE MONSIEUR LE DUC

Lettre du duc du Maine au maréchal de Villeroy[1].

« A Sceaux, le 13 juin 1726.

« Si je ne vous avois pas cru à Paris, et par conséquent en lieu à en savoir du moins autant que moi, je n'aurois pas manqué, Monsieur, de vous mander le grand événement qui n'est pas tout à fait comme on vous l'a dit, Monsieur le Duc n'ayant point été à Rambouillet, et étant parti de Versailles sur une lettre du Roi, portée par M. le duc de Charost. Il doit rester à Chantilly jusqu'à nouvel ordre, et ne pas approcher de plus de quatre lieues de Paris ni des lieux où sera le Roi. Toute la chose s'est passée très doucement. L'emploi de premier ministre est supprimé ; il y aura vraisemblablement plusieurs arrangements nouveaux ; mais on attendra le retour du Roi, pour les faire éclore, et je suis assez mal informé, n'ayant point encore été à Versailles, où est resté Monsieur de Fréjus. Je sais seulement que M. le Blanc doit se rendre à Paris aujourd'hui et qu'il est vraisemblable qu'il y aura des changements dans le ministère. Il faut quelque temps, Monsieur, pour voir le tour qui se prendra, et il y a beaucoup à travailler pour réparer tout ce qui va mal. Vous croyez bien que Monsieur de Fréjus est sur le pinacle, et en effet il vient de faire une grande œuvre. Il n'a point de nouveau titre ; mais apparemment il soulagera beaucoup le Roi, dont il ne se propose que la gloire, ne pouvant avoir d'autre intérêt personnel. Dans ce principe, Monsieur, il me paroît que vous ne sauriez être oublié, ni être en peine que, si Sa Majesté s'ouvre un peu davantage, il n'entende dire à plus d'un de vos serviteurs ce qu'il vous doit pour sa propre gloire, et ce qu'il doit à votre vertu, ainsi qu'à la mémoire du feu Roi et à votre attachement. On dit que Paris est dans la joie ; toutes les faces nouvelles lui plaisent. Dieu veuille que la confiance revienne aussi ; car elle seroit bien nécessaire. J'apprends avec bien du plaisir, Monsieur, que votre santé continue à être bonne ; elle seroit bien meilleure si le cœur étoit plus à son aise et l'on seroit fort heureux de pouvoir contribuer à l'y mettre. Vous connoissez mes sentiments pour vous, et je ne doute pas que vous ne me fassiez l'honneur de leur rendre justice malgré les plaisanteries que vous me lâchez bien souvent.

« Louis-Auguste de Bourbon. »

1. Extraite du troisième registre de la correspondance du prince appartenant à M. le duc d'Orléans. — Ci-dessus, p. 309.

IV

DON AU CHAPITRE DE DENAIN

Décision du conseil de régence, du 18 juillet 1716, extraite du « Recueil des matières de finances rapportées et décidées au conseil de régence depuis le commencement de septembre 1715 jusqu'à la fin de l'année 1716 ».[1]

« Les Dames chanoinesses du chapitre de Denain ayant représenté le malheureux état où le chapitre de Denain se trouve réduit et demandé un dédommagement, M. le duc de Saint-Simon a écrit à M. de Bernières par ordre de Mgr le duc d'Orléans pour lui demander son avis.

« M. de Bernières mande (27 juin 1716) qu'il est certain et de sa connoissance que les dames chanoinesses de Denain, toutes d'une naissance distinguée, dont le chapitre est d'ancienne fondation royale de France, n'ont rien reçu de leurs biens, ou du moins très peu de chose, depuis l'année 1708, qui fut celle du siège de Lille par les alliés. Leurs biens sont situés au village de Denain et dans la châtellenie de Bouchain, où les armées amies et ennemies ont continuellement séjourné depuis ce temps, en sorte que non seulement les fourrages et les graines ont été pris et enlevés, mais tous les arbres coupés, les bestiaux enlevés, ainsi que la plus grande partie des maisons abattue. Il est même nécessaire de remarquer que, depuis la prise de Bouchain, les ennemis établirent une ligne de communication de la rivière d'Escaut à celle de Scarpe depuis Marchiennes jusques à Denain, où ils ont toujours eu un corps de troupes jusques au 24 juillet 1712, jour de l'affaire de Denain.

« M. de Bernières a été témoin de toutes leurs pertes, et que, le jour de cette action, les troupes de France, ayant forcé les retranchements, achevèrent de saccager et de piller tout ce qu'elles purent trouver, et il assure que, depuis la paix, ces dames, dénuées de tout secours, n'ont pu parvenir à rétablir leurs fermes ruinées et leurs terres incultes.

« C'est donc une charité digne de Son Altesse Royale d'être le restaurateur de cet ancien chapitre, et il estime que, dans la conjoncture présente, il n'y a rien de plus convenable que de continuer à ces dames,

1. Archives nationales, reg. E 3649, fol. 337; ci-dessus, p. 333.

en rentes assignées sur les domaines de Flandres et de Hainaut, la gratification de cinq mille livres que le feu Roi leur avoit accordée après le combat de Denain[1].

« S. M. fit pareille chose en 1687 en faveur du chapitre des dames chanoinesses de Maubeuge, à cause de quelques terres enclavées dans les fortifications, en les gratifiant d'une rente annuelle de 7350 livres, qu'elles ont toujours touchée depuis sur les domaines de Flandres, Hainaut et Artois.

« La demande que font aujourd'hui les dames chanoinesses de Denain n'est pas moins favorable. »

« Accordé une gratification de cinq milles livres, et ce sur le Trésor royal et point sur l'état des domaines. — Au conseil de régence, le 18 juillet 1716. »

1. Non pas après le combat, mais en décembre 1714, comme on l'a vu ci-dessus, p. 330, note 1.

V

ACTES ET PIÈCES RELATIFS A SAINT-SIMON
(1715-1718)

I

On a vu dans le tome XXIII, p. 534-535 que notre auteur était en contestation avec le sieur Bretignières, subdélégué de Verneuil-au-Perche; l'affaire durait encore en 1715, ainsi que le montre la lettre suivante :

M. Feydeau de Brou, intendant d'Alençon, au Contrôleur général des finances[1].

« 9 mars 1715.

« J'ai reçu la lettre que vous m'avez fait l'honneur de m'écrire le le 4 de ce mois au sujet de l'arrêt rendu au Conseil entre le sieur duc de Saint-Simon, et le sieur de Bretignières, subdélégué de Verneuil, pour la propriété de l'office de subdélégué[2]. Je mettrai en usage les moyens qui me paroîtront les plus convenables pour porter à quelque accommodement ces parties; je leur ferai même connoître que ce sont vos intentions. »

II

Expropriation d'une maison pour la Monnaie de la Rochelle. Placet au Roi[3].

« M. le duc de Saint-Simon, propriétaire du fief de Saint-Louis de la Rochelle, demande qu'il plaise à Sa Majesté liquider le droit d'indemnité qui lui est dû pour raison de la maison appartenante ci-devant au sieur Leclerc, dont la réunion a été faite à la monnoie de la Rochelle, et lui ordonner le payement de ladite indemnité.

1. Archives nationales, carton G7 73.
2. Il y a eu dans la rédaction de cette lettre une erreur du commis qui l'a écrite; nous rétablissons le texte avec un sens correct. On pourra se reporter à la pièce insérée dans notre tome XXXIII, p. 534.
3. Archives nationales, G7 312, au 9 février 1715.

Fait.

« Lorsque le roi Louis XIII eut réduit la ville de la Rochelle à son obéissance, il fit un don au sieur de Saint-Simon, premier gentilhomme de sa chambre (30 décembre 1628), de toutes les terres, places et autres choses qui se trouvoient depuis le pied des terrasses, murs, remparts et corps de garde du dedans de l'ancienne ville de la Rochelle, jusqu'au talus des contrescarpes des derniers fossés.

« Depuis, ces terres données ont été érigées par lettres patentes (29 novembre 1629) en un fief sous le titre de Saint-Louis, pour relever de S. M. à cause de son château de la Rochelle.

« Dans l'étendue de ce fief, il s'est trouvé entre autres choses une maison que le nommé Jacques Leclerc, marchand de la Rochelle, a achetée le 28 novembre 1708. Il y a eu contestation entre M. le duc de Saint-Simon et les religieux carmes, qui ont prétendu que cette maison, étoit dans leur censive, et s'étoient même fait payer les droits de lods et ventes. Mais, par le jugement qui est intervenu (23 novembre 1710), il a été décidé que la maison étoit dans la directe de M. le duc de Saint-Simon, et en conséquence Leclerc a été condamné de lui payer 750# pour les lods et ventes, sauf son recours contre les religieux carmes, auxquels il les avoit payés.

« Dans l'intervalle, il a été rendu un arrêt du Conseil (26 novembre 1709), qui ordonne que la maison acquise par Leclerc seroit réunie à l'hôtel de la monnoie, et S. M. s'est obligée de payer le prix aux créanciers délégués.

« M. le duc de Saint-Simon demande le paiement des droits d'indemnité. Ces droits, dans la coutume de la Rochelle, sont réglés au cinquième du prix de l'acquisition. Le prix de la maison en question est de 11 000#, savoir :

Pour le principal d'une rente de 100#.	2000#
Et pour le principal d'une rente de 400#.	8000#
Payement comptant..	1000#
	11000#

« Sur ce pied, le droit d'indemnité se trouveroit de 2200#. M. le duc de Saint-Simon représente qu'il peut y avoir quelque différence entre une acquisition qui seroit faite par une communauté laïque ou ecclésiastique, ou autres gens de main morte, et une acquisition de la nature de celle-ci, faite par S. M. pour être unie à perpétuité à l'hôtel de la monnoie. Dans le premier cas, le bien peut redevenir dans le commerce, soit par la voie d'un échange ou par la faculté que les communautés pourroient obtenir d'en faire l'aliénation dans quelque besoin pressant et privilégié. Mais, dans la réunion qui vient d'être faite à la monnoie, il n'y a aucune espérance, et la directe se trouve éteinte et amortie pour toujours. Il fait cette observation en se rapportant à S. M. de régler la somme qu'elle jugera à propos. »

En apostille : « Bon, 2200#, 9 février 1715. »

Ordonnance de comptant[1].

« Il est ordonné au garde de mon Trésor royal Messire Claude le Bas de Montargis, de payer comptant à mon cousin le duc de Saint-Simon la somme de deux mille deux cents livres, à laquelle a été liquidée, par arrêt de mon Conseil du 12 février dernier, l'indemnité à lui due pour raison de la réunion faite à mon hôtel des monnoies de ma ville de la Rochelle d'une maison situé dans l'étendue du fief de Saint-Louis, appartenant à mondit cousin le duc de Saint-Simon. Fait en mon conseil royal des finances tenu à Marly le 16 juillet 1715.

« Comptant au Trésor royal.

« Bon (*signé*) LOUIS. »

Le sieur de Maubreuil, intendant du duc de Saint-Simon, à Pierre Bretonneau, valet de chambre du duc[2].

« De Paris ce 3 août 1715.

« Prenez la peine, Monsieur, de voir M. Couturier et de lui demander le dossier dans lequel sont les pièces sur lesquelles Mgr Desmaretz a réglé, par arrêt du conseil du 12 du mois de février dernier, l'indemnité due à M. le duc de Saint-Simon pour la réunion faite à l'hôtel des monnoies de la ville de la Rochelle d'une maison située dans l'étendue du fief de Saint-Louis appartenant à mondit sieur duc. M. de Montargis, qui est chargé de payer cette indemnité, nous demande ces pièces. Je suis persuadé que M. Couturier ne vous les refusera point, en lui faisant voir cette lettre.

Je suis, Monsieur, votre très humble serviteur.

« DE MAUBREUL. »

Note[3].

« M. Desmaretz a eu la bonté de faire expédier pour M. le duc de Saint-Simon une ordonnance de 2200#, dont copie est ci-jointe, à laquelle a été liquidée l'indemnité à lui due pour la réunion faite à l'hôtel des monnoies de la ville de la Rochelle d'une maison située dans l'étendue du fief de Saint-Louis appartenant à M. le duc de Saint-Simon, laquelle somme il a promis de faire payer. Il est supplié de faire un fonds pour cela, M. de Montargis ayant fait refus de payer, disant qu'il n'a point de fonds destiné pour acquitter cette ordonnance. M. le duc de Saint-Simon lui en sera fort obligé. »

En apostille : « A M. le Rebours. Je le prie de faire expédier l'ordonnance pour faire acquitter cette partie sur les fonds remis au Trésor royal par M. Crozat. »

« Fait par état du 12 septembre 1715. »

1. Archives nationales, G⁷1054, 12 septembre 1715.
2. Archives nationales, G⁷342.
3. *Ibidem*, G⁷1054, 12 septembre.

III

Renouvellement du don du revenu du domaine du comté de Blaye, pour neuf ans, en faveur du duc de Saint-Simon[1].

« 19 mars 1715.

« Sur la requête présentée au Roi en son Conseil par le sieur duc de Saint-Simon, pair de France, gouverneur pour Sa Majesté des ville, citadelle et comté de Blaye, contenant que, le roi Louis XIII de glorieuse mémoire ayant donné au feu sieur duc de Saint-Simon, père du suppliant, le gouvernement de Blaye en l'année 1631, il lui auroit en même temps fait don de la jouissance des revenus du comté de Blaye, pour en jouir ainsi que les autres gouverneurs de Blaye ses prédécesseurs en avoient joui, ce qui auroit été renouvelé de temps en temps par diverses lettres patentes, qui ont toujours été enregistrées en la Chambre des comptes sans difficulté, et Sa Majesté ayant accordé audit suppliant, après le décès du feu sieur son père, le même gouvernement de Blaye, elle lui auroit encore accordé la jouissance du domaine dudit comté de Blaye et des droits en dépendants, par arrêt de son conseil d'État du 6 avril 1694, pour le temps qui restoit à expirer des neuf années portées par les lettres patentes accordées audit feu sieur duc de Saint-Simon son père, et ensuite, lesdites neuf années étant expirées, Sa Majesté lui auroit accordé la même jouissance du revenu du domaine dudit comté de Blaye et des droits en dépendant pour le temps d'autres neuf années, lesquelles étant expirées, il auroit encore accordé la même jouissance dudit revenu pour le même temps de neuf années commencées au 1er janvier 1706, et d'autant que lesdites neuf années sont expirées dès le 1er janvier dernier, le suppliant a encore recours à la bonté de Sa Majesté et de la supplier très humblement (*sic*) de lui vouloir bien renouveler le don de ladite jouissance du domaine du comté de Blaye et droits en dépendant.

« Requéroit à ces causes le suppliant qu'il plût à Sa Majesté lui accorder et faire don, pour tel temps qu'il lui plaira du revenu dudit domaine de la comté de Blaye et droits en dépendant, et lui accorder sur ce les lettres nécessaires.

« Vu ladite requête, les lettres patentes du 1er mars 1708, l'arrêt d'enregistrement en la Chambre des comptes du 19 dudit mois de mars 1708, les provisions de gouverneur de Blaye accordées par Sa Majesté audit sieur duc de Saint-Simon le 4 mai 1693, et autres pièces attachées à ladite requête, ouï le rapport du sieur Desmaretz, conseiller ordinaire au conseil royal, contrôleur général des finances,

« Le Roi en son Conseil, ayant égard à ladite requête, a continué et accordé au suppliant le don du revenu du domaine du comté de Blaye

1. Archives nationales, reg. E 873B, n° 158.

et droits en dépendants, pour neuf années commençant au 1er janvier de la présente année 1715; ordonne que, pour l'exécution du présent arrêt toutes lettres nécessaires seront expédiées.

« A Versailles le dix-neuf mars mil sept cent quinze.

« VOYSIN. DESMARETZ. »

La Régence étant survenue, Saint-Simon crut devoir se faire octroyer une confirmation de ce don. Le 13 octobre 1716, on lit au procès-verbal du conseil des finances (Archives nationales, G7 1849) la mention suivante: « M. le duc Saint-Simon demande le don du revenu du comté de Blaye non engagé et les droits de la terre de Vitry. — Accordé suivant l'arrêt d'enregistrement des lettres précédemment accordées. » — Le 17 octobre, le conseil de régence en délibéra: « M. le duc de Noailles, président du conseil des finances, a rapporté la demande que fait M. le duc de Saint-Simon d'être confirmé dans le don qui a été fait à son père et à lui du domaine de Blaye et aux mêmes conditions que par les rois Louis XIII et Louis XIV. Cela a été accordé. » (Procès-verbaux du conseil de régence, Bibliothèque nationale, ms. Franç. 23672, fol. 105 v°.) — En conformité, il fut expédié le 24 octobre un arrêt du conseil d'État confirmant pour neuf ans, à dater du 1er janvier 1715, le don du revenu du comté de Blaye et de la terre de Vitrezay, qui en dépend (Archives nationales, E 1986).

IV

Lettres de survivance de bailli et gouverneur de Senlis pour le marquis de Ruffec[1].

« Du 24 octobre 1715, à Vincennes.

« LOUIS, etc. Mettant en considération qu'il y a plusieurs siècles que les ancêtres de notre très cher et bien amé cousin le duc de Saint-Simon, pair de France, ministre d'État, ont toujours presque de père en fils dignement servi les rois nos prédécesseurs dans l'état et charge de bailli et gouverneur de Senlis, dont il est actuellement pourvu, — les grands et importants services rendus par notre défunt cousin le duc de Saint-Simon, son père, au feu Roi notre trisaïeul, et au feu Roi notre très honoré seigneur et bisaïeul, dans les temps les plus difficiles et les plus embarrassés des commencements de son règne, — et sachant que notre cousin le duc de Saint-Simon a dignement rempli les idées qui avoient été conçues de lui par ses services de guerre, où il s'est trouvé avec beaucoup de distinction dès ses premières années, tant aux sièges de Namur, d'Huy et de Charleroy qu'en la bataille de Nerwinde, où il combattit vaillamment jusqu'à charger et rompre à cinq différentes fois les escadrons de l'armée ennemie, et depuis encore dans les armées

1. Archives nationales, O1 50, fol. 184 v°.

d'Allemagne avec une grande assiduité, ayant été ensuite continuellement honoré de la plus intime confiance de notre très cher et très honoré père le défunt Dauphin, et qu'il a eu une grande part dans les sages desseins qu'il avoit formés et que nous commençons à exécuter pour le rétablissement des affaires de notre royaume; — Considérant encore que par son application il s'est rendu digne d'être admis comme nous venons de faire au gouvernement principal de cet État dans le conseil suprême de la Régence, où nous l'avons appelé, — Nous avons eu bien agréable la supplication qu'il nous a faite d'accorder la survivance dudit bailliage et gouvernement de notre ville de Senlis à notre cher et bien amé Armand-Jean de Saint-Simon, marquis de Ruffec, son second fils, dont nous n'espérons pas moins d'application et de fidélité à notre service, étant sorti d'une si noble race et si affectionnée à notre service et à celui de l'État, nous promettant d'ailleurs que ledit sieur marquis de Ruffec sera d'autant plus porté à imiter leurs traces, qu'il joint à leurs exemples ceux que lui a laissés feu notre très cher et bien amé cousin le duc de Lorge, maréchal de France, son aïeul maternel, et qu'il réunira en sa personne les vertus des deux maisons si illustres desquelles il est issu et qui reluisent en la personne de ses père et mère.

« A ces causes et autres à ce nous mouvant, de l'avis de notre très cher et très amé oncle le duc d'Orléans, régent de notre royaume, nous avons audit sieur Armand-Jean de Saint-Simon, marquis de Ruffec, donné et octroyé, donnons et octroyons par ces présentes signées de notre main ledit état et charge de bailli et gouverneur de notredite ville de Senlis, en survivance de notredit cousin le duc de Saint-Simon, pour par lui l'avoir, tenir et dorénavant exercer, en jouir et user aux honneurs, pouvoirs, autorité, prérogatives, prééminences, franchises, libertés, états et appointements, droits, fruits, profits, revenus et émoluments qui y appartiennent, et ce tant qu'il nous plaira, sans que, advenant le décès de notredit cousin le duc de Saint-Simon ou du sieur marquis de Ruffec, ladite charge puisse être censée vacante ou impétrable sur le survivant des deux, auquel nous l'avons réservée et réservons, sans qu'il soit tenu d'en obtenir de nouvelles lettres de provisions ni de prêter d'autre serment que celui que fera ledit sieur marquis de Ruffec en vertu de ces présentes.

« A l'effet de quoi nous mandons à nos amés et féaux conseillers les gens tenant notre cour de Parlement à Paris que, après qu'il leur sera apparu des bonnes vie et mœurs, religion catholique, apostolique et romaine dudit sieur Armand-Jean de Saint-Simon, marquis de Ruffec, et qu'ils auront pris et reçu de lui le serment en tel cas requis et accoutumé, ils le mettent et instituent ou fassent mettre et instituer de par nous en possession de ladite charge de bailli et gouverneur de Senlis,... Mandons aussi à nos amés et féaux les présidents et trésoriers généraux de France au bureau de nos finances à Paris, que, par le receveur de notre domaine dudit Senlis, qu'ensuite du décès de notredit cousin le duc de Saint-Simon, ils aient à délivrer et faire payer comptant par chacun an, aux termes et en la manière accoutumée, les gages et droits à ladite charge appartenant audit sieur marquis de Ruffec sur ses simples quittances... Car tel est notre plaisir. En témoin de quoi nous avons fait mettre notre scel à cesdites présentes.

« Donné à Vincennes le vingt-un octobre l'an de grâce 1715 et de notre règne le premier. »

V

Lettres de survivance de capitaine du Pont-Sainte-Maxence pour le marquis de Ruffec[1].

« 21 octobre 1715.

« LOUIS, etc... Mettant en considération les grands et importants services rendus par notre défunt cousin le duc de Saint-Simon, pair de France, au feu Roi notre trisaïeul dans les temps les plus difficiles et les plus embarrassés des commencements de son règne, et sachant que notre très cher et bien amé cousin le duc de Saint-Simon, pair de France, ministre d'État, a dignement rempli les idées qui avoient été conçues de lui par ses services de guerre, où il s'est trouvé avec beaucoup de distinction dès ses premières années, nous avons eu bien agréable la supplication qu'il nous a faite d'accorder la survivance de la charge de capitaine de notre ville de Pont-Sainte-Maxence et Mesnil-lès-Pont à notre cher et bien amé Armand-Jean de Saint-Simon, marquis de Ruffec, son second fils, dont nous n'espérons pas moins d'application et de fidélité à notre service et à celui de l'État. A CES CAUSES et autres à ce nous mouvant, de l'avis de notre très cher et très amé oncle le duc d'Orléans, régent de notre royaume, nous avons audit sieur Armand-Jean de Saint-Simon, marquis de Ruffec, donné et octroyé, donnons et octroyons par ces présentes signées de notre main ladite charge de capitaine de notre ville de Pont-Sainte-Maxence et Mesnil-lès-Pont, en survivance de notredit cousin le duc de Saint-Simon, pour l'avoir, tenir et dorénavant exercer, en jouir et user aux honneurs, autorité, pouvoirs, etc. (*comme ci-dessus*). A l'effet de quoi nous mandons à notre très cher et féal chevalier, chancelier de France, le sieur Voysin, commandeur de nos ordres, que dudit sieur marquis de Ruffec pris et reçu le serment en tel cas requis et accoutumé, il le mette et institue, ou fasse mettre et instituer de par nous en possession et jouissance de ladite charge de capitaine de notre ville de Pont-Sainte-Maxence et Mesnil-lès-Pont, etc... Mandons aussi, etc. (*comme ci-dessus*). Car tel est notre plaisir. En témoin, etc. Donné à Vincennes le vingt-un octobre l'an de grâce 1715 et de notre règne le premier. »

1. Archives nationales, O[1] 59, fol. 183.

VI

Récit du conseil d'État tenu au Louvre le 25 octobre 1716 au matin.

Ce récit rédigé au moment même par Saint-Simon est conservé dans le volume *France* 418 du Dépôt des affaires étrangères. C'est l'exposé de l'avis que soutint notre auteur dans le conseil de régence, lorsqu'il fut proposé de signer un traité avec l'Angleterre sans attendre l'adhésion des Hollandais. Il combattit fort cette proposition et fit adopter son avis. Dans le même conseil, il fut question des négociations avec le Pape au sujet de la constitution *Unigenitus*; Saint-Simon réussit encore à entraîner la décision, et ce sont ses arguments qu'il expose. — Ce document ayant été publié par P. Faugère dans les *Écrits inédits de Saint-Simon*, tome IV, p. 261-279, nous n'en redonnerons pas le texte.

VII

Brevet d'affaires pour Saint-Simon[1].

« Aujourd'hui, 16 février 1717, le Roi étant à Paris, voulant témoigner au sieur duc de Saint-Simon, pair de France, l'estime qu'il fait de sa personne, et lui marquer l'étroite confiance qu'il prend en son affection et en sa fidélité, et jugeant ne pouvoir mieux faire que d'approcher le plus près de sa personne celui que feu Mgr le Dauphin, son père, avoit honoré de sa confiance la plus particulière et distingué jusqu'à vouloir l'entretenir familièrement à toutes heures et lui communiquer les affaires les plus importantes et les plus secrètes, Sa Majesté, de l'avis de M. le duc d'Orléans, régent, lui a permis et permet d'entrer librement et à toutes les heures qu'il voudra en tous les lieux de sa maison où Sa Majesté pourra être, même pendant ses plus secrètes affaires, de la même manière et aux mêmes heures qu'entrent les premiers gentilhommes de sa chambre; déclare, veut et entend que les portes lui en soient ouvertes sans difficulté; ordonne aux huissiers de son antichambre, de sa chambre et de son cabinet, et à tous autres officiers qu'il appartiendra, de lui en laisser la libre entrée sans y porter aucun empêchement, m'ayant à cet effet Sa Majesté commandé d'en expédier audit sieur duc de Saint-Simon le présent brevet, qu'elle a voulu signer de sa main et être contresigné par moi, son conseiller, etc. »

1. Archives nationales, O[1] 61, fol. 28. Cette pièce a déjà été imprimée dans le tome XXI et supplémentaire de l'édition de nos Mémoires de 1873, p. 347.

VIII

Arrêt du Conseil autorisant le duc de Saint-Simon à faire continuer à son profit le dessèchement du marais de Blaye.

« Paris, le 12 juin 1717.

« Sur la requête présentée au Roi en son Conseil par le sieur duc de Saint-Simon, contenant que le feu roi Henri IV ayant par son édit du mois d'avril 1599 ordonné le dessèchement de tous les palus et marais du royaume, et celui de la palu et comtau de Blaye n'ayant point été fait, Pierre Lanquest fit en 1645 des offres au Conseil pour ce dessèchement, lesquelles ayant été acceptées par arrêt du 2 août de ladite année, il fut ordonné par autre arrêt du 20 mars 1647 que par les commisaires de Sa Majesté nommés à cet effet il seroit passé contrat avec ledit Lanquest pour l'intérêt que Sa Majesté pouvoit avoir èsdits palu et comtau de Blaye, consistant en prairies, pâtis et autres natures de terres y mentionnées, à prendre depuis le canal de Saint-Bonnet le long de la rivière, y compris la Vergne et tout ce qui est entendu sous ces mots de comtau et palu de Blaye, sans aucune chose excepter ni réserver, pour être desséchés dans dix années au plus par ledit Lanquest, et en jouir, lui, ses hoirs, successeurs et ayant cause incommutablement et à perpétuité, en dédommageant par ledit Lanquest les intéressés ayant droit dans ledit palu et comtau, conformément aux contrats et articles faits avec eux, et à la charge de payer à la recette du domaine du comté de Blaye le double des anciennes redevances que les habitants payoient pour raison de ladite palu et comtau. Par lequel arrêt il fut permis audit Lanquest de vendre et disposer desdites terres au profit de qui et sous telles conditions que bon lui sembleroit. Et, pour favoriser l'habitation de ces lieux, il fut accordé aux habitants françois ou étrangers, leurs métayers ou fermiers, une exemption de toutes tailles et autres subsides et impositions pendant cinq années, qui commenceroient après l'expiration desdites dix années accordées audit Lanquest pour faire ce dessèchement, sans que les ecclésiastiques ayant droit de dîmes èsdites terres incultes, vaines et vagues les pussent prétendre et lever pendant tout ledit temps, lesquelles dîmes après ledit temps seroient réglées au trentième des fruits. — Que ce contrat fut passé le 29 dudit mois de mars 1647 et confirmé par lettres patentes du mois d'avril suivant, registrées en la Chambre des comptes de Paris le 14 mai de la même année. — Que, par acte passé devant notaires le dernier jour desdits mois et an, ledit Lanquest fit cession au feu sieur duc de Saint-Simon, père du suppliant, et, par lettres patentes du mois de décembre 1685, fut reçue, agréée et approuvée la déclaration du feu sieur duc de Saint-Simon portant que son intention

1. Archives nationales, E 1990.

étoit, sous le bon plaisir de Sa Majesté, de tenir sous un seul et principal fief appelé le fief du marais de Saint-Simon, mouvant de Sa Majesté à cause de son château de Blaye, tout ce qu'il possédoit d'héritages dans ladite palu et comtau de Blaye, à la charge que ledit fief seroit tenu seulement aux charges des droits et devoirs féodaux dus et accoutumés en cas de mutation et ouverture de fief, selon la coutume du pays. — Qu'en conséquence le suppliant, en qualité de donataire du feu sieur duc de Saint-Simon son père, a rendu le 12 septembre 1689 son aveu en la Chambre des comptes de Paris, par lequel il a déclaré que de la troisième pièce de ladite palu et comtau de Blaye appelée la Vergne, de la consistance de 3700 journaux, il en avoit aliéné une partie, et que le surplus, qui lui appartenoit, consistoit en terres labourables nouvellement desséchées et partagées en onze métairies de huit cents journaux ou environ, et en prés ou pacages, et que le surplus étoit demeuré en marais tremblants remplis de roseaux, saules, vergnes et buissons, et de quelques autres bois inaccessibles hors les temps de sécheresse; et que, comme il est nécessaire de faire dessécher ce qui reste de ces marais; que le temps des dix années pour faire ce dessèchement est expiré; qu'ainsi les particuliers qui les habiteroient ne jouiroient pas des mêmes privilèges dont jouissent ceux qui habitent les terres défrichées et desséchées de ladite palu et comtau,

« A ces causes, requéroit le suppliant qu'il plût à Sa Majesté lui permettre de faire achever le dessèchement de tout ce qui reste à dessécher de la pièce de ladite palu et comtau de Blaye appelée la Vergne, et que, conformément au contrat du 29 mars 1647, le suppliant pourra les concéder en un ou plusieurs fiefs, les bailler à cens ou à rentes ou baux emphythéotiques, engager, vendre et hypothéquer les dépendances, et en général faire tout ce que les vrais propriétaires ont droit de faire en choses à eux appartenantes, sans que, pour raison de ce, Sa Majesté ni ses officiers puissent prétendre aucuns droits féodaux, seigneuriaux ou autres, — et, afin de donner sujet aux François, étrangers ou autres de venir travailler à ce dessèchement et résider aux villages, fermes et hameaux qui y seront établies, ordonner que les propriétaires desdites terres mises en valeur, leurs fermiers et métayers résidant au dedans d'icelles, manants et habitants des villages, hameaux et métairies y établis, seront et demeureront exempts et affranchis de toutes tailles et autres subsides et impositions auxquelles ils pourroient être imposés, en considération desdites terres défrichées, tant pendant dix années qui seront accordées pour faire ce dessèchement que pendant cinq autres années immédiatement suivantes; que lesdites terres défrichées et desséchées ne paieront aucunes dîmes pendant tout ce temps de quinze années, après lesquelles lesdits habitants paieront lesdites dîmes aux curés des paroisses qui seront érigées dans ladite comtau à raison du trentième des fruits, conformément au contrat du 29 mars 1647, qui sera exécuté en tout son contenu.

Vu ladite requête et les pièces justificatives d'icelle, ouï le rapport,

« Sa Majesté, étant en son Conseil, ayant égard à la requête, de l'avis de M. le duc d'Orléans régent, permet au suppliant de faire achever le dessèchement de tout ce qui reste à dessécher de la pièce de ladite palu et comtau de Blaye appelée la Vergne, et de le concéder conformément au contrat du 29 mars 1647 en un ou plusieurs fiefs, le bailler à cens ou à rentes ou baux emphythéotiques, d'engager, vendre et hypothéquer les dépendances, et de faire à cet égard généralement tout ce que les vrais propriétaires ont droit de faire en choses à eux appartenantes, sans que, pour raison de ce, Sa Majesté ni ses officiers puissent prétendre aucuns droits féodaux, seigneuriaux ou autres; et pour l'effet de ce dessèchement Sa Majesté accorde au suppliant le temps de dix années, à commencer du jour et date du présent arrêt, pendant lequel temps et celui des cinq années immédiatement suivantes les propriétaires desdites terres qui seront mises en valeur, leurs fermiers et métayers résidant au-dedans d'icelles, manants et habitants des villages, hameaux et métairies qui y seront établis, demeureront exempts et affranchis de toutes tailles et autres subsides et impositions auxquelles ils pourroient être imposés pour raison desdites terres et non autrement, et lesdites terres ne paieront aucunes dîmes qu'après le temps de dix et cinq années expirées et ce à raison de trente gerbes une, laquelle dîme se paiera aux curés des paroisses qui seront érigées dans ladite comtau, le tout conformément au contrat du 29 mars 1647, qui sera exécuté selon sa forme et teneur. Et pour l'exécution du présent arrêt toutes lettres nécessaires seront expédiées.

« DAGUESSEAU. LE DUC DE LA FORCE. FAGON. »

IX

Note sur les Compagnies de commerce.

[1717, avant août.]

La note qui va suivre et qui existe en original autographe au Dépôt des affaires étrangères, volume *France* 225, fol. 140 (copie au fol. 139), a été publiée en 1901 par M. Jacques Ancel dans la *Revue des Études historiques*. C'est, semble-t-il, un aide-mémoire préparé par Saint-Simon pour la discussion de la création de la Compagnie d'Occident, proposée par Law, qui devait s'engager au conseil de régence en juillet-août 1717. La forme impersonnelle et abrégée du document justifie cette hypothèse. Nous croyons qu'il faut y voir le résumé des arguments que notre auteur comptait faire valoir à l'encontre de la création projetée. M. Ancel a montré la portée et la valeur de cette note; nous nous contentons de la reproduire à titre purement documentaire.

« L'expérience des Compagnies des Indes, du Sud et du Sénégal fait craindre que l'opposition de tous les bons négociants aux compagnies, et leur sentiment que c'est ruiner la liberté, qui est l'âme du commerce, ne soit fondé en raison.

« Ce sentiment, après de longues discussions au conseil du commerce, y a passé en principe, qui n'y est plus contesté.

« C'est ce qui, après un long examen chez feu M. Daguesseau, fit conclure en 1713 à ne point proroger la Compagnie du Sénégal, dont les privilèges étoient à leur terme d'expiration, nonobstant l'avis de M. de Pontchartrain. Sur quoi, déclaration du Roi résolue en sa présence, mais qui n'a été expédiée que depuis sa mort, la dispute à qui l'expédieroit entre MM. de Pontchartrain et Desmaretz l'ayant suspendue jusque là.

« Bien important de ne pas déboucher les billets d'État aux dépens du commerce, dont les règles sont bien différentes de celles de la finance, au moins de celle du feu Roi. Conséquemment, bien important de ne rien décider là-dessus sans l'avis du conseil du commerce.

« La Louisiane est un pays neuf, sans commerce et presque sans habitations, ce qui peut faire un cas particulier pour la formation d'une compagnie; mais il ne s'en peut rien décider avec justesse sans une grande connoissance du pays.

Y joindre la traite des nègres paroît une contradiction à ce que ci-dessus, reconnu par mur examen, et une contradiction avec soi-même, la suppression de ce commerce par compagnie en faveur de la liberté ayant été faite par la Régence.

« Le commerce des castors est particulier au Canada. Il faut prendre garde que ce même commerce fait par la Louisiane, où il n'est point, ne se croisent l'un l'autre.

« Les privilèges de la Compagnie du Canada pour ce commerce des castors est prêt à expirer. Les négociants demandent ardemment qu'on ne le renouvelle pas en faveur de la liberté. C'est le même cas que sur le Sénégal. Très dangereux de rien faire en ces matières sans l'avis des plus consommés dans le négoce.

« Idem sur les compagnies à proposer. »

Dans le même volume des Affaires étrangères, fol. 158-161, on trouve des « Observations » sur le même sujet mises en regard de trois articles qui résument les étapes du projet : 1° Question générale de la création de compagnies de commerce subventionnées par l'État; 2° Création d'une première compagnie dite d'Occident; 3° Établissement futur de compagnies analogues. — Cette pièce n'est plus de la main de notre auteur, comme la précédente; mais les arguments qui s'y trouvent employés sont le développement tellement rigoureux et exact du résumé qui forme la Note ci-dessus, qu'il semble difficile de ne pas lui attribuer la même origine. Telle a été l'opinion de M. Ancel. Cependant on pourrait y voir une note fournie à Saint-Simon, pour former son opinion, par quelque membre du conseil du commerce, M. Amelot, par exemple.

ARTICLE PREMIER.

« On propose d'établir des compagnies de commerce dont le fonds sera fait en billets de l'État, l'intérêt desquels servira à faire le commerce.

OBSERVATIONS.

« Tous les bons négociants du royaume sont opposés en général à tout ce qui s'appelle *Compagnies*. Comme la liberté est l'âme du commerce, ils prétendent que c'est le ruiner que de le restreindre entre les mains d'un petit nombre de gens.

« L'expérience journalière des différentes compagnies formées en France, qui ont très mal fait leurs affaires, et encore plus celles du public, en est une preuve convaincante.

« Le conseil de commerce, établi depuis l'année 1700, qui a suivi cette matière avec attention, est convaincu de cette vérité, et c'est aujourd'hui un principe qui, après avoir été souvent débattu, n'y est plus contesté.

« Il faut pourtant convenir qu'il y a des cas où il est difficile d'établir solidement un commerce sans une compagnie puissante.

« Ces cas sont lorsqu'il s'agit d'un commerce tout à fait inconnu, qui paroît un grand objet, et pour le commencement duquel il est absolument nécessaire de faire des dépenses considérables, qui sont au-dessus de la portée d'un particulier.

« Le commerce de Guinée, qui consiste principalement en la traite des nègres, a été longtemps entre les mains d'une compagnie. Le temps du privilège étant près d'expirer, on a fort agité s'il convenoit de le proroger, ou de laisser ce commerce libre, comme les négociants le demandoient instamment. Après un sérieux examen et avoir entendu plusieurs fois les parties intéressées, au conseil du commerce, qui se tenoit alors chez M. Daguesseau, il fut résolu sur la fin de 1713, contre le sentiment de M. de Pontchartrain, que le bien de l'État et du commerce demandoit qu'on rendît à l'avenir ce commerce libre. Cela fut approuvé par le Roi en son Conseil, et Sa Majesté ordonna qu'il en seroit dressé une déclaration. Il est arrivé, par des raisons qu'il seroit inutile d'expliquer ici, que cette déclaration ne fut point expédiée alors, et elle ne l'a été que depuis la mort du feu Roi, au mois de janvier 1716.

« Quoiqu'il soit bien à souhaiter qu'on puisse donner un débouchement aux billets de l'État, la prudence veut que ce ne soit pas aux dépens du commerce, dont les règles sont bien différentes de celles de la finance, telles au moins qu'on les a pratiquées dans les derniers temps. Il est vrai que le gouvernement présent paroît dans un système bien opposé, et c'est ce qui fait espérer qu'on ne décidera point de ces sortes d'établissements sans prendre l'avis du Conseil de commerce.

ARTICLE 2.

« Son Altesse Royale paroît fort portée à agréer un projet pour former la Compagnie d'Occident, qui comprendra la Louisiane, la traite des nègres et le commerce des castors.

OBSERVATIONS.

« Dès qu'il s'agit d'établir un commerce dans la Louisiane, qui est un pays tout neuf, où il n'y a encore ni commerce, ni presque d'habitations françoises, ce peut être un des cas où la formation d'une compagnie est nécessaire.

« Mais, pour en pouvoir discourir avec fondement, il faudroit savoir exactement l'état présent de ce pays-là, en étudier soigneusement les relations et toutes les circonstances qui peuvent donner des lumières sur une matière de cette nature. Sans cela, il n'est ni sage ni même possible d'en dire son avis.

« Il paroît qu'on veut donner à cette compagnie la traite des nègres, c'est-à-dire le principal commerce de Guinée. On vient d'expliquer ci-dessus ce qui s'est passé à cet égard, et que la liberté du commerce a été rendue par la déclaration du mois de janvier 1716. Ce seroit renverser ce qui vient d'être fait, que d'attacher ce commerce à une compagnie à l'exclusion de tous autres. Outre que ce seroit une variation qui ne feroit pas honneur au gouvernement, on a peine à croire que les motifs qui ont fait publier en 1716 cette déclaration résolue en 1713 aient cessé, et que les raisons contraires doivent l'emporter.

« Il paroît encore qu'on veut attribuer à la compagnie nouvellement projetée le commerce des castors. Ce commerce, comme l'on sait, a été jusqu'à présent particulier et propre au Canada. Ce pays en a fourni pendant longtemps beaucoup plus qu'il n'en falloit pour la consommation de France, et ce commerce n'a été gâté que par le défaut de la régie. Il y a encore actuellement une compagnie qui fait ce commerce et qui demande la continuation de son privilège, qui est sur le point d'expirer. Les négociants sont très opposés à ce renouvellement. Quoi qu'il en soit, il ne faut pas que ces deux commerces se croisent, c'est-à-dire celui des castors de la Louisiane et celui des castors du Canada, et il seroit facile à cet égard de prendre un arrangement. On ne voit pas au reste que ce puisse être un objet bien considérable, et l'on ne peut s'empêcher de répéter qu'en cette matière comme en toute autre il est bien dangereux de ne se pas conduire par les principes de ce qu'il y a de meilleur parmi les gens du métier, et de ceux qui se sont appliqués particulièrement à en connoître les bonnes règles.

ARTICLE 3.

« On prépare d'autres projets de compagnies, qui pourront encore réussir, lorsque celle-là sera formée.

OBSERVATIONS.

« On ne peut que répéter sur cet article ce qui a été dit sur le premier. On parle dans le monde d'une compagnie d'assurances. On a déjà rejeté plus d'une fois des propositions de cette espèce qui pouvoient paroître plausibles, et la liberté a toujours prévalu. Cela demande de sérieuses réflexions, et on doit être en garde contre le desir de se défaire des billets de l'État par des expédients qui tombent sur le commerce. »

X

Le sieur Guéroult au marquis de Beringhen[1].

« A Tillières, le 12 septembre 1717.

« Monseigneur

« J'ai reçu la lettre que Monseigneur m'a fait l'honneur de m'écrire le 4 de ce mois, avec le mémoire y joint, au sujet du grès tiré à Rueil[2], paroisse dépendante de la terre de la Ferté-Vidame.

« Je me suis rendu ici pour m'informer de ce qui a été fait à ce sujet, et le sieur Janson, entrepreneur du pont de ce bourg et des arches faites à Verneuil, m'a dit que son carrier y avoit tiré deux milliers de pavé pour ce pont, qui est la carrière la plus proche, et que, dès le 27 août, un garde de Mgr le duc de Saint-Simon lui ayant appris que le terrain lui appartenoit, il quitta sur-le-champ d'y en fendre, étant réservés pour les bâtiments de la Ferté.

« Depuis, il en a pris sur une autre bruyère, appartenant à un particulier de Rueil ; mais, suivant les ordres de Monseigneur, j'ai fait cesser aujourd'hui, et cet entrepreneur renverra demain ses carriers sur les minerais de Breteuil, à trois grandes lieues d'ici, où il y aura une lieue et demie de voiture à faire de plus.

« J'aurai toutes les attentions que je dois à ce qui regarde Mgr le duc de Saint-Simon, et j'ai vu avec peine que cet incident ait retardé l'adjudication que M. de Courteille vouloit faire des ouvrages de maçon-

1. Bibliothèque nationale, ms. Nouv. acq. franç. 9655, (ancien Lancelot 24), fol. 143, copie. Cette lettre insérée à la suite d'un dossier concernant le marquis de Beringhen, lui a certainement été adressée ; comme membre du conseil du dedans du royaume, il avait la direction des ponts et chaussées.

2. Rueil-la-Gadelière, Eure-et-Loir, cant. Brezolles.

nerie et chaussées de cailloutage qu'il a demandés sur le chemin de Brezolles à la Ferté, ordonnés par Monseigneur et contenus au devis du frère Romain du 21 juin, parce que, après la lecture du devis ci-joint que j'en ai fait depuis, à cause de quelques changements que j'ai trouvés nécessaires quant à la construction, les entrepreneurs n'ont pas voulu y mettre leurs offres, Mgr le duc de Saint-Simon empêchant qu'ils prennent du grès à Rueil, qui est le seul endroit d'où en puisse tirer pour les ouvrages de ce chemin. Ils ne savent où en avoir d'autres, quoique ceux de Rueil soient à trois lieues, par la rareté des matériaux en ce pays, où il n'y a point d'autres pierres de taille plus proche qu'à Pontgouin à cinq lieues de la Ferté, ou des grès de Breteuil à près de sept lieues, ce qui causeroit une dépense considérable pour les ouvrages que Mgr le duc de Saint-Simon demande sur ce chemin, et en retardera l'exécution.

« J'ai l'honneur d'être, etc.

GUÉROULT. »

XI

Notes sur l'affaire du pays de l'Alleu.

[Novembre 1717.]

Le document dont on va trouver ci-après des extraits et qui existe en original, de la main du duc de Saint-Simon, dans le volume *France* 1570 du Dépôt des affaires étrangères, fol. 99-105, est un aide-mémoire analogue à celui que nous avons donné ci-dessus sous le n° IX, à propos des compagnies de commerce. Ce sont des notes prises pour servir au duc dans l'exposé de son opinion devant le conseil de régence dans l'affaire du pays de l'Alleu, dont il a été parlé dans notre tome XXXII, p. 222-232.

Ces notes remplissent douze pages de la fine petite écriture de notre auteur, et se divisent en quatre parties : d'abord un exposé historique très développé, trop long certainement, pour montrer avec preuves à l'appui que ce petit pays de l'Alleu a toujours été indépendant de la Flandre comme de l'Artois, et n'a jamais relevé que de l'abbaye de Saint-Vaast d'Arras; puis une seconde division intitulée *Prescription*, où il est établi que l'état actuel existe depuis quarante-six ans, que depuis ce temps le pays de l'Alleu appartient au gouvernement de Lille, et qu'il n'y aurait aucune justice à le retirer au jeune duc de Boufflers; 3e division, *Lésion des parties* : l'abbaye de Saint-Vaast, à laquelle appartiennent la mouvance, la haute justice et le domaine du pays de l'Alleu, sera lésée si on le réunit, soit à l'Artois soit à la Flandre; lésion aussi pour le pays lui-même qui perdra son indépendance. Enfin, dans une quatrième partie est étudiée la question politique, et le mémoire se termine par des conclusions qui résument l'opinion de l'auteur.

A cause de la longueur de cette pièce, nous ne donnerons que le début de la partie historique, ce qui regarde la question du gouvernement, l'exposé du préjudice que recevrait le pays de l'Alleu, enfin la partie politique et les conclusions. Un tel travail, qui a dû coûter quelque peine à son auteur, méritait bien le cadeau que les délégués de ce petit pays voulurent lui faire en remerciement : notre tome XXXII, p. 231-232.

---

1. *Historique.*

« Pays de l'Alleu consiste en quatre paroisses : Sailly, Laventie, Fleurbaix, la Gorgue, dont le bourg est de Flandre.

« Appartient à l'abbaye de Saint-Vaast d'Arras ; — resteroît au pays d'Artois pour la mouvance, la juridiction et une partie de la coutume ; car il y en a aussi quelques-unes particulières.

« Indépendant d'Artois, de Flandre et de la châtellenie de Lille. — Comtes de Flandre à leur avènement y juroient l'observation de leurs privilèges ; — est prouvé par nombre de lettres patentes, par la neutralité accordée audit pays durant la guerre allumée en Artois, Flandre et châtellenie de Lille, par plusieurs lettres patentes qui portent que le pays de l'Alleu est champêtre, du tout hors la comté d'Artois, châtellenie de Lille, etc.

« Jouissance immémoriale de toutes sortes d'exemptions, tant à titre d'aide indirect qu'extraordinaire. — Vente de denrées et boissons sans impôt au moyen de plusieurs lettres patentes d'empereurs, rois de France et d'Espagne, archiducs et autres souverains. . . . . . .

. . . .

« Indépendance bien prouvée dudit pays de l'Artois, bien que, pour partie de la coutume, il suive l'Artois et que, pour la justice et la mouvance, il soit de Saint-Vaast, dont l'appel ressortit au conseil d'Artois. A remarquer que Saint-Vaast, quoique dans Arras, prétend n'être point d'Artois, dont il y a plusieurs pareils exemples.

« Saint-Vaast et le pays de l'Alleu mouvant immédiatement de la couronne avant et pendant qu'il y a eu des comtes de Flandre et d'Artois.

. . . .

2. *Prescription.*

. . . .

« En même temps et par mêmes provisions M. le maréchal d'Humières fut fait gouverneur de Lille, de sa châtellenie, et nommément du pays de l'Alleu, trois ans avant l'union dudit pays à ladite châtellenie et avant que M. le maréchal d'Humières fût pourvu du gouvernement général de Flandre. Point décisif pour le gouvernement indépendant de toutes les questions présentes.

« Ledit pays mis de nouveau dans les provisions de M. le maréchal de Boufflers et dans celles de Monsieur son fils. Confirmation double quant au gouvernement : rien plus dans la main du Roi que mettre un pays dans un gouvernement ou dans un autre ; celui de l'Alleu mis dans les provisions particulières de gouverneur de Lille et de sa châtellenie de MM. d'Humières et de Boufflers père et fils.

« Dès la première fois sans réclamation de personne, ni depuis, quant au gouverneur.

« Dure depuis cinquante ans. Donc toute prescription acquise, si ce point étoit contesté et qu'il se pût juger par règle de droit ; également certain par celle de l'autorité.

« Les services de M. de Boufflers. — L'en dépouilleroit-on s'il étoit en vie ? — Peut-on en dépouiller son fils si on n'en dépouilloit pas le père ? — A quel titre le fils a-t-il eu le gouvernement de son père ? — Quel exemple et quelle crainte pour ceux qui rendront les plus grands services. — Gouvernement chose toute séparée et toute indépendante de justice, mouvance, domaine, ressort de finance.

« Donc laisser le gouvernement du pays de l'Alleu à M. le duc de Boufflers, de quelque manière que les questions présentes soient décidées.

. . . .

3. *Lésion des parties.*

« Lésion du pays de l'Alleu évidente : son indépendance ancienne anéantie ; — ses échevins et baillis sans autorité ni fonction, même pour les choses intérieures du pays telles que les tailles de mauvais frais ; — soumis à des baillis étrangers pour tous jugements en première instance et dont l'appel direct au conseil d'Artois n'empêche point l'exécution provisionnelle ; — sans protection de leur seigneur, qui est Saint-Vaast, par le retranchement de son autorité et de la justice de sa salle abbatiale en tout ce qui est de finance ; — en un mot, anéantissement entier.

« D'où résulte nécessité de lui faire justice en cassant l'union, — en ne l'unissant point à l'Artois dont il n'est point membre, — en le laissant dans une indépendance qui a duré tant de siècles sans préjudice des souverains, — en le laissant jouir en effet de tant de lettres patentes et d'arrêts, — en autorisant ses baillis à faire pour les impositions royales ce que font les baillis de Lille dans leurs bailliages, et les soumettant à l'intendant pour en compter devant lui, et rendant aux officiers de Saint-Vaast leur juridiction sur eux pour compter des tailles des mauvais frais et pour tout le reste que l'union leur a fait perdre, — en le remettant au même état où il étoit, dont on a l'exemple dans le pays même, puisque Cambray et Saint-Venant, bien que situés en Flandre et du ressort du parlement de Flandre, ne sont point de Flandre et sont indépendants de Flandre et font leurs impositions à part...

« Assez indifférent auquel des intendants de Flandre ou d'Artois le pays de l'Alleu demeure assujetti. Plus convenable à celui de Flandre, puisqu'il l'étoit déjà, puisque son gouvernement est celui de Lille, et pour assurer son indépendance, puisque la Flandre ne l'a jamais prétendu et qu'il est plus à propos de n'y rien laisser de commun avec l'Artois pour éviter toutes prétentions, tentatives, tracasseries, etc.

« Petitesse du pays ne peut s'opposer à cette indépendance, puisque le droit y est formel, l'expérience sans inconvénient tant qu'il en a joui, et jusqu'en dernier lieu la fidélité des habitants éprouvée.

« A l'égard du bourg de la Gorgue, le laisser de Flandre, puisqu'il l'a toujours été, et la paroisse au pays de l'Alleu. Tout est plein en France de bigarrures plus grandes, qui n'en ont pas des droits prouvés comme ici.

4. *Politique.*

« Politique a besoin des plus fortes raisons d'État pour balancer un droit aussi établi que l'indépendance du pays de l'Alleu...

« Pays de l'Alleu, par sa situation et par ses coupures, barrière d'Artois, ou cette province n'est pas couverte. Mauvaise raison de l'unir à l'Artois. Barrière ou non, ce pays n'en servira ni plus ni moins à couvrir l'Artois sans y être uni qu'y étant uni, puisque c'est sa situation et non son union ou sa désunion qui le couvre.

« De même pour subir ou se défendre de la contribution : les lettres de M. de Vendôme marquent uniquement qu'il croyoit qu'il s'en pourroit défendre, et cependant l'union existoit; donc rien de plus frivole que l'influence de l'union avec Lille ou avec l'Artois sur la contribution. — Contributions se lèvent sur les pays ouverts aux exécutions militaires, sans égard à leur dépendance, en sorte que le même pays la paye à un bout et non à l'autre, et c'est ce qui arriva en 1693 à la châtellenie de Lille, et ce qui se voit toujours. Lille pris, les Hollandois se prétendirent maîtres du pays de l'Alleu à cause de l'union, s'en saisirent en effet à ce titre, et ne voulurent pas y souffrir l'exercice de la juridiction de l'abbaye de Saint-Vaast, sinon par des juges envoyés par ladite abbaye seoir et résider à Lille.

« Double raison de désunion par convenance, mais non de droit, la loi du plus fort ne pouvant jamais former une raison de droit : l'une de politique en faveur de l'État pour conserver le pays de l'Alleu, l'autre de justice pour ne plus exposer les droits de l'abbaye. — Mais nulle pour l'union à l'Artois, laquelle union ne sauveroit ni la contribution par elle-même, ni ne préserveroit de l'occupation plus que ne le fera la désunion de la châtellenie de Lille.

« Pays de l'Alleu libre, désuni, indépendant des provinces voisines comme il l'étoit autrefois, uniquement attaché au clocher de Saint-Vaast, se défendra par les avantages de sa situation et par la protection des pays voisins, s'il leur est utile de lui en donner, sinon paiera ses contributions à part, sans recevoir ni donner influence aux autres, soit pour l'occupation totale, soit pour les simples contributions.

« Par là toute justice accomplie en rendant audit pays ce qui lui appartient, — en délivrant l'abbaye de Saint-Vaast de la perte de sa juridiction et de ses droits et encore de la crainte, bien que frivole, de les perdre par une occupation étrangère, — et en mettant politiquement ledit pays à couvert de ce que des vues trop vastes et trop tristes prévoient pour des intérêts particuliers, mais sur lesquelles il ne paroît pas de la saine politique d'appuyer. Les ennemis mêmes, au milieu de leurs prospérités, amenés à la paix par la victoire de Denain, ne pensèrent jamais qu'ils pussent garder Lille, et sa restitution ne fit pas de difficulté. On n'en doit donc jamais supposer la perte, ni raisonner conséquemment à ce qui ne peut plus arriver.

[*Conclusions.*]

« Par toutes ces raisons, mon avis est que les lettres d'union soient rapportées et cassées, que le pays de l'Alleu demeure indépendant de la châtellenie de Lille et de l'Artois, et uniquement attaché au clocher de Saint-Vaast qui n'est ni l'une, ni l'autre ; qu'il soit maintenu à faire par ses échevins et ses baillis les impositions royales sous l'inspection du commissaire départi en la généralité de Lille, et les impositions de la taille des mauvais frais sous celle des officiers de l'abbaye de Saint-Vaast d'Arras ;

« Que ladite abbaye soit pleinement restituée dans tous ses droits audit pays ;

« Que ledit pays demeure en l'état qu'il est pour le gouvernement sous M. le duc de Boufflers et que Sa Majesté par bonté donne ses ordres pour que justice lui soit faite dans le cours du procès intenté devant feu M. de Bagnols sans, pour ce, qu'elle s'en mêle directement. »

XII

Mémoire de la noblesse de Provence adressé au duc de Saint-Simon.

[1717].

Ce mémoire, qui est adressé « A Monseigneur le duc de Saint-Simon, pair de France », est une requête de la noblesse de Provence au conseil de régence, par l'intermédiaire du duc, pour demander la restauration de ses anciens privilèges. Conservé aux Affaires étrangères dans le volume *France* 1732, fol. 306-311, il ne présente pour nous d'autre intérêt que d'avoir été adressé à Saint-Simon. Il ne porte pas de date ; mais il semble appartenir à l'année 1717.

XIII

Continuation au duc de Saint-Simon, en qualité de gouverneur de Blaye, d'une pension annuelle de 6000 livres sur la ferme du convoi de Bordeaux.

Du 25 avril 1718.

« Sur la requête présentée au Roi en son Conseil par Messire Louis, duc de Saint-Simon, pair de France, capitaine et gouverneur des ville, château et comté de Blaye, contenant que, le feu Roi ayant trouvé à propos pour le bien de son service de décharger les vaisseaux anglois qui passoient devant le port de Blaye de plusieurs droits qui se payoient au gouverneur de ladite place, Sa Majesté, pour donner moyen audit feu sieur duc de Saint-Simon de soutenir les grandes dépenses qu'il étoit continuellement obligé de faire dans ledit gouvernement et le dédommager de la privation desdits droits, elle ordonna, par arrêt du 24 avril 1658, que ledit feu sieur duc de Saint-Simon recevroit et seroit payé sous ses simples quittances, sur la ferme du convoi et comptablie de Bordeaux, des plus clairs deniers de la recette du bureau établi à Blaye, de la somme de six mille livres par chacun an, par préférence à toutes autres assignations de quelque nature qu'elles fussent, sans exception, sans que ladite assignation pût être révoquée, changée, divertie, ni reculée en quelque sorte ou pour quelque chose que ce soit, au paiement de laquelle les fermiers dudit convoi seroient contraints comme pour les propres deniers et affaires de Sa Majesté. De laquelle somme de six mille livres ledit feu sieur duc de Saint-Simon, et après lui le suppliant, ont joui paisiblement par chacun an en qualité de gouverneurs. Mais, comme il a plu à Sa Majesté accorder au suppliant des lettres patentes portant continuation dudit gouvernement, il a intérêt, pour prévenir les difficultés que l'on pourroit lui faire, d'être aussi continué dans la jouissance de ladite somme de six mille livres, qui lui a été accordée pour l'indemniser des droits dont les gouverneurs avoient autrefois droit de jouir sur les vaisseaux anglois.

« A ces causes, requéroit le suppliant qu'il plût à Sa Majesté ordonner que, conformément à l'arrêt du Conseil du 24 avril 1658, qui sera exécuté selon sa forme et teneur, le suppliant et ses successeurs gouverneurs de la ville de Blaye continueront d'être payés par chacun an... de ladite somme de six mille livres...

« Vu ladite requête, l'arrêt du 24 avril 1658 et autres pièces jointes à icelle,

« Sa Majesté, étant en son Conseil, de l'avis de M. le duc d'Orléans régent, a ordonné et ordonne que, conformément à l'arrêt du Conseil du 24 avril 1658, qui sera exécuté selon sa forme et teneur, le sieur

1. Archives nationales, E 1997.

duc de Saint-Simon, pair de France, capitaine et gouverneur des ville, château et comté de Blaye, et ses successeurs audit gouvernement, continueront d'être payés par chacun an, par préférence à toutes autres assignations, sur leurs simples quittances et sans aucune réduction ni diminution, sur la ferme du convoi et comptablie de Bordeaux... de la somme de six mille livres, pour leur tenir lieu de la jouissance des droits qui se levoient autrefois sur les vaisseaux anglois au profit du gouverneur de ladite ville..., et qu'à cet effet toutes lettres nécessaires seront expédiées.

« M. R. de Voyer d'Argenson. Villeroy. »

XIV

Supplique de l'Université au Parlement.

Novembre 1718.

Ce document, écrit et corrigé de la main de Saint-Simon, n'est sans doute qu'un projet hâtivement rédigé, qui ne fut pas suivi d'effet. On le trouve en original autographe dans le volume *France* 78 du Dépôt des affaires étrangères, fol. 302-308 ; il a été publié par P. Faugère, *Écrits inédits de Saint-Simon,* tome IV, p. 281-315. Il a trait aux affaires de la constitution *Unigenitus.*

ADDITIONS ET CORRECTIONS

Page 209, note 2. Il existe au Dépôt des affaires étrangères, vol. *Espagne*, 260, des copies de lettres écrites à M. de Boissimène du 8 novembre 1717 au 12 novembre 1720 ; il y a encore des fragments de sa correspondance dans les volumes voisins.

Page 225, note 3. Joseph, comte Marini, a une courte notice dans la *Chronologie militaire* de Pinard, tome VIII, p. 304, sous le nom de Marigny, comme brigadier d'infanterie de la promotion de janvier 1719. Il devait faire de l'espionnage aussi bien pour le compte de la France que pour celui d'Alberoni ; Dubois l'employa après la conspiration de Cellamare (voyez une lettre de le Blanc du 22 février 1719 dans les *Archives de la Bastille*, tome XIII, p. 241). Il avait deux frères, aussi en France, qui paraissent avoir été ses complices. Arrêté, comme il a été dit plus haut, p. 225, sous l'inculpation d'espionnage, ou plutôt de trahison, en juin 1726, il fut mis d'abord à la Bastille, puis transféré aux îles Sainte-Marguerite, où il arriva en novembre. Il n'obtint sa liberté qu'à la fin de 1728, et se retira alors en Angleterre (*ibidem*, p. 287-297).

Page 267, note 3. C'est par allusion à cet intérêt réciproque du roi Georges et du Régent que La Grange-Chancel écrivait dans sa première Philippique ces vers, qu'on peut encore rapprocher de divers passages de nos *Mémoires*, notamment tome XXIX, p. 261 :

Dans un temps comme le nôtre,
Les usurpateurs l'un à l'autre
Se doivent des soins mutuels.

Page 279, note 1. Les *Nouvelles extraordinaires de divers endroits*, ou *Gazette de Leyde*, donnèrent dans leur Supplément du 16 septembre la lettre que l'ambassadeur d'Espagne à Londres, Monteleon, écrivit au secrétaire d'État Craggs à la nouvelle du désastre de la flotte espagnole en Sicile : « La nouvelle qui s'est répandue que l'amiral Byng a attaqué la flotte espagnole et remporté sur elle des avantages considérables, m'oblige naturellement à ne me mêler d'aucune affaire jusqu'à ce que je reçoive des ordres et des instructions du Roi mon maître sur un fait si surprenant et si peu attendu, et qui paroît même s'accorder si peu avec les déclarations que le même amiral a faites à la cour de Madrid, puisqu'elles donnoient à entendre que l'escadre d'Angleterre se borneroit à garantir et à défendre les États de l'Archiduc, en cas qu'ils fussent attaqués.

« Cependant, comme je ne doute pas que Votre Excellence ne fasse de sérieuses réflexions sur le juste ressentiment que le Roi mon maître et tous les Espagnols doivent avoir, d'être attaqués et maltraités avec tant d'animosité par la nation qu'ils ont le plus favorisée, et de la voir agir contre toute sorte de raison, de bonne politique et contre ses propres intérêts pour augmenter la puissance exorbitante des Allemands en Italie, de mon côté je ne puis m'empêcher de faire part à Votre Excellence des bonnes et généreuses intentions du Roi mon maître, dont je viens d'être informé par sa dépêche du 20 du passé (nouv. style), et des ordres qu'il a donnés à l'occasion de l'arrivée à Cadix de la flotte du Mexique, riche de neuf millions d'écus, tant en argent qu'en effets.

« Sa Majesté me fait savoir que, malgré la déclaration de l'amiral Byng, et la communication qui lui a été faite des articles signés en dernier lieu, desquels j'envoie copie à Votre Excellence, et quoique cette déclaration et ces articles marquent plutôt un dessein formé de faire la guerre que celui d'entretenir une parfaite intelligence entre les deux nations, et entreprendre une médiation impartiale, on a résolu cependant de ne faire pas la moindre nouveauté sur tout ce qui regarde le commerce ; que les effets seront remis comme auparavant à qui ils appartiennent, et qu'en un mot Sa Majesté veut et entend que le traité de paix et de commerce soit religieusement observé, et que les Anglois continuent à jouir de tous les avantages qu'on leur avoit accordés ci-devant.

« Cette nouvelle preuve si éclatante de la justice et de la modération de Sa Majesté ne devoit pas entièrement être prévenue par le fâcheux événement dont elle aura appris la nouvelle peu de jours après avoir donné des marques si sensibles de son penchant à favoriser la nation angloise.

« Il y a peut-être des esprits mal intentionnés qui ont tâché d'insinuer que l'armement naval d'Espagne étoit moins destiné pour la liberté d'Italie que pour changer l'établissement présent du commerce, et pour ôter à toutes les nations la part si considérable qu'elles ont dans celui des Indes. Ce prétendu dessein n'est pas moins faux qu'impraticable. Dieu a mis les Indes en dépôt entre les mains des Espagnols, afin que toutes les nations puissent participer aux richesses de ce nouveau monde. Il est même nécessaire que toute l'Europe y contribue réciproquement de toutes ses manufactures et marchandises pour fournir tous les pays de ce vaste empire. Telle a été e telle est encore l'intention du Roi mon maître, et tous ses armements de mer ne peuvent jamais avoir d'autre objet que la défense des côtes d'Espagne et du commerce en Europe et dans les Indes.

« En mon particulier, je serois sensiblement touché si la dernière action qui vient de se passer, au grand étonnement de la plus grande partie de l'Europe, pouvoit altérer les bonnes intentions du Roi mon maître pour toute la nation angloise et le desir qu'il a eu jusqu'à présent de contribuer à ses avantages.

« Je suis, etc. »

Page 304, note 2. On a déjà eu occasion de remarquer (nos tomes XXXI, p. 39, note 1, et XXXII, p. 284, note 1) que Saint-Simon qui blâme avec tant d'âpreté dans ses *Mémoires* la politique anglaise de l'abbé Dubois, l'approuvait au moment même des événements. Ses propres lettres, celles où Chavigny, l'agent de Dubois à Paris, rend compte à l'abbé de ses entretiens avec notre duc, montrent que ses sentiments étaient alors très favorables à l'action du négociateur. « J'ai réussi à rencontrer M. le duc de Saint-Simon, écrivait Chavigny le 3 mai 1718 ; je l'ai trouvé non seulement fort de vos amis, mais de vos plus zélés partisans. De la façon dont il m'a parlé, il adore votre besogne et ne cesse de la prêcher à Son Altesse Royale. » Dès 1876, dans un excellent article inséré dans le tome Ier de la *Revue historique*, p. 140-153, M. Chéruel avait mis en relief cette contradiction qui existe entre les *Mémoires* (écrits en 1745-46) et les documents de 1717-18. Il a établi que l'attitude favorable de Saint-Simon à l'égard de l'abbé Dubois, réelle alors, changea à partir de 1719, où il devint son ennemi quasi déclaré, pour ne se réconcilier qu'en apparence avec lui en 1721, sur le désir du Régent; cela lui valut l'ambassade extraordinaire d'Espagne en 1721-22. Le travail de M. Chéruel est tout à fait péremptoire, et nous ne pouvons qu'en adopter les conclusions en les confirmant. C'est aussi l'avis des derniers historiens de la Régence: le P. Bliard, *Dubois cardinal et premier ministre*, tome I, p. 326-327, et Dom H. Leclercq, *Histoire de la Régence*, tome II, p. 72.

Page 315, note 2. A propos des « ménages » du cardinal Fleury, on peut rappeler que Saint-Simon, parlant de la destruction de la « rivière » de Marly, avait déjà noté son « avarice de procureur de collège » (notre tome XXXI, p. 61).

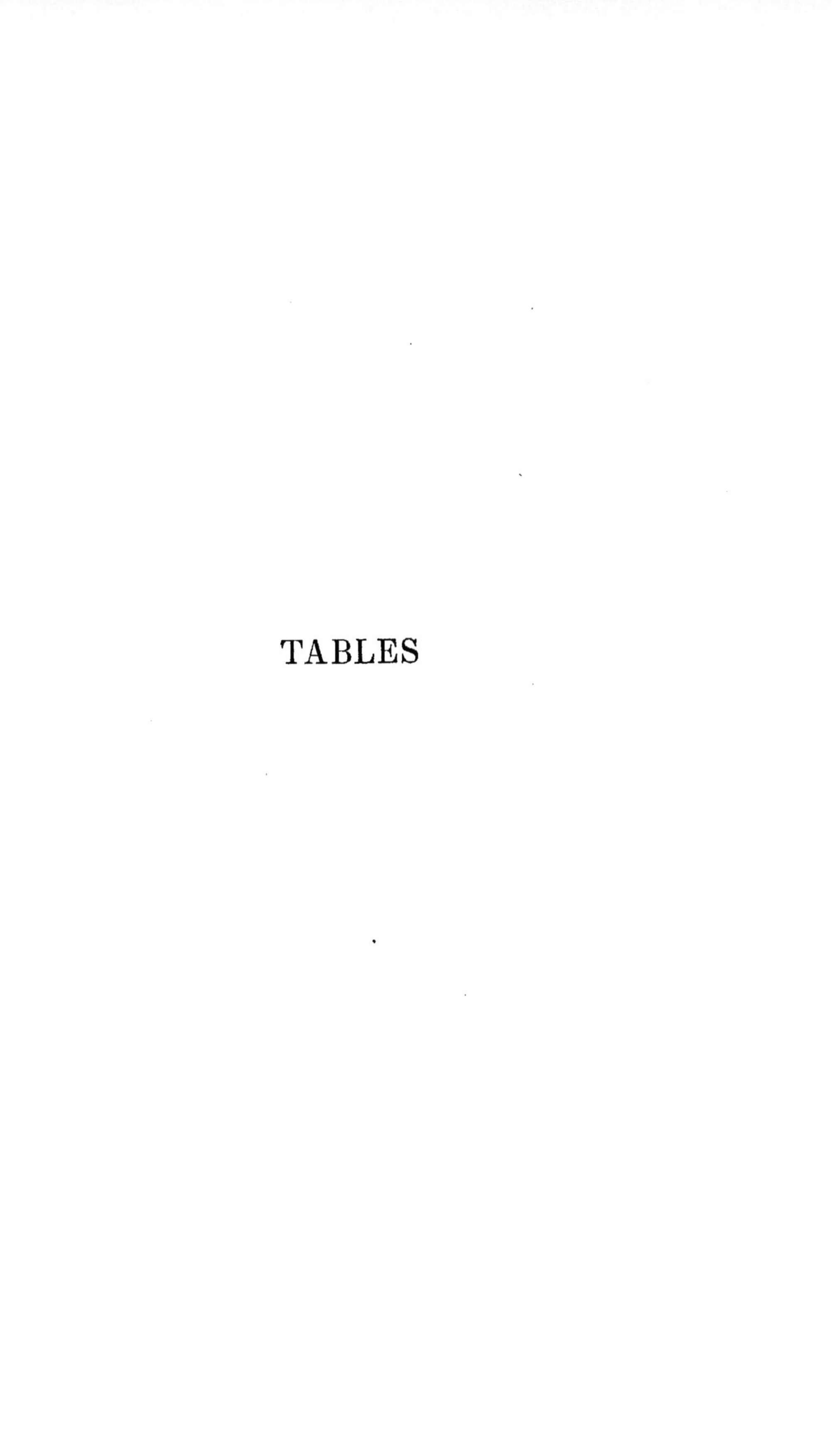

TABLES

I

TABLE DES SOMMAIRES

QUI SONT EN MARGE DU MANUSCRIT AUTOGRAPHE

Suite de 1718.

II

TABLE ALPHABÉTIQUE

DES NOMS PROPRES

ET DES MOTS OU LOCUTIONS ANNOTÉS DANS LES *MÉMOIRES*

N. B. Nous donnons en italique l'orthographe de Saint-Simon, lorsqu'elle diffère de celle que nous avons adoptée.

Le chiffre de la page où se trouve la note principale relative à chaque mot est marqué d'un astérisque.

L'indication (Add.) renvoie aux Additions et Corrections.

A

B

C

D

E

F

L

M

N

O

P

U

V

W

Z

III

TABLE DE L'APPENDICE

PREMIÈRE PARTIE

ADDITIONS DE SAINT-SIMON AU *JOURNAL DE DANGEAU*

(Les chiffres placés entre parenthèses renvoient au passage des *Mémoires* qui correspond à l'Addition.)

SECONDE PARTIE

TABLE DES MATIÈRES

CONTENUES DANS LE TRENTE-QUATRIÈME VOLUME.

FIN DU TOME TRENTE-QUATRIÈME.

CHARTRES. — IMPRIMERIE DURAND, RUE FULBERT.

www.ingramcontent.com/pod-product-compliance
Ingram Content Group UK Ltd.
Pitfield, Milton Keynes, MK11 3LW, UK
UKHW022324190726
13856UKWH00001B/191